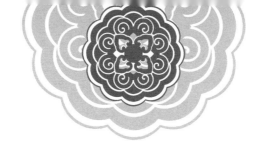

中国满族医药

主编◎刘淑云　宋柏林

中国中医药出版社

·北　京·

图书在版编目（CIP）数据

中国满族医药 / 刘淑云，宋柏林主编 . —北京：中国中医药出版

社，2015.11

ISBN 978-7-5132-2760-5

Ⅰ . ①中… Ⅱ . ①刘… ②宋… Ⅲ . ①满族—民族医学

Ⅳ . ① R292.1

中国版本图书馆 CIP 数据核字（2015）第 208724 号

中 国 中 医 药 出 版 社 出 版

北京市朝阳区北三环东路 28 号易亨大厦 16 层

邮政编码　100013

传真　010 64405750

廊坊成基包装装潢有限公司印刷

各地新华书店经销

＊

开本 710×1000　1/16　印张 27.5　字数 406 千字

2015 年 11 月第 1 版　2015 年 11 月第 1 次印刷

书号　ISBN 978-7-5132-2760-5

＊

定价　198.00 元

网址　www.cptcm.com

内容简介

　　《中国满族医药》共七章，系统论述了满族医学的形成和发展概况，内容包括：满族概况，满族医药概况，金代满族医学概况，满族传统医药与清代宫廷医学，满族传统医药在清代宫廷中的应用，满族传统疗法、养生保健及常见病治疗，满族常用药物。

　　满族医药蕴含在满族文化与民俗中，与满族历史发展密切关联，彰显了鲜明的民族特色。本书简要介绍了满族的历史、文化、习俗、宗教信仰及满族医药的历史沿革。同时，介绍了满族先人在生产生活中，顺应自然、与疾病抗争的实践经验，以及流传在我国北方民间，源于满族生活的传统医技、医法、单方、验方、养生保健知识。通过《金史》中记载的满族医药案例，阐述了金代满族医学的概况。通过《清宫医案集成》中记载的清代康熙、雍正、乾隆、慈禧等满族帝王与满族医药的关系，以及宫廷满族皇亲贵族应用人参等满族传统药物养生保健的史料，列举了满族医药进入清代宫廷，并在清代宫廷中应用和发展的事例。书中汇集了主要产自满族聚居地长白山地区和黑龙江流域270余种满族传统动植物药材的用法、禁忌和参考资料。

　　由于满族历史、文化习俗、语言文字、传承方式等原因，现存满族医药专著及有文字记载的资料较少。编者将搜集到的满族医药相关的点滴资料甄别整理，集腋成裘，旨在为整理研究开发满族医药提供素材，为挖掘、整理、研究、开发满族医药和人类的健康保健服务。

序一

  民族医药是我国各少数民族传统医药的统称，是由多个民族的传统医学体系和医药经验汇合而成。它与各民族的历史文化密不可分，与各民族的思维方式、生活方式紧密相关，不仅为各民族的繁衍发展做出了重要贡献，至今仍在为维护人民健康发挥重要作用。

  民族医药古籍文献是民族医药的重要载体，是各民族医学发展的真实记录。民族医药典籍浩繁，内容博大精深，不仅具有重要的历史文化意义，更有科学与经济上的巨大潜在价值，是一个有待开发的宝藏。

  为了全面整理、抢救和保存珍贵的民族医药古籍，弘扬和发展民族传统文化，国家设立专项经费，对民族医药文献进行了大规模的保护和整理工作。本次民族医药文献整理工作由经验丰富的民族医药文献专家和相关专家共同参与，得到了有关地方的积极配合和大力支持，取得了丰硕成果。在本书出版之际，我谨代表国家中医药管理局对参与项目的各位专家表示衷心的感谢！衷心希望本书的出版能够为促进民族医药学术进步、推动民族医药发展发挥积极作用。

国家卫生和计划生育委员会副主任
国家中医药管理局局长　王国强

2013 年 10 月 25 日

序二

　　我国是由 56 个民族共同组成的国家。多民族国家的建成形态表现在政治整合、民族文化觉醒等有一个相互认同、共识、发展及平衡等多个层面的需求和理念。在传统医药学方面，我国目前除汉族传统医药外，还有藏医药、蒙医药、维医药、傣医药、壮医药、苗医药、彝医药、侗医药、土家族医药及满族医药等。这些各民族医药，各有不同的形成背景和特色，也有相同或类似的相关理论、理念和技术特色。我曾观摩过傣医药、藏医药、蒙医药的医疗情景，了解到一些其治疗外伤、痔疾、内脏疾病以及针灸疗法等特色，但可惜对其缺乏深入探讨。我认为所有这些民族医药学的存在与发展，都与各民族的生存发展息息相关，存在的应当就是合理的，我们应该抱着同样爱护、继承、发展和创新的心态去对待它。

　　满族文化有自身的发展历程。满文是中国文字宝库中的瑰宝。1599 年，努尔哈赤命臣下比照蒙文创制模式创制了老满文。17 世纪，清太宗命达林（公元 1594—1632 年）进一步改进为新满文，并加以推广应用。满文见于各类档案、碑刻及大量文件中。盛世乾隆朝铜币背面也照样刻有满文。今天，我们在故宫各宫殿（如乾清宫等大宫）殿门顶牌上均不难见到满汉两文并列的字样。可惜现在熟识满文者已甚少。20 世纪 80 年代，我在中国第一历史档案馆研读整理清代宫廷原始档案时，苦于难以觅到哪怕是略知一些满文的专家。

满族医药有自己的发展历史，是与生俱来的。刘淑云老师 2011 年在《中国民族医药学杂志》发表了"满族医药历史沿革"一文，有过较系统的论述，十分可贵。

今刘淑云老师坚守自己的志向，近期又组织其团队主编了《中国满族医药》一书，详述满族传统医药，金代传统医药，满族传统医药与清代宫廷医学，以及满族应用的传统药物 270 余种。对满族源流、文字、宗教信仰、民俗、治病方式、冰雪疗法、火热疗法、洗浴疗法、贴敷疗法、耳内给药法、漱口法、徒手疗法、熨法、熏洗法、针灸疗法、饮食疗法等诸种传统疗法，以及习俗养生保健和医疗制度等，都做了系统的介绍。

对于满族民间习用之哈蟆油、鹿茸、人参、细辛、北芪等长白山一带道地药材，编者也有较系统的调查和介绍；有些资料则是民间口口相传者，十分可贵。

《世界卫生组织 2002—2025 传统医学战略》曾强调，各个国家要在继承、保护、发展传统医药学方面做出贡献，为世界人民的健康服务。本书的编辑出版，无疑是完全吻合世界卫生组织的这一倡导的。是以为序。

中国科学院资深院士
中国中医科学院终身研究员 陈可冀

2013 年岁暮于北京西郊

序三

　　民族医药是我国各少数民族传统医药的统称，包括藏族医药、蒙古族医药、满族医药、维吾尔族医药、傣族医药、壮族医药、苗族医药等，是根植于各民族文化背景下的医疗保健理论、方法及经验知识的集合，与各民族的历史文化密不可分，在保护各族人民生命健康方面发挥了独特的作用。从民族性、历史性、传承性看，各民族医药和中医药学在思维特点、用药经验和历史命运方面，都有诸多相似性，共同构成了中国传统医药学体系。

　　由于历史条件和文化背景不同，各民族传统医药的继承和发展的状况各不相同。在55个少数民族中，有的已经建立了较为完整的医学体系，有的正在总结和整理，有的仅是一些零星的医疗经验或单方验方。

　　满族及其先世自古生息繁衍于我国东北"北抵弱水，东极大海，广袤数千里"（《钦定满洲源流考》）的白山黑水之间。在漫长的历史进程中，满族及其先民在生产实践中不断积累、创造并传承着灿烂的民族医药文化。满族医药有着多样化的民间医疗方法和宝贵的药物资源，有石柱参、细辛、五味子、哈蟆油等很多闻名全国的道地药材。这些方法和药物，至今仍被民众在生活实践中广泛应用，并得以不断丰富、传承和发展。

然而，满族医药没有专著记载，其内容大多散落在不同的古籍文献和地方志中，非常有必要加以系统发掘和整理；同时，至今仍存活在满族民间的治疗方法和用药经验，也需要采集、研究和提高；满族医药的文化基础，诸如萨满文化等一系列满族医药文化作为非物质文化遗产，也在抢救和保护之列。

中共中央、国务院《关于卫生改革与发展的决定》（1997年）和《关于进一步加强农村卫生工作的决定》（2002年）指出："各民族医药是中华民族传统医药的组成部分，要努力发掘、整理、总结、提高，充分发挥其保护各民族人民健康的作用。""要认真发掘、整理和推广民族医药技术。"在国家重视和支持民族医药发展的大背景下，近年来满族医药文献的发掘、整理和研究不断深入，也不断有重要的论文和著作面世，满族医药的特点日益清晰地展示在世人面前。例如，萨满文化与医药相混杂的悠久历史，心理疗法与实体疗法相结合、药物疗法与非药物疗法相结合的治疗特点，喜用鲜活药材且品种少、用量大、单方多的用药特色，以及适应寒冷环境而形成的温泉洗浴、药酒、冰敷、热熨等独特有效的方法，都值得总结与推广。

刘淑云老师和她的团队，致力于满族医药的搜集、挖掘和整理已有十多年。近年来，在国家中医药管理局民族医药研究项目的支持下，朝乾夕惕，孜孜以求，不仅系统整理相关文献，还深入民间进行田野调查，了解满族采药、制药、治病的经验，历时五年，数易其稿，著成《中国满族医药》一书。

本书比较全面地梳理了满族医药相关的文献，收集发掘了散在民间的满族医疗方法与药物，图文并茂，浅显易懂，是理论性与实用性兼备的好书。本书的出版，必将为满族医药由草根文化进入医学科学的大雅之堂提供津梁，为民族医药的继承和发展做出贡献。

我对民族医药向来没有深入研究。对满族医药的关注，源自与刘淑云老师的相识。几年来，不管是在吉林，在山东，还是在北京，每次见到刘老师，总能看到她随身携带着与满族医药相关的材料，在会议间隙请教专家，探讨问题，从文化到民俗，从理论到技法，从针灸到药物，从满文翻译到清宫医案，从编写体例到遣词用语，涉及满族医药研究与著作编写的方方面面。清代医家汪昂的《医方集解序》有云："创始者难为用，后起者易为功。"作为对满族民间医药的一次系统整理与全面总结，其艰难程度可想而知，对弘扬民族医药而言，功莫大焉！今大作完成，即将付梓，因略赘数语，以为序言。

国家"973计划"中医理论专题科学家

山东中医药大学文献所所长　王振国

2013年12月于长清大学科技园

前言

　　作为全国民族医药古籍文献整理工作的重要组成部分，吉林省按照国家中医药管理局的统一部署，高度重视。经过近 3 年的努力，完成了吉林省民族医药文献整理任务。

　　吉林省是一个多民族聚居的地区，有着丰富的民族医药资源，朝医药、满医药地域特色显著，是我国民族传统医药的重要组成部分，在其发展的历史上，诞生了大批医药古籍。加强朝医药、满医药等民族医药文献的保护和利用，是全国民族医药古籍整理工作的重要内容，也是吉林省中医药工作者的责任和使命。这些古籍的整理出版，对地域中医药文化的传承与发展将发挥重要作用，在全国民族医药学术发展中具有重要意义。

　　此次吉林省研究整理工作由延边朝医医院（延边民族医药研究所）、延边大学中医学院、长春中医药大学附属医院等单位的多位经验丰富的专家集体完成，共整理研究了朝医药文献 9 部，满医药文献 1 部，分别是《东医寿世保元四象草本卷》《医宗损益》《格致藁》《医门宝鉴》《广济秘笈》《乡药集成方》《针灸经验方》《小儿医方》《中国朝医特殊疗法》《满族医药》。其中，7部著作为国内首次校勘、注释整理出版。在此，向国家中医药管理局给予吉林省的鼎力支持、向各位专家的辛勤工作表示衷心感谢！

期待这些古籍文献的整理出版，为促进包括朝医药、满医药在内的民族医药学术进步和维护人类健康做出更大贡献。

吉林省卫生和计划生育委员会副主任
吉林省中医药管理局局长　　　　　邱德亮

2013 年 12 月

编写说明

满族是一个古老的民族，有几千年的历史。满族起源于我国北方，满族先民集聚在长白山地区与黑龙江流域，以游牧、渔猎为生。满族的祖先可追溯到我国历史上的商周时期，距今已有 3000 多年的历史。满族在不同的历史时期有不同的族称，"肃慎""挹娄""勿吉""靺鞨""女真（诸申）""满洲"等都是满族的称谓。《金史》中记载："金之先，出靺鞨氏。靺鞨本号勿吉。勿吉，古肃慎地也。"

满族历史起伏跌宕。唐代，武则天圣历元年（公元 698 年），满族先人粟末靺鞨首领大祚荣在我国北方建立靺鞨国，后归附于唐，并被唐册封为渤海郡王，诏令为渤海国，大祚荣靺鞨号为渤海。公元 926 年，渤海国为辽国所灭，传国十五世，历时 229 年。公元 1115 年，女真人在北方兴起，建立地方政权"金国"，传九世，历时 119 年，于公元 1234 年灭亡。公元 1616 年，满族再次在北方兴起，首领努尔哈赤建立"后金"，公元 1636 年改称

"大清"。公元 1644 年，满族入关定都北京，公元 1911 年宣统皇帝退位，中国最后一个封建王朝结束。清代统治 296 年，共传十二帝。

满族有本民族的语言文字。金时期创造女真文字，史称金文。后金时期创造的满文，清代作为官方文字，与汉字共同使用。

满族传统文化习俗特色鲜明。满族先民生活在我国寒冷的北方，在游牧、渔猎、采摘、养殖等生产生活实践中逐渐积累了经验，形成了应对严寒冰雪、自然灾害等生产生活方式和文化习俗，维护了民族的生存和繁衍，并世代传承。

满族医药是满族在长期生产生活实践中，在漫长的同大自然和人类疾病抗争的过程中，顺应自然、就地取材以祛除病痛的实践经验总结。满族氏族部落后期，满族先人就学会了造酒和利用动植物的药毒。饲养猪并"衣其皮，食其肉，涂其膏"，用猪油涂身防寒、保护皮肤，积累了在"楛矢石弩"上涂植物药毒射杀野兽等原始医药知识。

满族先人信奉萨满文化。萨满文化是产生于人类社会母系氏族时代的原始文化，萨满在为族人祈福、祛病消灾活动中，运用满族先人在生产生活实践中逐渐积累的原始药物和方法为族人治疗疾病。他们将采集来的药物杏仁、延胡索、金银花、人参、白附子等药材，经加工成粉剂或汤剂给病人服用或施以针灸为族人治病。萨满在应用满族医药防病治病的过程中，延续和发展了满族医药。

金代，满族对一些药物的产地、采集、加工、经济价值和医学知识有了比较明确的了解和认识。金代帝王重视医药，维护本民族的健康和繁衍，药物贸易成为巩固金政权的重要经济来源。《金史》中记载了人参、五味子、黄柏、地龙等100多种药材。满族对人体生理病理、病因病机及治病方法有一定的认识，如病疽、寒疾、目生翁、急风、中风、喉痹、寒痰、风痰、疽发脑、发狂、损胎气等几十种疾病，病因病机的描述有"地寒因感疾""风疾""寒疾""汗不出""病在膏肓间"等，还有使用金丹、敷药、艾灸、洗温泉等案例记载。

金代，满族大量吸纳汉族、蒙古族、朝鲜族等其他少数民族的医药知识，满族医药快速发展，诞生了众多具有学术代表性的医学名人，如金代及金元之际名医李庆嗣，读《素问》诸书，洞晓其义。天德间，岁大疫，广平尤甚，贫者往往阖门卧病。庆嗣携药与米分遗之，全活者众。所著《伤寒纂类》四卷、《改证活人书》三卷、《伤寒论》三卷、《针经》一卷，传于世。纪天锡，精于其技，遂以医名世。"金元四大家"刘完素、张从正、李杲、朱丹溪四大名医，代表了金代医学学术的最高水平。金代在中国历史上最早设立了太医院，有了专职医生，设置了"尚药局""御药院""惠民局"等机构，建立了医药人员队伍，并授予官位。金代医政管理及学术水平的提高，对后期满族医药的发展产生了积极的影响。

元代女真人失去政权后，没有南迁而集居在北方长白山区、松花江、黑龙江流域等地，女真人仍按照满族先人文化和生活习俗生存，满族医药得以延续。满族萨满用掌握的针灸按摩等医技医法和药物采集、加工的经验，预防和治疗疾病，传承了满族先人历代积累的医药经验和知识。

明代，将居住在中国北方的女真人按区域分为建州女真、海西女真和野人女真，延续了满族传统文化和习俗，满族医药得到了传承和发展，取得了一定的成果。朝鲜史料记载，明嘉靖三十九年（公元1544年），朝鲜李朝中宗大王患病"烦闷"，本国无良药，只好"用野人乾水和清心丸"，稍后又"进野人乾水凉隔散、至宝丹"，旨令盛京两牛录"把干馏的人参水各一瓶送"，用来治疗"骆驼的癫疾"等。明万历二十九年（公元1601年），朝鲜节度使柳珩驰启曰："满浦佥使金应瑞驰报，奴酋长子弘所土里（褚英）以眼疾率二百骑来浴满浦四日程汝延地温水。"记录了用洗温泉防治疾病。

清代初期，满族帝王对药性和药理、治病用药已有了一定的认识，努尔哈赤能够很深地理解医学和疾病。天命十年（公元1625年），努尔哈赤对诸大臣和国人说："药之者，虽苦口能祛疾焉。"天聪九年（公元1635年），皇太极分析说："人身血脉，劳则无滞。"懂得了运动有益于血液流通和健康的道理。满族在我国历史上建立政权后，随着社会文明和经济繁荣，专职医生的诞生，满族医药与萨满医药分离，萨满行医退出宫廷。满族传统医药融入先进的中原文化和医学理论，满族医学逐渐形成。清代社会发展和经济繁荣，为满族医学的快速发展奠定了基础。清代帝王康熙、雍正、乾隆皇帝都非常重视用满族医药祛病减灾，维护自身健康和民族繁衍。满族民间医药随着满族帝王、皇族进入清代宫廷，满族医学知识和丰富的实践经验在清代宫廷应用，满族医学全面发展，成为清代宫廷医学的组成部分。

清代建立了宫廷医政药事管理机构，实施医学教育和对医药有功人员奖励政策。清代设立太医院使，统领医药行政及医疗诸事。全国医官统一由太医院差派、考核、升降。清代宫廷官吏职责明确，医学进行分科，御医、吏目、医士、医生各专一科。设大方脉、小方脉、伤寒、妇人、疮疡、针灸、眼、口齿、正骨九科。

清太祖努尔哈赤创建满族文字，为清代满族医药发展提供了条件。顺治、康熙年间，满族吸纳汉族医学，整理翻译了大量中医药学名著，如《雷公炮制书》《药性赋》《难经》《王叔和脉诀》《寿世保元》《孙思邈卫生歌》《经穴部位图》《延寿格言》《妇科疗法》。编辑《医疗通书》《医宗金鉴》等医学专著，作为太医院投方取药的依据。

满族医学伴随着满族几千年跌宕起伏的历史，伴随着满族生产生活和文化习俗的延续，伴随着满族政权的兴衰，伴随着满族帝王和民间百姓的需求，世世代代传承，满族医学经历了孕育、萌生、形成和发展的过程，彰显了满族民族文化特点和满族医学的民族性、实践性、地域性、传承性。满族医药在长期生产生活实践中积累形成、经过反复验证的满族传统养生保健知识和防治疾病的技术，具有明显的实践医学特征。满族民间应用的传统药物，如人参、鹿茸、哈蟆油、细辛、北黄芪、八股牛等300余种药材，多数是满族在我国北方生产生活集聚地生长的药材，具有一定的地域性。满族传统医药至今仍在传承与应用，成为祖国传统医学的组成部分。满族丰富的预防、医疗和养生保健经验蕴含在满族传统文化习俗中，有待挖掘。

满族先人信奉萨满文化，满族医药的传承方式主要是在满族氏族内口传心授，秘不外传。因此，记载满族医药的古籍文献较少，刊发并留存至今的古代满族医学专著更少。目前流传在民间的满族传统医药也多是口述或手抄本，缺乏完整的文字记载。由于既会满文又懂医学的人才匮乏，用满文记载的相关资料难以甄别，阻碍了整理和研究满族医药，影响了满族医药的学术交流、发展与传承。

近年来，国家对发展民族医药十分重视，积极组织挖掘、整理濒临失传的民族医药，充分发挥民族医药对人类健康保健事业的作用。满族医药整理研究团队，经过系统查阅历史文献及现代相关资料，多次深入满族集聚地民间走访调研，访谈了多位民族医药、宫廷医学、医史文献、满族民俗文化等专家学者，搜集了散碎的满族医药资料，进行汇集、梳理、甄别，撰写成书。介绍了满族概况，满族医药概况，金代满族医学概况，满族传统医药与清代宫廷医学，满族传统医药在清代宫廷中的应用，满族传统疗法、养生保健及常见病治疗，满族常用药物等内容，编者力求真实、系统、全面、客观地反映满族医药的历史渊源和发展概况。

编者在整理研究满族医药文献资料，撰写本书的过程中，得到了国家中医药管理局、吉林省中医药管理局、长春中医药大学、长春中医药大学附属医院领导和专家的大力支持。多位民族文化习俗、医史文献、医药研究等专家和学者提出了有益的建议。编者有幸得益于我国宫廷医学研究专家、清代宫廷医案研究应用专家、《清宫医案集成》和《中国宫廷医学》主编、我国著名中西医结合内科和心脑血管科专家、中国科学院院士陈可冀教授的指教，并热情地为本书作序。编者还得到中医药文献整理研究专家、国家"973计划"中医理论专题专家组成员、国家中医药管理局中医药古籍保护与利用能力建设项目办公室主任、国家"973计划"中医理论专题科学家、山东中医药大学文献所所长王振国教授具体的指导，多次修改书稿，并诚挚地为本书作序。在满族医学史的研究方面，得到了中国中医科学院、中国民族医药学会梁骏秘书长的指导，并赠送了《中国古代医政史略》一书供参考。在满族历史、文化习俗等方面，得到了中国少数民族文物保护协会常务副会长于今教授等多位满族历史文化、民间习俗等研究专家的指教和建议。书中满文资料的查阅及满族传统药物名称的满文翻译标注工作，由中央民族大学少数民族语言与古籍研究所顾松洁讲师和中央民族大学中国少数民族传统医学研究院医学博士、博士生导师朱丹教授提供。书中尚未翻译标注满文的药物，有待继续研究和补充完善。书中的图片由课题组摄制，部分植物药的图片由延边大学吕惠子教授提供，在此一并感谢。

本书力求系统、准确地展现满族医药全貌。通过介绍满族医药的源流、发展脉络，在清代宫廷中应用的满族民间传统药物、疗法、健康保健经验等，为研究满族医药及人民群众的健康和养生保健服务，为防治慢性病、常见病、老年病及研究开发健康保健技术和产品等提供资料和信息，为临床医疗和健康保健医务工作者提供更多的技术和方法，为学习、研究满族医药文化的人士提供参考，旨在积极促进满族医药的挖掘、整理和研究，加快民族医药事业的发展。由于满族历史及民族的特殊性，长期以来满族与汉族文化的融合，满族医学专著及有文字记载的满族医药史料有限，整理和研究满族医药工作有一定的困难，加之编者水平有限，书中难免会有忽略和不当之处，敬请读者提出宝贵的意见和建议，以便进一步完善和提高。

编　者
2013 年 12 月

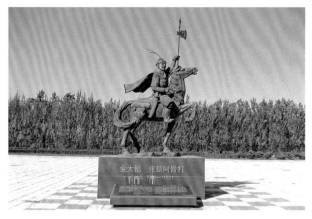

金太祖完颜阿骨打塑像

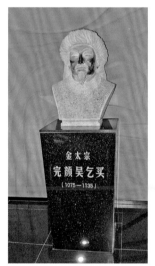

金太宗完颜吴乞买雕像

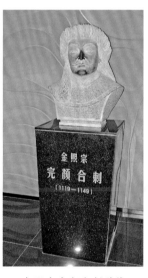

金熙宗完颜合剌雕像

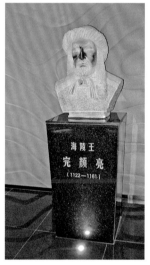

金海陵王完颜亮雕像

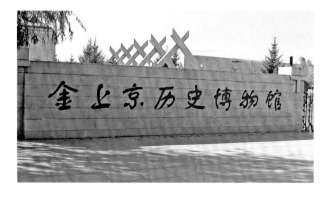

黑龙江省哈尔滨市
阿城区金上京历史博物馆

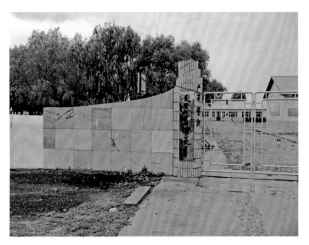

黑龙江省富裕县三家子满族学校

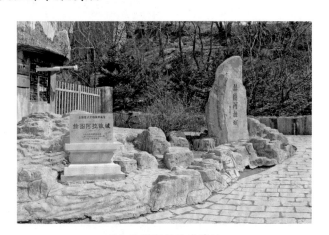

后金赫图阿拉故城遗址

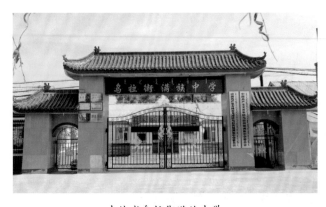

吉林省乌拉街满族中学

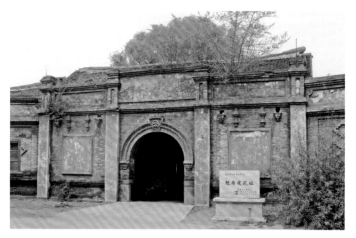

吉林省乌拉街魁府遗址

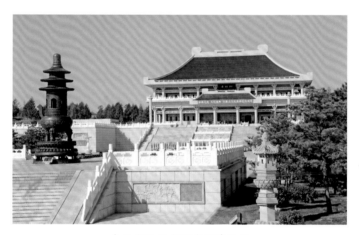

吉林省敦化市鄂多里清祖祠

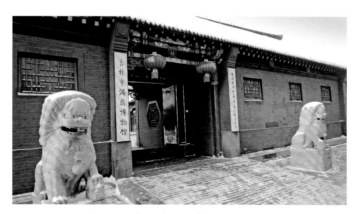

吉林市满族博物馆

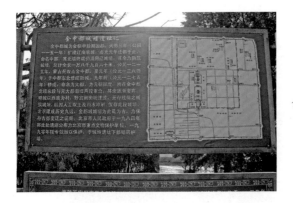

金中都城墙遗址

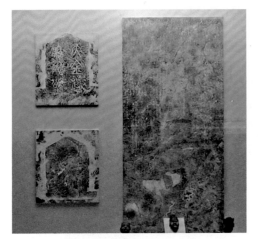

大金得胜陀颂石碑

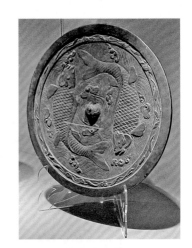

金代铜镜

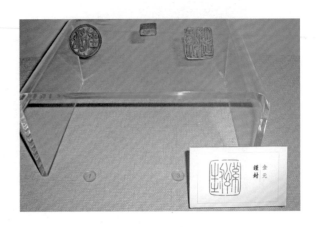

金元谨封

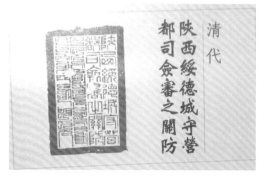

清代印

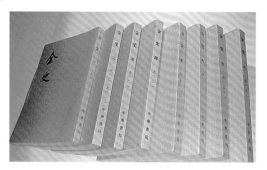

金史

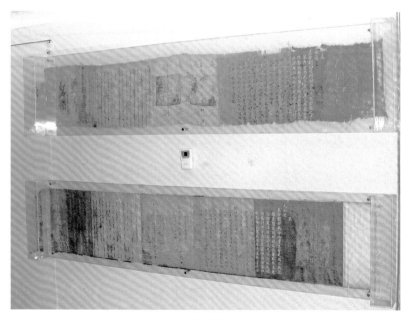

金文资料

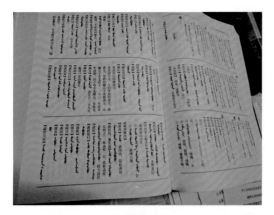

满文

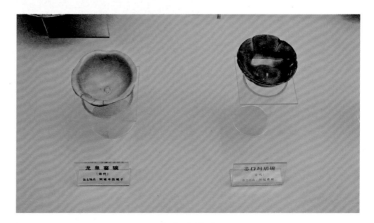

金代玛瑙碗

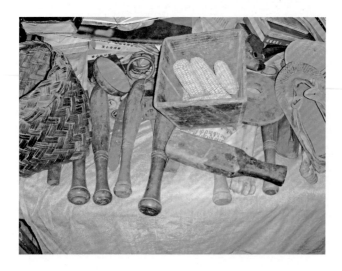

满族民间生活用品

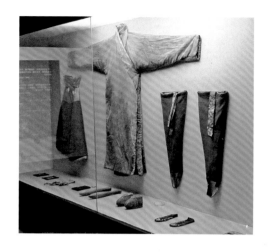

满族早期服饰

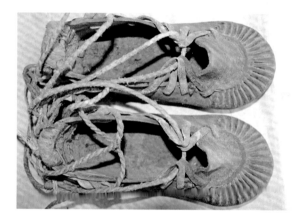

满族靰鞡鞋

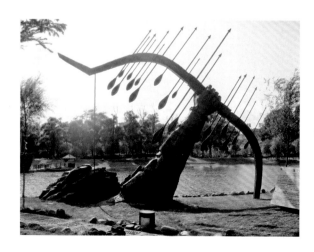

吉林市满族弓箭雕像

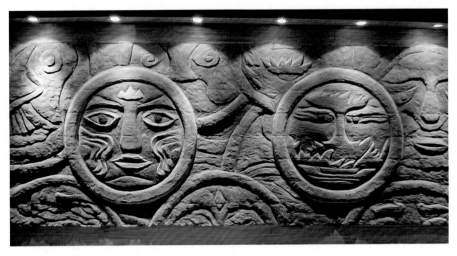

满族早期图腾

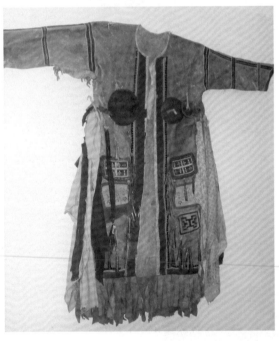

萨满服饰

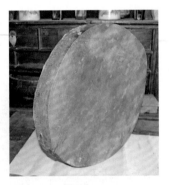

萨满手鼓

目　录
CONTENTS

第一章　满族概况 ………………………………………………………… 1

　第一节　满族历史概况 ………………………………………………… 1

　　一、满族起源 ………………………………………………………… 2

　　二、金代满族概况 …………………………………………………… 3

　　三、元明时期满族概况 ……………………………………………… 5

　　四、清代满族概况 …………………………………………………… 6

　第二节　满族文化习俗概况 …………………………………………… 9

　　一、满族语言文字 …………………………………………………… 9

　　二、满族宗教信仰 …………………………………………………… 10

　　三、满族民俗 ………………………………………………………… 11

　第三节　满族主要发祥地及集聚地概况 ……………………………… 17

　　一、满族主要发祥地概况 …………………………………………… 18

　　二、满族主要集聚地概况 …………………………………………… 21

第二章　满族医药概况 …………………………………………………… 24

　第一节　满族医药历史沿革 …………………………………………… 25

　　一、满族早期医药 …………………………………………………… 25

　　二、金代满族医学 …………………………………………………… 26

三、元明时期满族医药 …………………………………………… 27

四、清代满族医药 …………………………………………………… 27

第二节　满族医药特点和传承 …………………………………… 29

一、满族医药特点 …………………………………………………… 29

二、满族医药的传承 ………………………………………………… 31

第三节　满族萨满医药概况 ……………………………………… 33

一、满族萨满的治病方式 …………………………………………… 33

二、满族萨满医药的传承 …………………………………………… 35

第三章　满族传统医药与金代宫廷医学 ……………………… 37

第一节　概述 ………………………………………………………… 37

第二节　金代宫廷医学概况 ……………………………………… 38

一、金代宫廷医事管理 ……………………………………………… 38

二、金代宫廷医官俸禄 ……………………………………………… 42

三、金代宫廷太医 …………………………………………………… 43

四、金代医学教育 …………………………………………………… 44

第三节　金代宫廷满族医药概况 ………………………………… 45

一、金代宫廷医学分科 ……………………………………………… 45

二、《金史》中的医疗案例 ………………………………………… 47

三、金代针灸疗法 …………………………………………………… 50

四、金代避暑保健 …………………………………………………… 51

五、金代医疗学术交流 ……………………………………………… 52

第四节　金代药事管理 …………………………………………… 52

第五节　金代医学名医及学术贡献 ……………………………… 54

第四章　满族传统医药与清代宫廷医学 ……………………… 59

第一节　概述 ………………………………………………………… 59

第二节　清代医学发展概况 ……………………………………… 60

第三节　清代宫廷医学简述 ……………………………………… 61

一、清代延续和发展金代宫廷医事管理制度 ·················· 62

二、清代宫廷太医院的职能与医官设置 ···················· 63

三、清代宫廷医学分科 ································ 64

四、清代宫廷医学教育和学术发展 ······················ 64

五、清代宫廷太医院的历史作用 ························ 66

第四节　满族传统医药是清代宫廷医学的组成部分 ·············· 67

第五章　满族传统医药在清代宫廷中的应用 ················ 69

第一节　概述 ····································· 69

第二节　清代帝王与宫廷中的满族传统医药 ·················· 70

一、清代皇帝提倡精神与情志调理 ······················ 71

二、清代皇帝要求御医治病要谨遵圣训、注重疗效 ·············· 72

三、康熙皇帝应用满族传统的饮食疗法防治疾病 ··············· 73

四、乾隆皇帝服用满族传统养生保健食品未病先防 ·············· 75

第三节　清代早期宫廷中满族防治疾病的方法 ················· 76

一、满族"避痘"法在宫廷中的应用 ····················· 76

二、满族佩带法在宫廷中的使用 ························ 77

第四节　满族传统养生保健在清代宫廷的应用和发展 ············· 78

一、满族传统饮食养生保健习俗在宫廷中的延续和发展 ············ 79

二、满族饮食疗法在清代宫廷中的应用 ···················· 83

三、满族药物补益与调理养生在清代宫廷中的应用 ·············· 88

第五节　满族传统疗法在清代宫廷中的应用 ················· 100

一、熨法在清代宫廷中的应用 ························ 100

二、熏洗法在清代宫廷中的应用 ······················ 103

三、外敷法在清代宫廷中的应用 ······················ 104

四、贴药法在清代宫廷中的应用 ······················ 105

五、药物漱口法在清代宫廷中的应用 ···················· 105

六、耳内给药法在清代宫廷中的应用 ···················· 106

七、烟熏法在清代宫廷中的应用 ······················ 107

八、针灸疗法在清代宫廷中的应用 ······ 107

九、海水浴治疗皮肤病在清代宫廷中的应用 ······ 108

第六节 满族传统药物在清代宫廷中的应用 ······ 109

一、人参在清代宫廷中的应用 ······ 110

二、满族传统动物药在清代宫廷中的应用 ······ 123

三、满族传统矿物药在清代宫廷中的应用 ······ 124

第七节 满族传统药物与中药、西药结合 ······ 125

一、满族传统药物与中药、西药相结合，创新药物剂型 ······ 126

二、康熙皇帝用西药金鸡纳霜（奎宁）治疗疟疾 ······ 127

三、满族传统药物与中药、西药的合理应用 ······ 128

第六章 满族传统疗法、养生保健及常见病治疗 ······ 132

第一节 满族传统疗法在民间的应用 ······ 132

一、冰雪疗法 ······ 133

二、火热疗法 ······ 134

三、洗浴疗法 ······ 136

四、外治法 ······ 137

五、针灸疗法 ······ 138

六、徒手疗法 ······ 140

七、酒疗法 ······ 140

八、躲避法 ······ 141

第二节 满族传统养生保健 ······ 142

一、满族居住与服饰习俗中的养生保健 ······ 143

二、满族饮食习俗中的养生保健 ······ 144

三、满族婚育习俗中的养生保健 ······ 144

四、满族健康保健运动 ······ 145

五、满族利用地域资源养生保健 ······ 145

第三节 满族传统医药治疗常见病 ······ 148

一、呼吸系统疾病 ······ 148

二、消化系统疾病 ································· 154

三、泌尿系统疾病 ································· 160

四、心脑血管疾病 ································· 161

五、骨科、外科疾病 ····························· 162

附：风寒湿痹 ····························· 167

六、皮肤科疾病 ··································· 168

七、妇科疾病 ····································· 170

八、儿科疾病 ····································· 172

九、五官科疾病 ··································· 174

十、其他 ··· 176

第七章 满族常用药物 ······························· 178

第一节 概述 ··· 178

第二节 根及根茎类 ································· 181

一、人参 ··· 181

二、党参 ··· 184

三、北芪 ··· 185

四、甘草 ··· 187

五、红景天 ··· 188

六、天麻 ··· 189

七、玉竹 ··· 190

八、黄精 ··· 191

九、远志 ··· 192

十、贝母 ··· 193

十一、桔梗 ··· 194

十二、芍药 ··· 195

十三、半夏 ··· 196

十四、芎䓖 ··· 197

十五、当归 ··· 198

十六、山胡萝卜 ……………………………………………… 199

十七、穿龙薯蓣 ……………………………………………… 199

十八、延胡索 ………………………………………………… 200

十九、草乌 …………………………………………………… 201

二十、附子 …………………………………………………… 201

二十一、东北天南星 ………………………………………… 202

二十二、牛膝 ………………………………………………… 203

二十三、骨碎补 ……………………………………………… 204

二十四、独活 ………………………………………………… 205

二十五、羌活 ………………………………………………… 206

二十六、五加皮 ……………………………………………… 207

二十七、秦艽 ………………………………………………… 208

二十八、防风 ………………………………………………… 209

二十九、威灵仙 ……………………………………………… 210

三十、八股牛 ………………………………………………… 210

三十一、苍术 ………………………………………………… 211

三十二、茜草 ………………………………………………… 212

三十三、地榆 ………………………………………………… 213

三十四、东北龙胆草 ………………………………………… 214

三十五、大黄 ………………………………………………… 214

三十六、黄芩 ………………………………………………… 216

三十七、黄连 ………………………………………………… 217

三十八、苦参 ………………………………………………… 218

三十九、白头翁 ……………………………………………… 219

四十、百合花根 ……………………………………………… 220

四十一、知母 ………………………………………………… 221

四十二、射干 ………………………………………………… 222

四十三、北豆根 ……………………………………………… 223

四十四、白芷 ………………………………………………… 223

四十五、北柴胡 …………………………………………………… 224

四十六、香附子 …………………………………………………… 226

四十七、升麻 ……………………………………………………… 226

四十八、北重楼 …………………………………………………… 227

四十九、紫草 ……………………………………………………… 228

五十、芦根 ………………………………………………………… 229

五十一、白茅 ……………………………………………………… 230

五十二、泽泻 ……………………………………………………… 230

五十三、黑三棱 …………………………………………………… 231

五十四、慈菇 ……………………………………………………… 232

五十五、酸枣树根 ………………………………………………… 233

五十六、红骨参 …………………………………………………… 233

五十七、拳参 ……………………………………………………… 233

五十八、手掌参 …………………………………………………… 234

五十九、线麻根 …………………………………………………… 234

六十、长白楤木 …………………………………………………… 235

六十一、徐长卿 …………………………………………………… 236

六十二、刺儿菜 …………………………………………………… 236

六十三、山芝麻 …………………………………………………… 237

六十四、刺玫根 …………………………………………………… 237

六十五、萱草根 …………………………………………………… 238

六十六、狼毒草 …………………………………………………… 239

六十七、爬山虎 …………………………………………………… 239

六十八、牡丹皮 …………………………………………………… 240

六十九、山芹菜 …………………………………………………… 241

七十、薤白 ………………………………………………………… 241

七十一、大蒜 ……………………………………………………… 242

七十二、生姜 ……………………………………………………… 243

七十三、萝卜 ……………………………………………………… 244

第三节 茎类 …………………………………………………… 245

一、肉苁蓉 ………………………………………………… 245

二、木通 …………………………………………………… 246

三、黄柏 …………………………………………………… 247

四、冬青 …………………………………………………… 248

五、暴马子 ………………………………………………… 249

六、苏木 …………………………………………………… 250

七、麻黄 …………………………………………………… 250

八、水曲柳 ………………………………………………… 251

九、茄秧 …………………………………………………… 251

第四节 果实类 ……………………………………………… 252

一、覆盆子 ………………………………………………… 252

二、枸杞子 ………………………………………………… 253

三、山楂 …………………………………………………… 254

四、北五味子 ……………………………………………… 255

五、马兜铃 ………………………………………………… 257

六、桂圆 …………………………………………………… 258

七、山茱萸 ………………………………………………… 258

八、栀子 …………………………………………………… 259

九、皂角 …………………………………………………… 260

十、白蒺藜 ………………………………………………… 261

十一、芜荑 ………………………………………………… 262

十二、蛇床子 ……………………………………………… 262

十三、茴香 ………………………………………………… 263

十四、地肤子 ……………………………………………… 264

十五、大力子 ……………………………………………… 265

十六、苍耳 ………………………………………………… 266

十七、火麻仁 ……………………………………………… 267

十八、山丁子 ……………………………………………… 267

十九、野婴粟 ……………………………………………………… 268

二十、樱额 …………………………………………………………… 269

二十一、胡桃秋 ……………………………………………………… 269

二十二、山葡萄 ……………………………………………………… 270

二十三、臭李子 ……………………………………………………… 271

二十四、挂金灯 ……………………………………………………… 271

二十五、软枣子 ……………………………………………………… 272

二十六、西瓜皮 ……………………………………………………… 274

二十七、乌梨 ………………………………………………………… 274

二十八、金橘 ………………………………………………………… 275

二十九、辣椒 ………………………………………………………… 275

三十、生菜子 ………………………………………………………… 276

第五节　种子类 ……………………………………………………… 277

一、菟丝子 …………………………………………………………… 277

二、车前子（附：车前草） ………………………………………… 278

三、天仙子 …………………………………………………………… 279

四、杏仁 ……………………………………………………………… 280

五、酸枣仁 …………………………………………………………… 280

六、沙苑子 …………………………………………………………… 281

七、登厢草 …………………………………………………………… 282

八、绿豆 ……………………………………………………………… 282

九、白牵牛 …………………………………………………………… 283

十、冬瓜子 …………………………………………………………… 284

十一、南瓜子 ………………………………………………………… 284

十二、海松子 ………………………………………………………… 285

十三、榛子 …………………………………………………………… 286

十四、黄瓜子 ………………………………………………………… 287

第六节　花叶全草类 ………………………………………………… 287

一、艾叶 ……………………………………………………………… 287

二、茵陈蒿 …………………………………………………… 289

三、益母草 …………………………………………………… 289

四、血见愁 …………………………………………………… 290

五、柳树叶 …………………………………………………… 291

六、紫苏叶（附：苏子）………………………………… 292

七、地黄叶 …………………………………………………… 293

八、茶叶 ……………………………………………………… 294

九、烟草 ……………………………………………………… 295

十、山葛花 …………………………………………………… 295

十一、草红花 ………………………………………………… 296

十二、蒲棒 …………………………………………………… 297

十三、满山红 ………………………………………………… 298

十四、凤仙花 ………………………………………………… 298

十五、山菊花 ………………………………………………… 299

十六、北细辛 ………………………………………………… 300

十七、紫花地丁 ……………………………………………… 302

十八、东北堇菜 ……………………………………………… 302

十九、蒲公英 ………………………………………………… 303

二十、东北薄荷 ……………………………………………… 304

二十一、野薄荷 ……………………………………………… 305

二十二、败酱 ………………………………………………… 306

二十三、藿香 ………………………………………………… 307

二十四、白屈菜 ……………………………………………… 308

二十五、夏枯草 ……………………………………………… 309

二十六、蚂蚁菜 ……………………………………………… 309

二十七、蛇附子 ……………………………………………… 310

二十八、羽叶千里光 ………………………………………… 311

二十九、牤牛儿苗 …………………………………………… 311

三十、龙葵 …………………………………………………… 311

三十一、冬葵子 ……………………………………… 312

三十二、苣荬菜 ……………………………………… 313

三十三、苦苣菜 ……………………………………… 314

三十四、石见穿 ……………………………………… 314

三十五、零陵香 ……………………………………… 315

三十六、无心草（附：鼠曲草）………………………… 315

三十七、马蔺草（附：马蔺花）………………………… 316

三十八、野鸡膀子 …………………………………… 317

三十九、山苏子 ……………………………………… 317

四十、薇菜 ………………………………………… 318

四十一、蕨菜 ………………………………………… 318

四十二、野葱（附：葱）……………………………… 319

四十三、野苏麻 ……………………………………… 320

四十四、甘荠菜 ……………………………………… 321

四十五、浮萍 ………………………………………… 321

四十六、东北石竹 …………………………………… 322

四十七、金钱草 ……………………………………… 322

四十八、黄花菜 ……………………………………… 323

四十九、昆布 ………………………………………… 324

五十、灯心草 ………………………………………… 324

五十一、铃兰 ………………………………………… 325

五十二、石韦 ………………………………………… 325

五十三、石荠宁 ……………………………………… 326

五十四、透骨草 ……………………………………… 327

五十五、马尿骚 ……………………………………… 328

五十六、草苁蓉 ……………………………………… 328

五十七、木贼 ………………………………………… 329

五十八、萝藦 ………………………………………… 330

五十九、山野韭菜 …………………………………… 330

六十、淫羊藿 ………………………………………………… 331

六十一、鹿衔草 ……………………………………………… 332

六十二、卷柏 ………………………………………………… 333

六十三、仙鹤草 ……………………………………………… 333

六十四、景天三七 …………………………………………… 334

第七节　动物药 ……………………………………………… 335

一、林蛙（附：哈蟆油）…………………………………… 335

二、鹿 ………………………………………………………… 336

三、麝香 ……………………………………………………… 342

四、虎骨（现用代用品）…………………………………… 343

五、熊胆（现用代用品）…………………………………… 344

六、刺猬皮 …………………………………………………… 345

七、蛇蜕 ……………………………………………………… 345

八、蛇胆 ……………………………………………………… 346

九、龟板 ……………………………………………………… 347

十、鳖甲 ……………………………………………………… 348

十一、獾油 …………………………………………………… 349

十二、水獭（附：水獭肝）………………………………… 350

十三、蚯蚓 …………………………………………………… 350

十四、癞蛤蟆 ………………………………………………… 351

十五、蜈蚣 …………………………………………………… 352

十六、蝎子 …………………………………………………… 353

十七、马蛇子 ………………………………………………… 354

十八、蚂蟥 …………………………………………………… 355

十九、斑蝥 …………………………………………………… 356

二十、鲫鱼 …………………………………………………… 356

二十一、鲇鱼 ………………………………………………… 357

二十二、泥鳅 ………………………………………………… 358

二十三、牛奶 ………………………………………………… 358

二十四、蜂蜜 ································ 359

二十五、鸡蛋 ································ 360

二十六、鲨鱼皮 ······························ 361

二十七、犀角（现用代用品） ············ 361

二十八、兔 ·································· 362

二十九、公蛾 ································ 363

三十、东珠 ·································· 363

三十一、阿胶 ································ 364

第八节　矿物药 ································ 365

一、朱砂 ···································· 365

二、银朱 ···································· 366

三、琥珀 ···································· 367

四、龙骨 ···································· 368

五、代赭石 ·································· 369

六、滑石 ···································· 369

七、白矾 ···································· 370

八、石绿 ···································· 371

九、绿矾 ···································· 371

十、不灰木 ·································· 372

十一、白龙粉 ································ 372

十二、雄黄 ·································· 373

十三、硫黄 ·································· 374

十四、食盐 ·································· 375

第九节　菌类 ································ 376

一、灵芝 ···································· 376

二、云芝（附：树舌） ···················· 377

三、猪苓 ···································· 378

四、茯苓 ···································· 379

五、马勃 ···································· 379

六、黑木耳 ……………………………………………… 380

七、榛蘑 …………………………………………………… 381

八、猴头蘑 ………………………………………………… 382

第十节　其他 ……………………………………………… 383

一、百药煎 ………………………………………………… 383

二、五灵脂 ………………………………………………… 383

三、松香（附：松明） …………………………………… 384

四、白胶香 ………………………………………………… 385

五、安息香 ………………………………………………… 386

六、砂糖 …………………………………………………… 386

七、白酒 …………………………………………………… 387

结束语 ……………………………………………………… 388

后　记 ……………………………………………………… 390

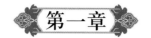

第一章

满族概况

满族有几千年的历史，是一个古老的民族。满族先人主要集聚在我国北方，以渔猎农耕为生。满族在历史上有很多称谓，满族的祖先在我国商周时期称"肃慎"，汉、三国时期称"挹娄"，南北朝时期称"勿吉"，隋唐时期称"靺鞨"，五代、辽、金、元、明时期称"女真"，公元 1635 年（天聪九年）清太宗皇太极废除"诸申"（女真）旧号，定族名为"满洲"，公元 1911 年辛亥革命以后称"满族"。

第一节　满族历史概况

满族历史悠久，跌宕起伏。满族的祖先可追溯到 3000 多年前的商周时期。公元 1115 年，满族崛起，女真人首领阿骨打统一北方女真人各部落，在会宁（现今黑龙江省哈尔滨市阿城区）史称上京，建立政权"金国"，统治了 100 多年，公元 1234 年被蒙古族推翻。自公元 1234 年至公元 1616 年，满族经历了元、明两个朝代近 400 年。公元 1616 年，女真人再次崛起，女真人首领努尔哈赤统一了北方建州、海西女真、东海女真三大女真部落，在赫图阿拉城（现今辽宁省新宾县内）称汗，并建立"大金国"，史称后金。1635 年，努尔哈赤之子皇太极继位后改族名为"满洲"，改"后金"为"大清"。公元 1644 年（顺治元年），满族入关，定都北京。清代自公元 1616 年努尔哈赤建立后金至公元 1911 年宣统皇帝退位，满族共传十二帝，历 296 年。满族不同历史时期的称谓见下图：

商周时期满族称：肃慎

↓

汉、三国时期满族称：挹娄

↓

南北朝、北魏时期满族称：勿吉

勿吉各部落

↓

白山部　粟末部　号室部　黑水部　安车骨部　佰咄部　佛涅部

↓

隋唐时期满族称：靺鞨

↓

五代、辽、金元时期满族称：女真

↓

明朝时期满族称：女真

按地域分为

↓

海西女真　建州女真　东海女真

↓

清代满族称：满洲族

↓

辛亥革命以后称：满族

一、满族起源

满族先人生活在中国北方长白山地区和黑龙江流域。生产方式主要以原始的渔猎为主，生产力和文化十分落后，崇拜自然万物，信仰萨满文化。我国历史上商周时期（公元前约 1100 年），满族的祖先称肃慎。《金史》记载："金之先，出靺鞨氏。靺鞨本号勿吉。勿吉，古肃慎地也。"[1]
史料记载元魏时期（公元 707～713 年）勿吉氏族部落众多。《金史》："元
魏时，勿吉有七部：曰粟末部、曰伯咄部、曰安车骨部、曰拂涅部、曰号
室部、曰黑水部、曰白山部。隋称靺鞨，而七部并同。唐初，有黑水靺
鞨、粟末靺鞨，其五部无闻。"唐代，粟末靺鞨发展壮大，唐朝册封粟末
靺鞨人大氏为渤海王，并保东牟山号称渤海国，传十余世。《金史》："粟末
靺鞨始附高丽，姓大氏。李绩破高丽，粟末靺鞨保东牟山。后为渤海，称
王，传十余世。有文字、礼乐、官府、制度。有五京、十五府、六十二
州。"居住在肃慎地的黑水靺鞨为唐朝黑水府，唐朝封黑水靺鞨部落酋长
为地方官。《金史》："黑水靺鞨居肃慎地……开元中，来朝，置黑水府，以
部长为都督、刺史，置长史监之。""五代时，契丹尽取渤海地，而黑水靺
鞨附属于契丹。其在南者籍契丹，号熟女真；其在北者不在契丹籍，号生
女真。生女真地有混同江、长白山，混同江亦号黑龙江，所谓'白山黑
水'是也。"[1]《金史》记载了满族先人称谓经历了挹娄、勿吉、靺鞨、女
真的演变过程。

二、金代满族概况

据史料记载，金代是满族建立政权的历史时期。公元 1115 年，满族
称女真人（或女真）。女真人首领阿骨打统一北方女真人各部落，在我
国北方会宁（现今黑龙江省哈尔滨市阿城区城南）史称上京，建立政权
"金"。10 年后，公元 1125 年金灭辽，公元 1127 年金灭北宋。公元 1153
年（金贞元年），金从北方会宁迁都燕京，史称中都（现今北京市），成
为金代政治经济统治中心长达 60 余年。公元 1214 年金统治政权迁都南
京（现今开封市）。满族女真人阿骨打建立的金代政权共传九帝，统治 119
年。蒙古族于公元 1234 年灭金，建立元朝。

金代社会政治的特点：

（一）建立猛安谋克社会组织形式和管理制度

满族建立北方统治政权近 119 年间，推行了猛安谋克管理制度，规定
300 户为谋克，10 谋克为猛安。猛安谋克是军事、政治和生产为一体的组

织管理形式。由于金时期战乱不断，猛安谋克的户数曾发生过由多到少的变化。

（二）改革官制

天德元年（公元 1149 年），金海陵王完颜亮废除金初的官制，依据辽、宋官制，确立皇位世袭制度。

（三）创建女真文字

金代创建了女真文字。金太祖完颜阿骨打命令熟悉契丹字和汉字的完颜希尹和叶鲁，依汉字为基础，参照契丹文字的方式创制女真文字，后世称女真大字，女真大字在金太祖天辅三年（公元 1119 年）颁布使用。

（四）设立宫廷太医院

金代是在国家管理机构中第一次设立太医院的少数民族统治政权。金代太医院下设尚药局、御药院等管理医药诸事务。金代宫廷太医院被我国元、明、清三个朝代所沿用，为统治集团对宫廷医药和全国医药进行统一管理产生了重要的影响。

附：金世系九帝一览表（公元 1115 ～ 1234 年）

帝王	年号	在位时间（公元）
太祖完颜阿骨打	收国	1115
	天辅	1117
太宗完颜晟	天会	1123
熙宗完颜亶	天会	1135
	天眷	1138
	皇统	1141
海陵王完颜亮	天德	1149
	贞元	1153
	正隆	1156
世宗完颜雍	大定	1161

（续表）

帝王	年号	在位时间（公元）
章宗完颜璟	明昌	1190
	承安	1196
	泰和	1201
卫绍王完颜永济	大安	1209
	崇庆	1212
	至宁	1213
金宣宗完颜珣	贞祐	1213
	兴定	1217
	元光	1223
哀宗宛颜守绪	正大	1224
	开兴	1232
	天兴	1234

三、元明时期满族概况

元、明时期，金统治政权覆没后，女真人经历了元朝、明朝政权建立和更替的历史变迁。元代对女真人的统治政策施行了"若女真、契丹生西北不通汉语者，同蒙古人；女真生长汉地，同汉人"。东北地区的女真族归元朝设立的辽阳省管辖，女真民族继续生存，南迁的女真人逐渐被汉化。金亡以后，留存中原的女真人长期与汉族和其他民族杂居相融，民族特色逐渐消失，融合在"汉人"中间，被元统治者当作汉人对待。长白山、松花江、黑龙江流域等北方地区集居地的女真人，经历了由东北地区南迁的变化，但仍能生存，本民族文化得以保存并延续。公元1368年元朝灭亡。朱元璋称帝，定国号为"大明"，明代初期将居住在北方的女真人分为建州女真、海西女真和野人女真三大部，后来又按地域分为建州、长白、东海、扈伦四大部分进行管理。元明时期，满族先人仍有生存繁衍的条件，满族文化习俗得到了延续和发展。

四、清代满族概况

公元 1616 年，满族再一次崛起。女真首领爱新觉罗努尔哈赤统一了北方势力最大的建州女真、海西女真和东海女真（野人女真）三大部落，在北方赫图阿拉城（现今辽宁省新宾县内）称汗，并建立"大金国"，史称后金，满族又一次建立统治政权。金天命十年（公元 1625 年）迁都沈阳，史称盛京（现今辽宁省沈阳市）。天命十一年（公元 1626 年）努尔哈赤猝死，其子爱新觉罗皇太极继位。天聪九年（公元 1635 年）皇太极改族称"诸申"（女真）旧号为"满洲"。天聪十年（公元 1636 年）改国号为"大清"，并称皇帝。崇德八年（公元 1643 年）皇太极猝死。爱新觉罗福临继位，改年号顺治，顺治元年（公元 1644 年）满族统治中心由沈阳迁都北京。

清朝是中国历史上最后一个封建王朝。满族在中国历史发展中产生过重要影响。"满族的文治武功，崛起与蹉跎，辉煌与失败，在中国历史和人类文明史上打下了鲜明的印记。满族走过了一条独具特色的发展道路，为人类文明进程提供了极有价值的宝贵经验与教训。"[2] 满族民族文化特色鲜明，内容丰富，是中国传统文化的重要组成部分。

附：清世系十二帝王一览表（公元 1616～1911 年）

帝王	年号	在位时间（公元）
太祖爱新觉罗努尔哈赤，称汗	天命	1616～1626
太宗爱新觉罗皇太极，称汗	天聪	1627～1643
世祖爱新觉罗福临，称顺治皇帝	顺治	1644～1661
圣祖爱新觉罗玄烨，称康熙皇帝	康熙	1662～1722
世宗爱新觉罗胤禛，称雍正皇帝	雍正	1723～1735
高宗爱新觉罗弘历，称乾隆皇帝	乾隆	1736～1795
仁宗爱新觉罗颙琰，称嘉庆皇帝	嘉庆	1796～1820

（续表）

帝王	年号	在位时间（公元）
宣宗爱新觉罗旻宁，称道光皇帝	道光	1821～1850
文宗爱新觉罗奕𬣞，称咸丰皇帝	咸丰	1851～1861
穆宗爱新觉罗载淳，称同治皇帝	同治	1862～1874
德宗爱新觉罗载湉，称光绪皇帝	光绪	1875～1908
逊帝爱新觉罗溥仪，称宣统皇帝	宣统	1909～1911

清代社会政治的特点：

（一）军政合一的八旗制度

清朝自建立政权开始，实行八旗制度，是满族特有的国家管理和社会组织形式。万历二十九年（公元1621年），努尔哈赤在金代满族统治集团设立的军事、生产为一体的社会组织"牛录"的基础上建立了黄、红、白、蓝四旗。国家对以氏族血缘关系为纽带，原来散居各地的女真人统一管理。努尔哈赤把被合并的女真各部落人员分别编入原有的以氏族、村寨为基础的生产和军事组织"牛录"之中，定三百人为一牛录，五牛录为一"甲喇"，五甲喇为一"固山"，固山就是"旗"。各旗的固山额真和贝勒既是本旗的所有者，又是本旗的最高军事统帅。随着政治统治的需要，满族统治者开始扩大和吸纳汉族、蒙古族等民族的人员参加旗军。由于人口增加，万历四十三年（公元1635年）将原有的四旗扩充为八旗，将原有的四旗称为正黄旗、正红旗、正白旗、正蓝旗，新扩编的四旗称为镶黄旗、镶白旗、镶红旗、镶蓝旗，满族八旗由此形成。清朝满族八旗既是军事组织，也是行政编制，八旗制度是对军政合一的社会组织的军事政治管埋制度。满族从北方南迁，加上人口流动，人员结构产生了变化，更多的汉族、蒙古族和朝鲜族等其他少数民族融入女真人群体，形成了新"满洲族"的民族共同体。先后有汉族和蒙古族加入满族旗中，皇太极时期，增设了八旗汉军、八旗蒙古。公元1644年，满族入驻中原，定都北京，满族的统治政权确立，清朝统治者开始将加入满族八旗的所有人统称为"旗

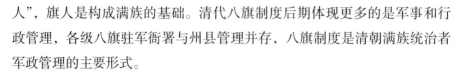

人"，旗人是构成满族的基础。清代八旗制度后期体现更多的是军事和行政管理，各级八旗驻军衙署与州县管理并存，八旗制度是清朝满族统治者军政管理的主要形式。

（二）清代创建新满文

金时期创建的女真文字经过几个朝代更替，没有延续并逐渐消失。清代，努尔哈赤重新创造了本民族文字"满文"，满文作为官方文字在清代同汉文共同使用，为清代满族医药发展提供了条件。

（三）清代康乾盛世

康熙是清代满族入关后的第二位皇帝。康熙皇帝勤政好学，对天文、地理、数学等均能通晓。康熙年间组织编撰了大量的专著，如《历象考成》《古今图书集成》《皇清职贡图》《康熙字典》《四库全书》；用满族、汉族、蒙古族、藏族、维吾尔族五种不同的民族文字编撰辞书，如《御制五体清文鉴》等。乾隆皇帝是清入关后的第四位皇帝，勤政多才，编撰了众多的名著，具有代表性的有：医学经典《医宗金鉴》、农业科学《行水金鉴》《陈黄河防述言》和通览中国版图的《皇兴全览图》等著作。毛泽东主席对满族的评价："满族是个了不起的民族，对中华民族大家庭做出过伟大贡献。清朝开始的几位皇帝都是很有本事的，尤其是康熙皇帝。"[3]周恩来总理也赞扬清政府做了很多重要的好事：第一件事，把中国许多兄弟民族联结在一起，把中国九百多万平方公里的版图确定下来了。第二件事，清朝政府为了实现长期统治，减低了田赋，使农民能够休养生息，增加了人口，发展到四万万人，给现在的六亿五千万人口打下了基础。第三件事，清朝同时采用满文和汉文，使两种文化逐渐融合接近，促进了中国文化的发展。清朝在确定版图、增加人口、发展文化这三个方面做了好事。

第二节 满族文化习俗概况

一、满族语言文字

满族历史上有本民族语言和文字。满族的语言文字，源于阿尔泰语系的满－通古斯语系满语支。满族文字历史先后经过了两个历史时期，先后使用过两种类型的文字。一种是女真文字（史称金文），金时期女真人完颜阿骨打在契丹文字和汉文字基础上创造的女真文字，公元1234年金灭亡以后逐渐废止；一种是满文，公元1599年（后金时期）努尔哈赤在蒙古文基础上创造的满文，满文是清朝政府的官方文字，与汉字同时使用。

（一）女真文

女真文是金代女真人创建并使用过的文字。公元1115年，女真人建立金政权以后，金太祖完颜阿骨打命熟悉契丹字并精通汉字的完颜希尹和叶鲁，采用以汉字为基础，参照契丹文字的方式创制女真文字，后世称女真大字，金太祖天辅三年（公元1119年）颁布使用。金熙宗天眷元年（公元1138年），熙宗完颜亶又参照契丹字创制另一种女真文字，颁布使用，后世称女真小字。《金史》卷七十三记载："金人初无文字，国势日强，与邻国交好，乃用契丹字。太祖命希尹撰本国字，备制度。希尹乃依仿汉人楷字，因契丹字制度，合本国语，制女真字。天辅三年八月，字书成，太祖大悦，命颁行之……其后熙宗亦制女真字，与希尹所制字俱行用。希尹所撰谓之女真大字，熙宗所撰谓之小字。"

公元1145年以后（金中期），女真大字、小字两种文字同时使用。公元1234年，金国灭亡之后，元朝统治时期，蒙古语言和文字成为主导，女真文字只是在东北地区少数女真人中有使用，明朝时期女真文字逐渐消亡。女真文大体分为表义文字、表音文字和音义结合三类文字，现存少量文献和碑铭。文献有明代《华夷译语》中的《女真馆来文》和《女真馆杂字》，碑名中以金大定二十五年（公元1185年）海西爱河卫的《大金得胜

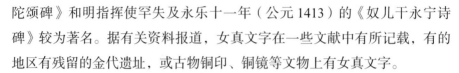

陀颂碑》和明指挥使罕失及永乐十一年（公元 1413）的《奴儿干永宁诗碑》较为著名。据有关资料报道，女真文字在一些文献中有所记载，有的地区有残留的金代遗址，或古物铜印、铜镜等文物上有女真文字。

（二）满文

满文是清代满族统治集团的官方文字，满文有"无圈点满文"（又称"老满文"）和"有圈点满义"（又称"新满文"）两种。公元 1599 年，爱新觉罗努尔哈赤命大臣额尔德尼和噶盖等人，借用蒙古文字母拼写满族语，创立"无圈点满文"，又称"老满文"。用老满文书写文件及各类档案，记录重大事件，撰写了具有历史意义的《满文老档》。天聪六年（公元 1632 年），努尔哈赤之子爱新觉罗皇太极命达海等人对老满文进行改进，通过在部分老满文旁加圈点，以改变字母形体和增加新字母的方法，成为"有圈点满文"，又称"新满文"，使改进后的满文方便读写，应用更加简便。"新满文"经过与"老满文"相互使用过渡以后，"新满文"成为了满族通用的官方文字。

目前，通过调研发现，居住在东北民间能够说满语和识满文的满族人已经很少。能讲满语和识满文的人才多数集中在科学研究和教学部门，从事满族历史文化研究或教育工作。现在，国家高度重视传承和弘扬少数民族语言文化，大力支持开展民族文化研究工作。有的省市在学校中开设满文专业，培养满语、满族文化研究和传承人才。黑龙江省在满族集聚地齐齐哈尔市富裕县三家子满族村建立了三家子满族学校，从小学开始教授满语满文，培养人才，弘扬和传承满族文化。

二、满族宗教信仰

在满族漫长的历史长河中，满族先人信奉萨满文化。萨满文化产生于人类社会母系氏族时期（旧石器时代中晚期），"萨满教文化属于原始宗教文化范畴，萨满教是一种以氏族本位的原始自然宗教，发展并繁荣于母系氏族社会，至原始社会后期，其观念日趋成熟，仪式日臻完备"[6]，"萨满是通古斯的音译，巫的意思"[7]。萨满文化因萨满而得名。原始社会后期，满－通古斯语族的部落把巫师称为萨满。"萨满文化是一种世界范围的宗教文化，其文化中心应该在中国，因为中国从古至今一直有萨满教信仰的传统。"[4] 历史上，我国北方渔猎游牧少数民族曾普遍信奉萨满文化。

满族的发祥地在东北长白山地区和黑龙江流域，生存环境十分恶劣。氏族部落时期，满族先人主要以渔猎、游牧为主，对自然界和人类自身认知很少。萨满文化是以"相信万物有灵、灵魂不灭和多神崇拜的宗教"，认为"天地万物都是神灵"[5]。"神灵"可保佑人间万事平安，神灵主宰人的灵魂和生老病死。因此，信奉萨满文化成为满族先人精神上唯一的依赖和寄托。直到清代努尔哈赤时期（公元1616年），满族开始逐渐接受并信奉佛教和其他宗教。

随着满族历史和社会文明的发展，萨满文化的影响力从极端控制演变为逐渐弱化。满族先人自原始氏族部落开始，从奴隶社会逐渐向封建社会的转化过程中，社会生产力和社会文明不断发展和进步，萨满和萨满文化在满族中的影响和作用逐渐淡化。公元1616年，满族建立"后金"政权以后，多民族共同体形成，多民族文化融合，社会文明、生产力进一步发展。尤其是满族入关以后接受先进的中原文化，以及满汉、满蒙通婚，满族萨满演变成宫廷萨满和民间萨满两类，部分满族民众开始接受和信奉佛教，满族的宗教信仰也逐渐发生变化。

三、满族民俗

满族民俗的形成源于满族的居住环境和生产生活方式。满族民俗具有典型的地域性和民族特性，主要体现在满族有自古沿袭下来的居住、饮食、服饰、婚育、冰雪运动、健康保健等方面的民俗。

（一）居住习俗

满族自古就崇敬自然、顺应自然，是形成满族传统习俗的因素之一。满族先人长期居住在气候寒冷的长白山地区和黑龙江流域。满族先人在与大自然抗争的过程中，坚持顺应自然和充分利用当地的自然条件，努力适应恶劣环境和气候，创造了众多可以抵御寒冷的生存方法，总结了居住及生活经验，满族先人由原始的渔猎迁徙的生产和生活方式，逐渐向畜牧、农耕并逐步定居的生产和生活方式转变。《金史》中详细记载了满族先人的居住习俗和转变过程，满族先人在"黑水旧俗无室庐，负山水坎地，梁木其上，覆以土，夏则出随水草以居，冬则入处其中，迁徙不常。献祖乃徙居海古水，耕垦树艺，始筑室，有栋宇之制，人呼其地为纳葛里。纳葛里者，汉语居室也。自此遂定居于安出虎水之侧矣。"[1]满族先人还创造了可以抵御寒冷潮湿的"满族老屋"。这种"满族老屋"为茅草土坯房，房顶为厚厚的茅草，屋墙为土坯（内外抹厚泥），室内三面搭火炕、砌火墙，俗称"万字炕"，西炕为上。这样的茅草土坯房，房顶上茅草和土坯墙可以很好地保暖，屋内的三面火炕及火墙除了冬季取暖外，睡火炕还能很好地解除疲劳，防治风寒病痛。满族在东、西、南、北四方中以西为贵，西是家祭面对神位的地方。满族家庭多数人家在西墙上供奉祖宗板、家谱、神书、神偶、祭规等家祭物品，橱箱、被褥之类均靠西北火炕上安放，这些习俗体现了满族对祖先的崇拜。满族传统乡间老宅很有特点，俗称"口袋房"。满族民宅建筑结构的主要形式是面向朝南设窗，朝南开门，进门即是设置的炉灶、炊事用具的堂房，然后分东西房，西间称"上房"，由长辈居住，东间由晚辈居住，在正房两侧建有厢房，作碾磨房和存放粮食或堆放杂物，也可住人。在东北农村，还有在正房旁边连建耳房，用树枝或高粱秆在自家院落四周围栏的习俗，俗称"障子"。城镇的自家院落砌上院墙的称为"四合院"。清朝满族住宅根据其社会地位和富有的程度逐渐变化，满族贵族人家的住宅比较复杂，一般要建成大堂、二堂、内室的三进式。房间也很多，各种功能齐全，庭院还有影壁墙。满族也有用"石敢当"镇宅祛邪的习俗，"石敢当"是立在门前或门前路口的大石头，满族民间认为它可以祛邪、护宅、保平安。

（二）饮食习俗

早期满族饮食来源主要以渔猎所得，经过简单加工烧制后食用。随着满族先人南迁和多民族文化融合及生产方式的进步，食物来源逐渐丰富，满族掌握了多种储藏、加工、烧制食物和食用山珍野味的方法，满族饮食结构和习俗产生了变化。清代社会经济快速发展，满族饮食文化内容更加丰富多彩。满族饮食中还蕴含了众多的养生保健知识。满族先人很早就知道"适饥饱"，"疾少而长寿"，用食物调理人体而达到健康养生的目的。《金史》中记载："唯善养生者如不欲食啖，而饮食自不阙焉，故能适饥饱之宜，可以疾少而长寿。"[9]具有代表性的是，清代有的帝王坚持一日两餐的习俗。满族先人根据北方地域特点和饮食习俗，积累了用灸法抵抗严寒及治疗疾病的经验，并得以流传。中医古籍《黄帝内经》对此做了精辟的论述："黄帝问曰：医之治病也，一病而治各不同，皆愈何也？岐伯对曰：地势使然也……北方者，天地所闭藏之域也，其地高陵居，寒风冰冽，其民乐野处而乳食，脏寒生满病，其治宜灸焫。故灸焫者，亦从北方来……故圣人杂合以治，各得其所宜，故治所以异而病皆愈者，得病之情，知治之大体也。"[10]满族饮食顺应自然，利用当地物产资源和生产生活环境的需要，形成了具有北方特点的满族饮食习俗。满族早期饮食多以烧、烤为主，多食用山中野味、鱼类和山野菜。清代，满族饮食开始多样化，喜爱冬季食用白菜腌制的酸菜、冻豆腐、腊八粥、火锅、白肉血肠。擅长制作和喜爱食用东北大豆酱、白水煮肉（白煮肉）、手扒肉、过水饭、酸汤子、水煮饽饽（饺子）等。喜爱食用黏米制作的黏食品，如黏黄米饭、黏高粱米饭、黏豆包、黏面饼、年糕、凉糕、切糕、炸糕、樟椤叶饼、荷叶饼、各类饽饽。饽饽是用黏高粱、黏玉米、黄米等磨成面制成的，有豆面饽饽、搓条饽饽、苏叶饽饽、菠萝叶饽饽、牛舌饽饽、萨其玛等。有打春要吃"春饼"、过年杀年猪的习俗，除了过年食用外，还要留一部分储存起来，在一年中接续食用。满族随着统治政权的建立，封建社会制度形成，农业经济发展，多民族文化融合，特别是借鉴了汉族的饮食文化、饮食制作方法和经验，将汉族的饮食制作经验融入满族饮食制作方法中，逐渐形成了极富特色的满族饮食文化，最具代表性的就是极负盛名并延续至今的满汉全席。满族宫廷膳食和宴请时的菜肴也保留了满族传统饮食内容，如烤全羊、白水煮肉、白肉血肠、猪肉炖粉条、酸菜白肉、各种饽饽制品等。

（三）服饰习俗

历史上满族服饰以保暖、简便、生产生活穿戴方便为特点。早期多用动物皮毛为制作材料，制作的服装衣帽连体或衣裤连体。后来，满族男子喜欢穿长袍马褂，外罩坎肩便于骑射。头戴马虎帽，打腿带，脚穿布靴或皮靴,冬季穿用棉或皮制的靰鞡(鞋子)。顺治年间开始推行剃发、易服,成人后要剃去周围的头发,编发辫垂于脑后。男人戴首饰,有火镰、耳勺、扇子等。

马褂是满族男子骑马时上身穿的一种褂子。它长不过腰,四面开衩,罩在袍子外面,可以抵挡风寒。黄色的马褂是清朝皇帝特赐的一种服装,俗称"黄马褂"。皇帝封赐的有功人员,或为皇帝"巡幸"的特殊侍卫等,才能穿这种服装。

坎肩又称背心、马甲,是一种无袖短衣,由汉族的"半臂"演变而来。坎肩裁剪简单,穿上便于上马下马,也是满族男女老少都喜欢穿着的服饰之一。

靰鞡鞋是北方满族百姓冬季必备之物。靰鞡鞋是用牛皮或猪皮、马皮制作,鞋底连帮。靰鞡鞋头部制作有二十几道"包子褶",鞋面里有"靰鞡脸儿"(鞋舌头)盖在脚面。鞋帮两侧有"皮耳子",用皮条做成的靰鞡带从中穿过绑紧。穿靰鞡鞋时,鞋里面蓄靰鞡草,既保暖又耐磨。在北方寒冷的冬季,可以有效防止脚部冻伤。靰鞡草是东北特有的多年生草本植物,将靰鞡草晒干,需要用时用木棒捶打柔软后放入靰鞡鞋中,此草透气防潮,保暖性好,是东北早期三宝(人参、貂皮、靰鞡草)之一,有较高的经济价值。

清代满族贵族妇女的传统服装是旗袍,旗袍简洁优美传承至今。满族妇女多外罩坎肩,脚穿盆底绣花鞋,裤腿打腿带,头梳期髻,戴首饰、香囊、荷包等,头戴耳环,腰间挂长手帕或挂佩饰。旗袍的特点是:立领,右大襟,紧腰身,下摆开衩,突出了妇女体形的曲线美。满族妇女有将头发梳成"盘盘髻""大拉翅"的习俗。大拉翅又称"旗头"或"京头",是清代满族贵族妇女常见的发式,由满族先人女真妇女"辫发盘髻"习俗延续而来。即将头发梳成圆髻,脑后头发燕尾式垂在脖颈上,戴上扇形发冠。马蹄底鞋亦称"旗鞋",木制高底,前平后圆,上细下宽,外形似马蹄,鞋面上常制作许多饰物。

(四)婚育习俗

满族百姓是一夫一妻婚姻制,女真时期满族同一家族姓氏不通婚,通过相亲、下聘礼、订婚后结婚。随着历史的变迁，满族逐渐与蒙古族和汉族通婚。满族婚育有婚前和婚后、孕育等许多习俗。例如，妇女在妊娠期间不能多吃盐和酱（北方满族有多食盐和农家自己酿制大豆酱的习惯）。孕妇不能坐锅台、窗台、磨台，不参加婚丧事活动，不牵马骑马等。产房不设在西屋，孕妇生产前，要在炕上铺谷草，让孩子生在谷草上，称"落草"。临产期间，男人不准进产房。要请子女多、身体好的哺乳期妇女给婴儿"开奶"，即喂第一次奶。要坐"月子"，这期间不能过劳和着凉等。生了男孩，在家门前挂小弓箭；生了女孩，则挂红布条。用谷物做成枕头为婴儿"睡扁头"。用薄木板做成长椭圆形悠车，悠车用长长的绳子吊在房梁上，婴儿睡觉时将其放在悠车里，称"睡悠车"。满族婴儿"睡悠车"的育婴习俗，对保护婴儿安全和促进婴儿睡眠有一定的作用。小孩子被惊吓后哭闹，由长辈抚摸孩子的头，这种"叫一叫""律一律"的育婴习俗，起到了心理安慰的治疗作用。这些习俗中包含了一定的健康保健经验，至今有些满族婚育习俗东北农村还在传承应用。

（五）冰雪运动和民间娱乐习俗

满族冰雪运动和扭东北大秧歌在北方满族百姓中具有很深的群众基础，是满族习俗和满族生活中的内容之一。满族冰雪运动种类很多，如跑冰鞋、滑冰车、抽冰嘎、雪地走、打雪战、堆雪包、堆雪人、塑冰雕、雪雕等冰雪运动。当北方冬季来临时，就会有很多人走到户外进行各种各样的与冰雪相关的活动。满族冰雪运动的场地和条件是大自然赐予的，运动方式简便易行，是寒冷冬季的户外活动，也是群众可以广泛参与的运动保健和预防疾病的方式。

满族东北大秧歌具有独特的魅力，老少皆宜，喜闻乐见，在我国北方延续至今。目前，在东北一些城镇的街边、广场、公园等娱乐休闲场所经常能够看到扭大秧歌的人群，一些地区还保留了逢年过节、庆祝活动扭大秧歌的习俗。东北大秧歌已经成为东北群众集健身运动和喜庆、娱乐为一体的运动养生保健形式。

（六）其他习俗

海东青：此为满族先人的图腾，也是满族人用于狩猎的猎鹰。海东青在女真人的心中是崇高神圣的英雄，是女真人的精神，满族称为"民族之鹰海东青"。满族萨满教也将海东青视为宇宙大神。海东青是猎鹰的一种，满族称"松昆罗"。满族先人们很早就懂得捕鹰，经过驯化后放鹰，用来帮助猎户捕获猎物。自辽代开始至清朝均设有捕鹰、饲养、驯鹰和交易的机构。

礼仪：满族年轻人敬长辈，施侧身微躬、垂手礼；亲友相见，行抱腰接面礼。年三十晚上和年初一都要拜年，一是辞旧岁，二是迎新春。

满族族祭：满族有按时令季节祭天、祭神、祭祖先的习俗，祭品主要是猪肉制品。祭祀过程中禁忌孕妇、带狗皮衣帽、戴孝等人参与。将猪肠和猪膀胱放入吊斗挂在杆子上，让乌鸦来吃，三天内被吃掉为吉利。院内的索伦杆不得污秽，不许在神杆下拴马和喂家禽。

满族丧俗：满族的丧葬以土葬、火葬为主。出殡时多选农历单日。

满族忌讳：满族不吃狗肉，不准打狗、杀狗，不穿戴使用狗毛皮制作的物品；不伤害乌鸦、喜鹊；屋内西炕不得随意坐人和堆放杂物，西墙不准挂杂物。

吸烟习俗：满族民间男女都喜欢吸烟，满族有用大烟袋吸草烟的习俗，妇女也用大烟袋吸烟，成为东北民间的一怪。现今，满族妇女用大烟袋吸烟的已经很少了。

民间技艺：满族刺绣是满族民间妇女传统手工技艺之一，也是满族妇女品德能力的表现之一，满族民间刺绣多用"麻花布"制作刺绣品。满族刺绣多用于枕头面、幔帐、门帘、围肩、袖头、衣襟、鞋帮、兜肚、香荷包等日常生活用品。图案主要是动物、花草、人物故事、各种祝福吉祥物等。

（七）满族主要的传统节日

颁金节：颁金节是纪念公元1635年皇太极将"女真（诸申）"改为"满洲"的日子。1989年，丹东民间确立12月3日作为满族的族庆日，称"颁金节"，或称"命名日、诞生日、纪念日"等。

走百病：农历正月十六日是满族妇女的节日。这一天满族妇女要结伴到家门外游玩嬉闹，满族称为"走百病"，也是满族纪念妇女节的方式。

添仓节：农历正月二十五，满族将这一天称为添仓节。农村满族家中要煮黏高粱米饭，将编好的秫秸小马插在饭盆上，放到仓房中，寓意马驮粮食，丰衣足食。还要将新饭连着添三回，称为添仓，也将这一天称为添仓节。

五月节：农历五月初五，满族称为五月节。满族采艾叶悬挂房门、屋檐下，以驱邪避瘟。用燃烧艾蒿的烟雾熏烤房舍周围，意在驱除蚊虫或除去晦气。

中元节：农历七月十五，满族称为中元节，是超度亡灵的"鬼节"，满族对故人祭拜时都会选择这一天。

开山节：农历九月中旬是采草药人祈福和感恩山神的节日，满族采药人进山采集前要举行仪式，供奉、祭奠山神，祈求有更大的收获。

第三节　满族主要发祥地及集聚地概况

满族有几千年的历史，发祥地和集聚地主要在我国东北。新中国成立以后，国家设立了满族自治县或乡镇。满族人口较多，据 2000 年第五次全国人口普查数据统计，满族人口数为 1068.23 万，人口数量在全国少数民族中居第二位。2010 年第六次全国人口普查数据统计，全国各少数民族人口数比 2000 年第五次全国人口普查人口数增加 6.92%。现今，满族主要分布在东北三省和河北省，在内蒙古、宁夏、甘肃、福建、山东、新疆等省区及北京、天津、上海、成都、广州、杭州、银川、西安等直辖市和大中城市都有分布。2000 年据不完全统计，满族人口集中的省市中，黑龙江省满族人口数约 91 万，吉林省满族人口数约 105 万，辽宁省满族人口数约 500 万（占全国满族人口数一半以上），河北省满族人口数约 204 万。其他省市也有一定数量的满族人口，如北京市满族人口数约 16 万，山东省满族人口数约 2.5 万，广东省满族人口数约 1.8 万，新疆维吾尔自治区有满族人口约 2.4 万。

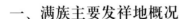

一、满族主要发祥地概况

满族先人居住在我国北方。满族主要发祥地集中在我国东北地区，现在满族发祥地仍较好地保留和传承着满族传统的习俗和文化。

（一）黑龙江省哈尔滨市阿城区

阿城是满族历史上的名城，是满族先人建立"大金国"政权的发祥地。阿城位于黑龙江省南部阿什河左岸。阿什河是松花江干流南岸支流。阿什河因河水弯弯曲曲，状似人耳，故以满语"阿勒楚喀"称之。阿城由阿勒楚喀城简化而来。阿什河在魏、晋至唐代称"安车骨水"，唐中期阿什河流域为满族渤海王国属地。金称阿什河为"按出虎水"，满语即"金子"之意。明代称"金水河"，清初称"阿勒楚喀河"，清雍正三年（公元1725年）改称"阿什河"。

公元1115年，女真人首领阿骨打统一北方女真各部落，在会宁（阿城）建立北方政权"大金国"，史称"金上京"，首领阿骨打称帝。金上京会宁是金国第一个都城，是满族建立大金国政权的发祥地，曾是金国政治、经济、军事、文化中心。金上京会宁在金代先后有太祖、太宗、熙宗、海陵王四位帝王在此执政近四十年，这一时期是满族历史发展的重要时期，为维护金国一百多年的统治政权做出了贡献。金贞元年（公元1153年），金政权迁都燕京。元代顺帝时期，金上京会宁故址为镇宁州。明代后期，金上京会宁故址一带为女真栋鄂部的一支居住。清初，称金上京会宁府故址为翁鄂洛城。清代统治集团为抵御外来侵略和加强对东北地区的统治和开发，雍正七年（公元1730年），协领衙门移驻新城，新城名称"阿勒楚喀"。清代宣统元年（公元1908年），裁撤副都统衙门，设阿城县，县名由"阿勒楚喀城"简化为"阿城"。

1948年1月5日，阿城县民主政府改为阿城县政府。1987年，经国务院批准"撤阿城县，建阿城市"。2006年，撤阿城市，将其设为区，现为哈尔滨市阿城区，位于我国东北黑龙江省哈尔滨市区，距哈尔滨市中心23公里。阿城区总面积2445平方公里。阿城的满族主要由世代居住在当地的满族，清朝乾隆年间由北京迁来屯垦戍边而定居下来的满族，以及其他地区迁移过来的满族组成。现今阿城区还保留着带有满族八旗名称的村屯，如俗称东八旗的料甸满族乡、俗称西八旗的杨树乡和俗称北八旗的蜚克图镇，均分布在阿城区内。黑龙江省哈尔滨市阿城区是满族传统文化习俗保留较多的满族县区。

阿城建有金上京历史博物馆，馆藏全面展示满族在女真时期珍贵的历史文物。上京会宁府遗址、皇城午门及宫殿建筑遗址、外城城墙、瓮城及护城河遗址、金太祖完颜阿骨打陵址等均在阿城区内。2000 年，阿城举办了首届"金源文化节"，旨在宣传金代女真文化。《金史》卷二十四记载："上京路，即海古之地，金之旧土也，国言'金'曰'按出虎'，按出虎水源于此，故名金源，建国之号盖取诸此。国初称为内地，天眷元年号上京。海陵贞元元年迁都于燕，削上京之号，止称会宁府，称为国中者以违制论。大定十三年七月，后为上京。其山有长白、青岭、马纪岭、完都鲁，水有按出虎水、混同江、来流河、宋瓦江、鸭子河。"

阿什河流域为金源地区。在金代，阿什河流域政治、经济、军事、文化都得到了迅猛的发展，金代政权一百多年的历史，社会发展和经济繁荣，逐渐形成了阿什河流域以满族文化为核心，融合辽宋、中原和多民族文化精华的金源文化。金源文化中体现了满族先人开拓、拼搏、进取、向上、建功立业、自强自立的民族精神。

（二）辽宁省新宾满族自治县

新宾原名"兴京"，是满语"发祥"之意，是清王朝发祥之地，努尔哈赤的儿子皇太极尊称为"天眷兴京"。新宾历史悠久，在战国时期新宾为燕国地，秦汉时隶属辽东郡，唐高宗总章元年后，属安东都护府，后属满族渤海国地，辽金时期属沈州地，元时隶属沈阳路的沈州。明万历四十四年（公元 1616 年），清太祖爱新觉罗努尔哈赤统一北方并建州女真、海西女真、野人女真等三大部落，在新宾县内赫图阿拉城建立金政权，称汗，史称"后金"。赫图阿拉城位于新宾县永陵镇，"赫图阿拉"满语意为横岗，即平顶小山岗。赫图阿拉城至今已有 400 余年的历史，始建于明万历三十一年（公元 1603 年）。新宾名称的由来，见于《新兵堡九圣神祠碑》："盖我皇大启鸿图，诒谋燕冀路径如兹，得新兵一旅，冲锋对垒……而有力此堡。"其称之为新兵堡，因新兵堡逐日繁荣，而改名新宾堡，县名"新宾"由此而得。新宾堡是后金时期政治、经济、军事、文化、外交的中心，是中国历史上一座山城式都城。

现今，新宾满族自治县地处辽宁省东部长白山支脉，归属抚顺市管辖。总面积4432平方公里，东西长100公里，南北宽84公里。1985年，经国务院批准成立新宾满族自治县。

新宾特产有东北林蛙（人工饲养）。林蛙肉味鲜美，营养丰富，林蛙油（又称田鸡油、哈蟆油）是强壮身体的滋补品。新宾特产还有野山参、鹿茸、山葡萄、蕨菜等。民间食品"波浪叶饼"，是用鲜嫩山野菜水芹菜为馅，高粱米水面做皮，外包嫩柞树叶，蒸熟食用，口味独特。

（三）吉林省吉林市乌拉街满族镇

乌拉街满族镇（简称乌拉街）是满族主要的发祥地之一。据当地史料记载，满族先人曾生活在这里。乌拉街是清朝满族重要的城镇，有"龙兴之地"之称。乌拉街原称布拉特乌拉，满语"乌拉"是"沿江"之意。乌拉街在历史上曾是海西女真乌拉国的繁荣都城，明代女真乌拉部是吉林地区最强大的女真部落。公元1613年，努尔哈赤统一了女真乌拉等海西女真各部落。清顺治十四年（公元1657年），在乌拉街设立打牲乌拉总管衙门，在吉林设将军署驻地。乾隆二十二年（公元1757年），将镇守宁古塔等处的将军迁移到吉林，成为镇守吉林乌拉等处将军，简称吉林将军。清代有多位皇帝转战乌拉街，战功显赫，乌拉街是满族重要的属地。

乌拉街满族镇位于距吉林市中心西南30公里的松花江畔。现今，乌拉街满族镇仍保留着许多满族文物古迹，有打牲乌拉总管衙门府、侯府、魁府、萨府、白花点将台、古城墙遗址等。乌拉街满族民俗文化、举办萨满文化活动和学术研究在国内外都有一定的影响。历史上乌拉街曾一度十分繁荣，因此民间有"先有乌拉，后有吉林"之说。乌拉街主要盛产大蒜、毛葱、清代贡小米（乌拉白小米）等。乌拉街保留了一些北方满族习俗，如满族镇韩屯的萨满传承人经常举行萨满祭司活动。边远农村保留有"四合院"式的民居建筑，可以看到老人用长杆大烟袋吸烟，婴儿睡在用绳子挂在房梁上的悠车。现今，居住在乌拉街的满族民众仍喜爱食用黏豆

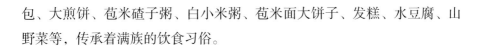

包、大煎饼、苞米碴子粥、白小米粥、苞米面大饼子、发糕、水豆腐、山野菜等，传承着满族的饮食习俗。

二、满族主要集聚地概况

满族集聚地是满族先人长期聚集居住和生产生活的地方。至今，在我国北方仍然有大量的满族民众仍在满族集聚地工作、生活，传承着满族的传统习俗和文化。

（一）吉林省伊通满族自治县基本情况

伊通满，语音译称"一禿、伊敦、伊屯"。伊通河流经此地而定名伊通县。伊通河，满语意为宏大、汹涌之河。伊通历史悠久，是女真人阿骨打创建金国时的东京咸平路。元代，地方实行行省制，伊通属咸平府开元路。明初，废行省制，伊通属奴儿干都司。明末，伊通大部属叶赫部，东南一隅属辉发部。天命元年（公元1616年），建州女真首领努尔哈赤建立后金，伊通全境尽归建州女真所属。清代中期，在伊通设立了阿木巴克围场，康熙、乾隆曾多次在此狩猎。

1988年8月，国家批准设立伊通满族自治县，县城位于吉林省中部，总面积2523.1平方公里，东西长76公里，南北宽66公里，归属吉林省四平市管辖。1987年，吉林省满族伊通自治县建立了全国第一家满族民俗馆，即"伊通满族博物馆"。博物馆建筑面积3200平方米，展厅7个，馆内藏品300余种，近7000件。

吉林省伊通满族自治县盛产"东北三宝"之一的鹿茸。有报道称，2008年全县饲养梅花鹿近10万只，年产鹿茸约4.18万公斤。伊通的山野菜资源丰富，主要有刺嫩芽、薇菜、蕨菜、猴腿、大叶芹、猫爪子、燕尾菜、黄瓜香、枪头菜、龙须菜、黄花菜以及松茸、木耳、元蘑、棒蘑、榆黄蘑、鸡油蘑、羊肚菌、扫帚蘑等多种可食用菌。

（二）吉林省敦化市基本概况

敦化历史悠久，是满族先人（即靺鞨人）重要的集聚地。据史料记载，公元698年，靺鞨人大祚荣，在东牟山（距现敦化市区12.5公里）建立震国。公元713年，唐玄宗册封大祚荣为渤海郡王，史称渤海国，是满族先人在北方的政权。渤海国贞惠公主墓在敦化市六顶山。明清时期，敦化被称作敖东城，是清朝皇室鄂多里城的发祥地。公元 1881 年，清政府成立敦化县。

吉林省敦化市地处长白山西部地区，归属延边朝鲜族自治州管辖。全市总面积 11957 平方公里，是吉林省区域面积最大的县级市。

现鄂多里城遗址为吉林省省级文物保护单位，并在此遗址建立了"清祖祠"。清祖祠建筑气势宏伟，祠内供奉清代十二位帝王和曾在原鄂多里城建立满洲的满族先人领袖布库里雍顺塑像，并展示了满族的历史和文化。敦化市物产资源丰富，天然森林资源有红松、紫椴、水曲柳、云杉等优质木材。所在的长白山原始深林中，野生动物有东北虎、黑熊、梅花鹿等。野生药用植物有野山参、刺五加、五味子、灵芝等名贵的药材，水果最有名的是安梨，还盛产蕨菜、薇菜、黑木耳等珍贵的山野菜。

（三）黑龙江省齐齐哈尔市富裕县三家子村基本情况

三家子村是黑龙江省内满族聚居的村屯之一，满语称三家子"伊兰孛"。三家子村是在清朝康熙年间建立的村屯，有三百多年的历史。三家子在建村初期主要是清朝屯兵戍边重地，这里的满族多数是兵士，主要任务是屯兵、练兵，兼做捕鱼、牧马、养猪等农牧业生产。

目前，三家子村归属齐齐哈尔市富裕县管理。三家子村距离齐齐哈尔市富裕县城约 20 公里。全村满族人口约占 70%。因该村原居住满族主要是计姓、孟姓、陶姓三个姓氏为主，而得三家子村名。据编者实地调研，三家子村是现今满族习俗和满语保存比较好的满族乡村，现在仍然有会讲满语的老人健在。三家子满族学校，是黑龙江省在村一级建立的满族学校。该学校自建立以来，受到各地满族文化研究人员的关注。

参考文献

[1] 脱脱 . 金史 [M]. 北京：中华书局，1975：卷一本纪第一 .

[2] 吴雪娟 . 满文文献研究 [M]. 北京：民族出版社，2006.

[3] 武在平 . 巨人的情怀：毛泽东与中国作家 [M]. 北京：中共中央党校出版社，1995.

［4］富育光，赵志忠.满族萨满文化遗存调查［M］.北京：民族出版社，2010.

［5］陈永龄.民族词典［M］.上海：上海辞书出版社，1987.

［6］郭淑云.原始活态文化：萨满教透视［M］.上海：上海人民出版社，2001.

［7］辞海编辑委员会.辞海［M］.上海：上海辞书出版社，1979.

［8］富育光.图像中国满族风俗叙录［M］.济南：山东画报出版社，2008.

［9］脱脱.金史［M］.北京：中华书局，1975：卷四十六志第二十七.

［10］黄帝.崔应珉，王淼译.黄帝内经素问［M］.郑州：中州古籍出版社，2010.

［11］李洪德.阿城县志［M］.哈尔滨：黑龙江人民出版社，1988.

［12］新宾满族自治县地方志编撰委员会.新宾满族自治县志［M］.沈阳：辽沈书
　　　社，1993.

第二章

满族医药概况

　　满族先人长期生活在我国北方寒冷的长白山地区和黑龙江流域，恶劣的气候和原始的生产生活方式培育了满族世世代代敬畏自然，顺应自然，防御自然灾害，并与恶劣的生存环境抗争的民族意志和品德、生存智慧和能力。满族在氏族部落时期，对医药的认知很少，在长期的生产生活实践中总结并积累了医药知识和治疗经验。满族先人信奉萨满文化，防治疾病主要采用原始的医疗方法或是由萨满治病。满族萨满在消灾除病的过程中，应用和传承了满族医药知识和医疗技法，萨满医药成为满族医药早期的表现形式。满族先民不断总结经过长期生产生活实践积累的医药经验并结合萨满医药，逐渐形成满族医药，并世代传承。

　　公元1115年，女真人阿骨打在北方建立政权"金国"，金代统治者在宫廷中设立太医院，并建立宫廷医事管理制度，大量招纳医药学人才，建立宫廷太医队伍，开展医学教育等。女真人不断吸纳中原地区的先进文化和医药知识，对医药的认知水平和应用能力大大提高，满族医学得到快速发展，名医辈出，金元四大家代表了当时医学的最高水平。公元1644年，满族入关，清代近300年的历史，形成了完整的清代宫廷医学。清宫医案记载了满族传统医药在清代宫廷的应用和发展，并遵循中医理论不断完善的史实。

　　满族医药是满族人民经过长期生产生活实践积累的医药知识和治疗经验的总结，具有典型的北方少数民族医药的特点。满族医药内容丰富，使用方法简便，世代传承。很多医疗保健知识和经验蕴含在满族民俗中，在民间经久流传，成为满族传统医药延续至今的原动力。满族医药为满族世世代代的健康和繁衍做出了重要的贡献，是我国传统医学的重要组成部分。

第一节　满族医药历史沿革

纵观满族医药的发展历史，满族医药是满族先人世世代代在生产生活中顺应自然环境、抵御自然灾害、防御猛兽、抗击战争中总结的防病治病知识和经验。满族医药早期与萨满医药相关，随着满族历史的发展，满族不断总结运用传统药物治疗疾病的经验、养生保健知识、满族民间和民俗中流传的医疗技术和方法。在满族建立政权后，满族医药在金代宫廷和清代宫廷中应用，满族医药伴随着满族跌宕起伏的历史和特有的民族文化和习俗，经历了漫长的逐步形成、完善和发展的过程。

一、满族早期医药

氏族部落时期，满族先人以渔猎、游牧、原始农耕为主，不懂医药，也没有专职医生。满族先民信奉萨满文化，认为生命、健康、防治疾病都与萨满文化有关。满族先人防治疾病主要是利用原始的方法，依靠对大自然和神灵崇拜的精神力量或是依赖满族萨满实施巫术为族人消灾祛病。随着历史的发展，满族先人逐渐学会了畜牧饲养和酿酒。对其所饲养的猪，除了食用以外，利用猪皮做衣帽，用猪油涂身防寒、保护皮肤。满族先人积累了很多原始医药知识，如较早发现了一些有毒植物的浆汁可制作"楛矢石砮"来射杀野兽等。一部分萨满在祛病消灾仪式中使用自制的器具和原始的疗法，或将采集来的药材经过简单加工后给病人服用，为族人祈福、治病。有史料记载："早期的满族萨满就已经采用杏仁、芥子、白苏、蜜麻黄、栀子、元胡、金银花、元参、沙参、人参、松实、白附子等药材，有的加工成粉剂或汤剂，由萨满念咒后给病人服用。医治疾病的社会功能是萨满教在满族民间长期保持影响的重要原因之一。"[1]这个时期，

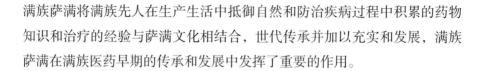

满族萨满将满族先人在生产生活中抵御自然和防治疾病过程中积累的药物知识和治疗的经验与萨满文化相结合，世代传承并加以充实和发展，满族萨满在满族医药早期的传承和发展中发挥了重要的作用。

二、金代满族医学

金代是满族医学逐渐形成和快速发展的历史时期。公元1115年，女真人建立金政权以后，统治势力由北向南逐渐扩大，大量女真人南迁，多民族杂居共处，多民族文化融合，使女真人开始更多地接触和吸纳学习其他民族的先进文化和技术。金代女真人对医学知识和药物的产地、采集、加工及经济价值有了更多的了解和认识。在《金史》中记载了满族治疗的疾病数十种，动植物药材近百种。历史上金代最早在宫廷设立了太医院，建立宫廷医政管理制度，设置了"尚药局""御药院""惠民局"，明确这些机构的职能，以保证宫廷医事活动的运行。建立了医药人员队伍，并分别授予官位，提高医生的地位和待遇，推崇医药名人，整理中医书籍。金代满族医学对人体生理、病理、疾病的病因和治疗有了一定的认识，《金史》中记载的疾病有：病疽、寒疾、目生翳、急风、中风、喉痹、寒痰、风痰、疽发脑、发狂、损胎气等。提出疾病的病因多由"地寒因感疾""风疾""寒疾""汗不出"等，提出疾病"在膏肓间"。《金史》中还记载了女真人使用金丹、敷药、艾灸、温泉洗等预防和治疗疾病的方法，如："伯仁多病，至临潢，地寒因感疾，还中都。明年，上还幸中都，遣使劳问，赐以丹剂。是岁，卒。""张觉，亦书作瑴，平州义丰人也。仅言始得疾，犹扶杖视事，疾亟，诏太医诊视，近侍问讯相属。"[2]金代还诞生了大量最具代表性的医学名人。"金元四大家"中的刘完素、张从正、李杲是金代或金元之际的医学名家。"李庆嗣，读《素问》诸书，洞晓其义。天德间，岁大疫，广平尤甚，贫者往往阖门卧病。广嗣携药与米分遗之，全活者众。所著《伤寒纂类》四卷、《改证活人书》三卷、《伤寒论》三卷、《针经》一卷，传于世。纪天锡，精于其技，遂以医名世。集注《难经》五卷，大定十五年上其书，授医学博士。"[3]金代满族医学逐渐形成，对后期满族医学的发展产生了重要的影响。

三、元明时期满族医药

元代，公元 1206 年，铁木真成吉思汗统一了北方蒙古族各部落，建立蒙古国政权。公元 1234 年，消灭了女真人阿骨打建立的金代政权。公元 1271 年，忽必烈将"蒙古"国号改为"大元"。元代统治者对其他民族实施兼容并存的一系列政策，重新组合各民族力量，促进了以蒙古民族为主体的多民族融合。由于金统治政权灭亡，金代宫廷医药失去了继续发展的条件，部分宫廷医生流落民间，成为民间医生。元代迁徙到中原地区的女真人长期与汉族和其他民族杂居相融，逐渐融入汉族之中，趋于汉化。我国北方仍是满族女真人生产和生活的集聚地，满族民族文化和满族医药仍在传承和延续。

公元 1368 年，朱元璋称帝，定国号为"大明"，元朝灭亡。居住在长白山和松花江、黑龙江流域等北方地区的女真人始终保持了满族的生活习俗，满族传统医药和多种医技医法得以延续。满族萨满应用满族先人长期积累的药物采集、加工、使用方法，预防和治疗疾病。满族医药虽然被淡出元、明两代的宫廷，但其仍在民间流传，并发挥着作用。有史料记载，明嘉靖三十九年（公元 1544 年），朝鲜李朝中宗大王患"烦闷"之病，朝鲜国没有治疗此病的药物，只好用野人（女真人）乾水和野人乾水凉隔散等治疗，得以痊愈。元明两代大量的史料证明，我国北方满族民间一直应用满族传统药物和疗法防治疾病，满族医药仍在传承。

四、清代满族医药

清代，是满族医药发展的兴盛时期。清初，自努尔哈赤时期开始，萨满治病的作用逐渐淡化，萨满跳神治病在清代宫廷中被严令禁止。宫廷御医为满族贵族治疗疾病，清代宫廷医学得到快速发展，同时也为满族医药的发展创造了条件。努尔哈赤是接受汉文化最早的女真人首领，努尔哈赤对医药的认识非常深刻。天命十年（公元 1625 年），他对诸大臣和国人说："药之者，虽苦口能祛疾焉。"[4] 努尔哈赤对药物的采集和贸易十分重视，为解决鲜人参的储存问题，创造了蒸制人参的方法。清代帝王皇太极知晓医学理论，能够正确认识疾病，皇太极对"人身血脉，劳则无滞"的医学理论有深刻的理解，明确提出气血瘀滞可使人患病，运动和劳作可促进机体气血畅通和健康。

顺治元年（公元1644年），满族入关定都北京。满族多位皇帝都能了解许多医学常识，康熙、乾隆皇帝更是精通医药。清代大力发展宫廷医学，借鉴金、元、明前朝吏治和医政管理制度，建立了清代宫廷医政药事管理机构。清代太医院的院使正五品，统领医药行政及医疗诸事。全国医官统一由太医院差派、考核、升降，使官吏职责更加明确。清代宫廷进行分科管理，御医、吏目、医士、医生各专一科，分大方脉科、小方脉科、伤寒科、妇人科、疮疡科、针灸科、眼科、口齿科、正骨科九科，清代后期改为大方脉科、小方脉科、外科、眼科、口齿科五科。清代宫廷开展医学教育，培养宫廷医药人员，制定并实施对医药有功人员的奖励政策。顺治、康熙年间，满族吸收汉族医学理论和医药知识，整理翻译了大量的历代中医药学名著，如《雷公炮制书》《药性赋》《难经》《王叔和脉诀》《寿世保元》《孙思邈卫生歌》《经穴部位图》《延寿格言》《妇科疗法》等，用以丰富满族医学宝库。编撰了大量的医学名著，如纂修了《医疗通书》。《医宗金鉴》作为宫廷太医院投方取药的依据，是培养医学生、宫廷太医考试、考核的必读之书。清代名医辈出，满族入关建都和南迁中原以后，战乱时期多发的骨伤、外伤疾病和疮疡、眼疾等相对减少，宫廷中各类慢性病、老年疾病开始增多。满族宫廷吸纳了大量的汉族医生入宫为官，涌现出大批宫廷医学名医，如《医宗金鉴》的纂修医官吴谦，是清代雍正、乾隆年间太医院名医、右院判；太医院名医陈止敬，为左院判；太医院名御医刘裕铎、武维藩；太医院名医徐大椿，著有《医学源流论》《伤寒论类方》等多部著作；名医边成章，著有《边氏验方》；正骨名医觉罗伊桑阿；骨伤科名医杜自明，著有《中医正骨经验概述》等，都为满族宫廷医学的发展做出了贡献。满族文化与汉文化的融合逐渐加深，满族医药快速发展。

第二节 满族医药特点和传承

满族是一个历史悠久的北方少数民族，满族先人以游牧、渔猎为主的生产生活方式和居住环境，以及满族跌宕起伏的历史，对满族医药的形成和发展产生了重要的影响。满族在中国历史上曾多次建立地方政权和国家政权，满族医药先后在金代和清代的宫廷中应用，成为宫廷医学的重要组成部分。满族医药与满族文化相结合，至今仍在民间传承。满族医药与中医药相互交融，和我国其他少数民族医药一样，已成为祖国传统医学的瑰宝。

一、满族医药特点

满族医药是满族先人在几千年的生产生活实践中积累的医药知识和医疗经验，自然保留了满族特有的民族特点，主要表现在以下几个方面：

（一）满族医药具有满族民族文化特性

满族医药的形成和发展与满族历史文化紧密关联，满族医药的发展历史表明，满族历史变革对满族医药的形成和发展产生了重要影响。满族早在氏族部落时期，满族先人以最原始的医疗方法并依赖萨满防治疾病。随着满族民族的兴起，多民族共同体形成，生产力提高，社会文明和文化发展，满族先人对医药知识有了更多的认知，学会了使用更多的医疗方法，尤其是金代建立政权以后，宫廷医学逐渐建立，萨满行医的作用开始弱化，满族医药逐渐形成。金代政权灭亡，满族医药仍在北方满族集聚地的民间传承和发展。清代满族政权统治近三百年，清代早期，满族崇拜的萨满文化已经不能适应社会发展的需要，满族医药与萨满文化逐渐分离。满族传统医药随着满族帝王、贵族进入宫廷而在清代宫廷中应用，满族历史上的"康乾盛世"，促进了满族医药的快速发展。清代后期，由于清政府的衰败，满族医药的发展受到严重影响，随着清朝政权的灭亡，满族医药随着宫廷御医回到民间而在民间继续传承。现今，满族医药仍在许多医疗

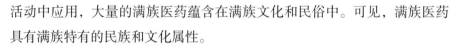

活动中应用，大量的满族医药蕴含在满族文化和民俗中。可见，满族医药具有满族特有的民族和文化属性。

（二）满族医药具有地域性

满族是起源于长白山地区和黑龙江流域的北方少数民族，满族医药是满族人民在生产生活实践中长期积累的防治疾病的宝贵经验总结。满族善于利用居住地的环境条件和自然资源，用地产药材治疗北方多发病和常见病。长白山地区和黑龙江流域的动植物药材资源丰富，满族用药主要是就地采集鲜品药材，即采即用，或捣制，或挤压揉搓，或煎煮，或泡酒后口服或外用。例如，用鲜马齿苋捣烂外敷治疗蛇虫咬伤，煎煮饮用治疗肠炎腹泻；马勃粉外敷治疗外伤出血；茄秧煮水浸泡治疗手脚冻伤等。满族还充分利用当地特有的冰雪、矿泉、可食用的山珍野菜等资源，治疗风寒湿痛、慢性咳喘、冻伤、蛇虫咬伤等北方多发病和常见病，体现了满族医药的地域性。

（三）满族医药具有实用性

满族先人的生存环境极其恶劣，需要应对野兽、战争和自然灾害，需要适应狩猎、渔牧的生产和生活方式，需要满族医药维护本民族的健康和繁衍昌盛。满族医药是千百年的生产生活实践经验的总结，满族药品源于生产和生活实践，满族有自己的文化和习惯。药食同源是满族常见的用药方式，如人参、田鸡油、五味子等既可作为食物食用，也可作为药物使用，多直接煮食或泡酒，或制作食物食用。常用山野菜、浆果、干果、菌菇等山珍野果作为养生保健、调理健康的佳品，具有简便实用的特性。

（四）满族医药具有与中医药的相融性

满族医药来源于满族人民的生产和生活实践，为长期居住在北方的满族民族的繁衍和健康做出了重要的贡献。满族医药与中医药的相融性，源于满族学习和接纳中原文化和中医药理论。尤其是满族在建立政权以后，大力发展宫廷医学，积极吸纳中医药治疗经验，遵循中医药理论和治疗原则，不断完善和发展满族传统医药。现今，在满族集聚地，满族先人长期使用的生长在长白山区的地产药材，早已成为中药材的重要组成部分。满族应用的传统医药防治北方疾病的经验和医技医法，已经被中医临床医生接受和使用，体现了满族医药与中医药的相融性，从而使满族医药成为中华传统医学的一部分。

二、满族医药的传承

历史上，满族医药的传承始终在延续，满族医药的知识和经验在家族中世代传承。史料记载，满族医药除了宫廷御医应用之外，主要是在满族集聚地民间大量流传。满族医药传承至今，除有文字记载以外，很多是散在民间，在家族内口传心授世袭，或蕴含在满族民俗中，传统的满族医技医法和药物治疗经验仍在传承和应用。清代宫廷御医流落民间行医，通过接收学徒的方式培养满族医药继承人。一些满族医学人员学习满族医药知识，掌握蕴含在满族民俗中的防病治病经验，吸纳中国传统医学理论和精华，成为新一代医学名医。例如，清代宫廷太医院太医赵永宽的儿子赵文魁深得医学家传，勤学苦读，清朝末期入清宫太医院任太医，后升至太医院院使，成为宫廷名医，清朝灭亡以后行医民间。著名满族医学家关永清和"尽得岐黄真传""医术精深"的方脉学家曹怀庆等一批针灸按摩、骨伤科名医，长期在民间行医治病。满族民间医生运用从前辈继承的诊治疾病的经验，如运用察气色、闻气味、指诊等方法诊断疾病，使用手法治疗骨伤、外伤疾病，用拔火罐、热熨、冰敷、雪疗、温泉浴、避瘟疫、食疗等满族传统疗法治疗疾病，使用当地药材治疗风寒湿痛等北方常见疾病等，满族传统医药在民间医疗保健中发挥着作用，满族传统养生保健方法也有所发展。例如，乾隆时期的"十常四勿"及吐纳肺腑、活动筋骨、适时进补的养生保健方法现今仍被广泛应用。"十常"，即齿常叩、津常咽、耳常弹、鼻常揉、睛常运、面常搓、足常摩、腹常捋、肢常伸、肛常提；"四勿"，即食勿言、卧勿语、饮勿醉、色勿迷。满族创造了能够适应北方寒冷气候并可强身健体的保健方式，如冰嬉、跑冰鞋、滑冰车、抽冰嘎、雪地走、扭秧歌等，成为满族和北方民族冬季独特的健康运动形式。

近几年来，通过调研发现，目前在北方地区民间，还有一些满族民间医药的传承人、满族宫廷御医的后人在从事医疗和满族医药的整理和研究工作。这些满族医生，继承满族传统医药，运用满族针灸、正骨疗法治疗骨伤科疾病和常见病。有的满族医生结合中医理论，创新并发展了满族医药。例如，吉林省敦化市第二人民医院一位满族医生关某，继承关氏家族世袭的满族正骨疗法，并加以发展为"正骨八法"。"正骨八法"有"牵、接、卡、挤、分、旋、端、靠"正骨手法，主要特点是："以手摸心会、离拽分骨、旋转按正、交错捏合、推拉提按、屈伸折顶、抖颤扣挤和理肢顺筋为正骨八法者。"已将"正骨八法"应用于临床治疗多种骨折或脱位，如幼儿肘部小关节脱位等。在正骨疗法的基础上，发明了上臂骨折外固定器，获得国家专利技术发明奖。这位满族医生继承了关氏家族的接骨药物秘方及治疗疥、疮、疔、毒和痨性胸水的秘方等满族祖传医药经验，应用温泉加中药进行泡浴，治疗肢体关节痛等，在临床医疗保健中取得了很好的效果。

东北地区是满族发源地和集聚地，有许多满族医生继承了满族前辈传承下来的满族传统疗法和药物治疗经验以及养生保健经验。满族民间蕴藏着大量传承和流传的满族传统医药内容，包括防治疾病、养生保健等多方面的众多家族秘方、偏方、验方和多种诊疗技术，这些内容有待整理研究和开发应用。

现今对满族医药的研究开发有很多成果，如八珍糕等系列养生保健食品、核桃秋果青皮提取物治疗癌症的研究和开发、复方木鸡颗粒治疗慢性肝炎等。近年来，国内和国际上多次召开满族医药研究学术会议，辽宁省丹东市还建立了满药研究、种植基地和满药生产企业等，满族医药文化得到了高度重视，满族医药的研究取得了一定的成果。

满族医药伴随着满族历史在不断发展和演变。满族在民族发展过程中积累了宝贵的医药学经验和知识，对传统药物（包括植物药、动物药、矿物药）的认识和利用，对各种疾病的诊断和治疗方法，丰富的养生保健经验，都是祖国医学宝库的组成部分。目前传承的满族医药知识和经验技术，遵循中医药学理论，已有了新的发展。满族民间医生运用由家族或流传于民间的土方、偏方、验方和蕴含在满族习俗中的医疗保健方法及满族传统医技医法防治疾病。这些散在民间的满族医药，基本上是以口传心授的方式传承，迫切需要更多有识之士的积极努力，加快整理研究和开发，促进民族医药事业的发展。

第三节　满族萨满医药概况

满族萨满医药是满族特定历史时期产生的医药形式，是满族萨满文化的一部分。满族先人信奉萨满文化，历史上满族早期由萨满实施各种医疗活动。满族萨满为病人驱邪祛病，依托萨满文化的神灵观，运用神灵抚慰、神灵再现等一系列心理疗法，使用一些药物及多种治疗技法，是满族萨满医药的主要内容和表现形式。满族萨满治病的方法是来自满族先人世世代代与疾病抗争所积累的知识和经验。因此，满族萨满医药是满族传统医药的组成部分。由于满族萨满医药是满族特定历史时期满族医药发展历史过程中特殊的医药表现形式，在研究满族医药发展史中，满族萨满医药不能被忽略。

萨满文化认为，人体发生疾病的主要原因是冲撞神灵，鬼魅作怪，生魂受损，人身灵魂丧失所致。对祖先祭祀不周、有辱祖先等原因也可以致病。因此，只有祈求神灵，在神灵的帮助下，才能安定平息人的灵魂，或拜祭祖先才能消除疾病。信奉萨满文化的人相信萨满是能够来往人和神灵之间的使者（神媒），可传递人和神灵之间的信息，转达神灵的旨意，萨满可以代替"神灵"为人驱除病魔。满族民间"跳神萨满"为族人消灾祛病时利用病人信奉萨满文化的心理，通过跳神仪式，营造神秘气氛，取得病人的信任，并使用一些药物和治疗技法，达到治疗的目的，有时会取得一定的医疗效果。这种萨满医药形式一段时间在满族民间延续和传承。

一、满族萨满的治病方式

满族萨满早期主要是在实施各类祭祀、祈福、驱邪的活动过程中，遇到病人需要祛病消灾时，使用一些简单的治疗技法和药物，"在氏族宗教节日或重大事件发生时，萨满要为氏族举行祭祀祈祷仪式；为氏族成员除秽祛邪，跳神治病，并承担保婴育子，使氏族人丁兴旺之职；为氏族排难解纷，占卜吉凶，观测灾异，筹谋生计"。[8] 满族民间，有一类萨满

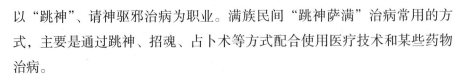

以"跳神"、请神驱邪治病为职业。满族民间"跳神萨满"治病常用的方式，主要是通过跳神、招魂、占卜术等方式配合使用医疗技术和某些药物治病。

（一）跳神

跳神是民间"跳神萨满"为人治病使用最多的方式。"跳神萨满"利用萨满文化多神崇拜的神灵观，用跳神舞、击神鼓、诵祷词等形式，依托满族先人世代积累的医疗技术和药物治病祛邪。萨满利用心理暗示，促使病人信任和顺从，再使用一些他掌握的医疗技法和药物为病人治疗。例如，运用揉搓、按压、火疗、艾叶熏、蜂蛰、药物涂抹、贴敷、针刺等简单的方法给病人疗伤祛病，或将采集来的药物经过简单加工后给病人服用。此法顺应了信奉萨满文化的病人的崇拜心理，进行心理暗示或心理诱导。这种在病人精神和心理上的治疗方法往往会在特殊病人身上取得明显的效果。有资料显示，在国外一些医学发达的国家也有用萨满巫术为人治病的案例。现今，随着社会的进步、医学科学的普及和发展，信奉和接受者也是越来越少，满族萨满跳神治病的活动已经很少见且很隐秘。

（二）招魂

招魂是民间"跳神萨满"的另一种为人消灾治病的方式。当患者出现精神异常时，如精神恍惚、语无伦次、目不识人、判若他人等症，"跳神萨满"认为是病人的灵魂失散（或称失守）。即采用招魂的方式为病人治病，招魂时"跳神萨满"会口中念祈祷词，舞动一些萨满法器，或用火、烟、水、酒等在病人身体上拍打，或在病人身体周围环绕、舞动，以示驱赶鬼魅邪恶，同时不停地呼唤病人的姓名，并用迷幻的语言诱导和暗示病人，鬼魅邪恶已经被驱赶，达到为病人治疗的目的。满族萨满的招魂术多用于受惊吓之人，或是受惊吓的儿童。"跳神萨满"使用招魂术时，偶尔也会给病人用一些药物进行简单的治疗。

（三）占卜

占卜术是古代巫师针对某种事物或人进行吉凶、祸福等当前未知事情进行预测和判断的一种方式。"跳神萨满"用占卜术为病人治病，在为病人占卜的过程中，会利用一些萨满法器或病人自己或病人家中的物品作占卜物件为病人占卜，预测吉凶祸福，探寻及确定病人患病的原因或患何种病症，并告诫病人以烧香、供奉、拜祭、承诺、还愿等方式来消除致病的病源。"跳神萨满"用占卜术治疗疾病，利用心理暗示或诱导的方法，同时给予一些简单的医药治疗，从而达到治病的目的。

满族在民族兴起以后，随着社会文明的发展，多民族文化融合，萨满文化的影响力逐渐衰落，已经不能适应社会发展和医疗的需求，完全依赖满族萨满治病的社会现象逐渐淡化。至清代，满族萨满跳神治病在清代宫廷中被严格禁止，医疗活动由满族宫廷御医所取代。在民间，虽然满族萨满跳神治病长期存在过，但已逐渐减弱。

二、满族萨满医药的传承

满族早期，"萨满充当了满族医疗活动的重要实施者和传播人，满族萨满有时在占卜、招神、驱邪中也使用满族先人积累的某些药物知识和治疗方法为人消灾祛病。"[9] 满族萨满医药的传承主要由满族萨满完成，萨满将治病经验编成简单易记的口诀，通过口传心授的方式传承。清初，萨满跳神治病退出清代宫廷，流入民间。满族萨满治病的技能和方法及使用药物的经验，与满族医药一起，在满族民间传承。

目前，东北民间有许多满族萨满世代传承下来的一些治疗疾病的方法和药物及使用经验仍在流传。例如，现今流传在东北民间的萨满"百草歌诀"[10]，概括了近百种药物的治病作用和满族萨满的用药经验。在东北地方史料《瑷珲十里长江俗录》和《富察哈喇礼序跳神录》中，提到瑷珲三四十年代，满族富姓中著名的萨满富小昌（满族名富察图鲁嘎）先生治病的过程。"他完全采用当地动植物药，自采庖晒研压结合喷法和汤药治疗。祖传的喷吐法，是萨满运用内气功法，生热力祛病，萨满治病的方法分口功（吐、吹、喷），手足功（擀、点、推、滑、搓等），热功（灸、熏、照、熨、烧等），水寒功（冰、雪、水药浴泡）等。"[11] 现今东北地区仍有满族萨满健在，在吉林和九台市等还有满族家族萨满的传承人承担着家族祭祀等活动。

参考文献

［1］崔箭，唐丽.中国少数民族传统医学概论［M］.北京：中央民族大学出版社，
　　2007.

［2］脱脱.金史［M］.北京：中华书局，1975：卷一百三十三列传第七十一.

［3］脱脱.金史［M］.北京：中华书局，1975：卷一百三十一列传第六十九.

［4］额尔德尼.中国第一历史档案馆，中国社会科学院历史研究所译.满文老档
　　［M］.北京：中华书局，1990.

［5］陈永龄.民族词典［M］.上海：上海辞书出版社，1987.

［6］脱脱.金史［M］.北京：中华书局，1975：卷五十五志第三十六.

［7］孙文良.满族大辞典［M］.沈阳：辽宁大学出版社，1990.

［8］富育光.图像中国满族风俗叙录［M］.济南：山东画报出版社，2008.

［9］奇文瑛.满 – 通古斯语族民族宗教研究［M］.北京：中央民族大学出版社，
　　2005.

［10］张凌巍.满族传统医药新编［M］.北京：中医古籍出版社，2011.

［11］崔勿娇，刘彦臣.满族医药文化概述［M］.长春：吉林人民出版社，2006.

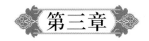

第三章

满族传统医药与金代宫廷医学

第一节 概 述

满族在金代称女真人。公元 1115 年，女真人建立金统治政权。统治势力由北向南逐渐扩大，女真人陆续南迁到汉族生活的中原地区，如《满族民族共同体形成历程》一书中说："众所周知，公元 1115 年女真人建立了金朝。公元 1153 年金朝迁都燕京，淮河以北的广大地域，均为金朝所统辖。大量的女真人进入中原，长期与汉人杂居共处的结果，使女真人逐渐汉化。"[1] 多民族杂居共处促成了满族历史上第一次满族民族共同体形成。南迁的女真人受中原汉文化的影响逐渐加深，开始更多地接触和吸纳中原汉民族的文化和先进技术，多民族文化融合，推动了满族民族文化发展和社会进步，促进了满族医学的形成和发展。

金代女真人建立统治政权后，国家政治制度的确立使女真人由原始氏族部落开始向国家管理方式转变。金代是我国历史上第一个在宫廷管理机构中设置由太医院管理宫廷医事的少数民族政权。金代统治者重视医学，为满族医学的早期快速发展提供了条件。金代宫廷设立御医，从根本上改变了满族早期没有专职医生的落后状况。金代对宫廷太医院进行了医学分科，开展医学教育，培养医药人员，招聘大批汉族人才和名医到国家管理机构中担任职务或到太医院担当御医，宫廷医学逐步建立。金代成为满族医药逐步形成和快速发展的时期。《金史》中记载了多种疾病的病因、诊断和治疗，如对骨伤、箭伤等战争外伤、中风、疽发脑、急风、发狂等急危重症的诊断及治疗案例，对一些疾病的认识也具有鲜明的满族民族特色。金代政权十分注重对药材的管理，包括采集、使用和贸易。宫廷制作御药为御医治疗疾病使用或作为赐品。金代帝王贵族注意养生保健，避暑养生的习俗一直延续到清代。金代振兴医学发展，翻译了大量的中医药学典籍，开展医学交流，医学名人辈出，众多医学流派形成，针灸等许多医学学术理论对后世医学的发展产生了重要的影响。"金王朝女真族在同疾病做斗争中，不断吸收汉族医药文化，已使金代医学水平达到了一定高度。"[2]金代在宫廷中设立太医院被以后的元、明、清代所沿用。满族传统医药、金元四大家的医学学术理论和著作成为祖国医学的重要组成部分。

第二节　金代宫廷医学概况

金代女真政权统治了 119 年，近一百多年的历史是满族医学发展史中的重要时期。金代女真人建立宫廷太医院，设太医专职治病，从根本上改变了满族早期完全依赖萨满治病的现象，满族医学逐渐形成并得到了快速发展。《金史》中记载金代宫廷医学分科、医疗案例、医事管理、医官俸禄、宫廷太医、医学教育等，是金代医学形成和发展的重要史料。金代宫廷医学保留了满族本民族传统的、固有的医疗经验，在此基础上吸纳、融汇中医药学理论和技术，成为金代宫廷医学的突出特点。

一、金代宫廷医事管理

金代是最早在国家医事管理机构中设立了太医院的朝代。金代宫廷设置了尚药局、御药院、惠民局、尚食局等宫廷医事管理机构。金代设立的太医院隶属宣徽院，太医院设提点、院使、副使、判官、管勾、正奉上太医、副奉上太医、长行太医寺职、太医教官等官职。金代太后两宫的饮食汤药等事宜，由正八品官医令、正九品官医丞负责，设侍药、奉药为太子承奉医药。医官是由尚药局和太医院的太医兼任。宫廷中设司药、典药、掌药、女史等女官掌管医药。在一些区域建立地方医事管理机构，设医正、医工为地方官员服务。金代积极建立宫廷御医队伍，招聘汉族中医人才担任医事管理官员和宫廷御医，明确职能和各类医官、太医的品阶。金代医官考取主要归吏部管理，官员的任用有严格的规定，如："自从九品至从七品职事官，部拟。正七品以上，呈省以听制授。凡进士则授文散官，谓之文资官。自余皆武散官，谓之右职，又谓之右选。文资则进士为优，右职则军功为优，皆循资，有升降定式而不可越。"[3]金代宫廷医事管理机构中必要的设置为金代宫廷医学的发展提供了基础条件和保障。

（一）太医院职能和医官品阶

金代太医院的职能主要是管理宫廷内医药诸事宜。金代宫廷太医院官员品阶有提点、院使、副使、判官、管沟、正奉上太医、副奉上太医、长行太医等，十科额五十人，太医院提点职务最高。《金史》中记载："太医院。提点，正五品。院使，从五品。副使，从六品。判官，从八品。掌诸医药，总判院事。管勾，从九品（注：管勾是太医院主管医学教育的官吏）。随科至十人设一员，以术精者充。如不至十人并至十人置（不限资考）。正奉上太医（一百二十月升除），副奉上太医（不算月日），长行太医（不算月日），十科额五十人。"[4]金代宫廷太医的官品级在金初是自从六品开始而下止七阶，天眷年间改为自从四品而下立为十五阶。《金史》记载："太医官，旧自从六品而下止七阶，天眷制，自从四品而下，立为十五阶。从四品上曰保宜大夫，中曰保康大夫，下曰保平大夫。正五品上曰保颐大夫，中曰保安大夫，下曰保和大夫。从五品上曰保善大夫，中曰保嘉大夫，下曰保顺大夫。正六品上曰保合大夫，下曰保冲大夫。从六品上曰保愈郎，下曰保全郎。正七品上曰成正郎，下曰成安郎。从七品上曰成顺郎，下曰成和郎。正八品上曰成愈郎，下曰成全郎。从八品上曰医全郎，下曰医正郎。正九品上曰医效郎，下曰医候郎。从九品上曰医痊郎，下曰医愈郎。"[5]其中，"医官（尚药局、太医院兼）主藏（内藏、典给署兼）主廪（太仓兼）"[4]。金代对太医院官员的级别待遇非常明确。

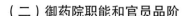

（二）御药院职能和官员品阶

金代御药院隶属宣徽院，御药院的主要职能是负责管理皇族所用汤药的安全。御药院设医官有提点、直长、都监、同监等官职，御药院的官员主要是皇族中的族人或亲信担任，御药院提点的官阶最高，为从五品，同监职务最低为从九品。《金史》记载："御药院。提点，从五品。直长，正八品。掌进御汤药（明昌五年设，以亲信内侍人充）。都监，正九品（不限员，《泰和令》四员）。同监，从九品（不常除，《泰和令》无）。"[4]可见，金代女真政权重视药事管理。

（三）尚药局职能和官员品阶

尚药局隶属宣徽院，尚药局的职能主要是负责宫廷所用汤药和茶果等事宜。尚药局设医官有提点、院使、副使、直长、都监、同监等职。尚药局的提点官阶最高，为正五品官阶。都监官阶最低，为正九品。《金史》记载："尚药局。提点，正五品。院使，从五品（出职官内选除）。副使，从六品。掌进汤药茶果。直长，正八品。都监，正九品。"[4]《金史》中记载尚药局职能"掌进汤药茶果"，可见金代宫廷主要的药物剂型是汤剂或茶果之类。

（四）惠民司职能和官员品阶

金代惠民司隶属礼部，惠民司的主要职能是面向社会施医药于百姓，并承担监管药物和修合发卖汤药的管理部门。惠民司内设医官有令、直长、都监。令为从六品，直掌为正八品，都监为正九品。《金史》记载："惠民司。令，从六品。掌修合发卖汤药……直长，正八品。都监，正九品。"[4]金代惠民司"掌修合发卖汤药"，惠及百姓，为百姓配制、发放、卖出汤药，金代医药事业发展为宫廷贵族提供了服务，也顾及了黎民百姓的医疗保健。

（五）尚食局职能和官员品阶

金代尚食局是全面负责宫廷皇族饮食安全的部门，承担宫廷饮食制作人员的管理和皇帝进食先尝等饮食和与食品安全有关的各类事宜。《金史》记载："尚食局（元光二年，参用近侍、奉御、奉职）。提点，正五品。院使，从五品。副使，从六品。掌总知御膳，进食先尝，兼管从官食。直长一员，正八品（不限资考）。都监三员，正九品（不限资考）。生料库都监、同监各一员，掌给受生料物色。收支库都监、同监各一员，掌给受金银裹诸色器皿（以外路差除人内选充）。"[4]金代宫廷有规范的饮食、食品管理制度，这种严格的饮食、食品管理制度，为之后清代宫廷继承并加以完善和发展打下基础。

（六）其他机构管理药食的官员职能和品阶

金代还在其他管理部门中设立医药管理官员，掌管宫廷医药事宜，以加强管理。例如，在饰之事中设司药、典药、掌药管理医药，设侍药、奉药负责承奉医药，设医令、医丞等官员管理宫廷医事。"饰之事……司药二人、典药二人、掌药二人、女史二人，掌医药……侍药，正八品。奉药，正九品。承奉医药……医令，正八品。医丞，正九品。"[4]

金代在六部中的礼部设员外郎管理礼乐祭祀医卜等。《金史》卷五十五志第三十六百官一记载："礼部……员外郎一员，从六品。掌凡礼乐、祭祀、燕享、学校、贡举、仪式、制度、符印、表疏、图书、册命、祥瑞、天文、漏刻、国忌、庙讳、医卜、释道、四方使客、诸国进贡、犒劳张设之事。"在六部的户部设郎中官员管理榷场盐、酒曲、香茶、丹粉、药材的贸易。"尚书一员，正三品……郎中二员，从五品……郎中而下，皆以一员掌户籍、物力、婚姻、继嗣、田宅、财业、盐铁、酒曲、香茶、矾锡、丹粉、坑冶、榷场、市易等事……"[5]

金代王室宫女的医疗保健设有专职医官负责。"王室的医官：太后两宫，设有医令、医丞，皇后位下设有掌馔、奉馔各一员，掌饮食汤药酒醴蔬果事宜。医官由尚药局、太医院太医兼任，东宫太子位下设有侍药、奉药，承奉医药。宫人女官设司药、典药、掌药、女史各两人，掌医药。"[6]《金史》卷五十七志第三十八百官三记载："侍药，正八品。奉药，正九品。承奉医药。掌饮令，正八品。""奉馔一员，九品。掌饮食汤药酒醴蔬果之事。"

金代在一些地方官府衙中设立医院和医官。地方医官的官阶："医令，正八品。医丞，正九品。""东京、北京、上京、河东东西路、山东东西路、大名、咸平、临潢、陕西统军司、西南招讨司、西北路招讨司、婆速

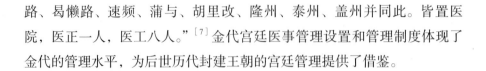

路、曷懒路、速频、蒲与、胡里改、隆州、泰州、盖州并同此。皆置医院，医正一人，医工八人。"[7]金代宫廷医事管理设置和管理制度体现了金代的管理水平，为后世历代封建王朝的宫廷管理提供了借鉴。

二、金代宫廷医官俸禄

金代女真政权在制定宫廷医事管理制度的同时，还明确规定了各级医药官员的俸禄。女真人建立金政权以后，虽然社会经济欠发达，但朝廷给予各级医药官员的官级和俸禄较高，宫廷医官和御医的官阶自从四品开始至从九品官阶，官员的俸禄按品阶自从四品开始递减。《金史》中记载了金代医官的俸禄情况，如从四品太医官的俸禄是："钱粟四十贯石，曲麦米各十称石，春秋罗绫各六匹，绢各三十匹，绵一百三十两。"正五品官太医院提点和正五品太医官的俸禄是："钱粟三十五贯石，曲米麦各八称石，春秋衣罗绫各五匹，绢各二十五匹，绵一百两。外官、刺史、知军、盐使，钱粟三十五贯石，曲米麦各六称石，绢各十七匹，绵五十五两，公田十三顷。"从五品太医院使和从五品太医官的俸禄是："钱粟三十贯石，曲米麦六称石，春秋罗绫各五匹，绢各二十匹，绵八十两。外官，钱粟二十五贯石，曲米麦各四称石，绢各十匹，绵四十两，公田七顷。谋克，钱粟二十贯石，余皆无。"正六品太医官的俸禄是："钱粟二十五贯石，麦五石，绢各十七匹，绵七十两。外官与从六品，皆钱粟二十贯石，曲米麦三称石，绢各八匹，绵三十两，公田六顷。"从六品官太医院副使和从六品太医官的俸禄是："钱粟二十二贯石，麦五石，春秋绢各十五匹，绵六十两。"正七品太医官的俸禄是："钱粟二十二贯石，麦四石，衣绢各一十二匹，绵五十五两。"从七品太医官的俸禄是："钱粟一十七贯石，麦四石，衣绢各一十匹，绵五十两。"正八品医令的俸禄是："钱粟一十五贯石，麦三石，衣绢各八匹，绵四十五两。"从八品官太医院判官和从八品太医官的俸禄是："钱粟一十三贯石，麦三石，衣绢各七匹，绵四十两。"正九品医丞的俸禄是："钱粟一十二贯石，麦二石，衣绢各六匹，绵三十五两。"从九品太医院管勾和从九品太医官的俸禄是："钱粟一十贯石，麦二石，衣绢各五匹，绵三十两。"[8]

三、金代宫廷太医

金代宫廷设立太医院，招聘太医，太医负责帝王皇族的医疗保健。金代女真政权对宫廷太医的要求极其严格，不同的帝王对太医的要求也不尽相同。宫廷太医需要有高超的医技，即使能治好疾病，也很少能得到奖励，多数可能会受到惩罚，没有任何保障。尤其是在金代废帝海陵王时期，宫廷太医时常会遭到殴打或杀戮。金代的废帝海陵王是个暴力帝王，执政期间经常乱杀无辜，包括宫廷官员和宫廷太医。《金史》中记载："废帝海陵庶人亮，字元功，本讳迪古乃，辽王宗干第二子也。母大氏。天辅六年壬寅岁生。为人僄急，多猜忌，残忍任数。初，熙宗以太祖嫡孙嗣位，亮意以为宗干太祖长子，而己亦太祖孙，遂怀觊觎。在中京，专务立威，以厌伏小人……海陵智足以拒谏，言足以饰非。欲为君则弑其君，欲伐国则弑其母，欲夺人之妻则使之杀其夫。三纲绝矣，何暇他论。至于屠灭宗族，剪刈忠良，妇姑姊妹尽入嫔御。方以三十二总管之兵图一天下，卒之戾气感召，身由恶终，使天下后世称无道主以海陵为首。可不戒哉！可不戒哉！"金代废帝海陵王执政期间，宫廷太医多人被杖罚免官或遭杀戮。其中，曾任金宫廷太医院副使谢友正和其乳母被杀。《金史》中记载："丙寅，子矧思阿不死，杀太医副使谢友正及其乳母等。"金代宫廷太医院使祁宰被杀。祁宰，字彦辅，是宋朝的医术补官，战乱期间被金兵掳到金国定居，后到太医院作中奉大夫及太医院使。正隆五年（公元1160年），祁宰因向海陵王直谏，劝阻伐宋，被海陵王杀害。《金史》中记载："祁宰，字彦辅，江淮人。宋季以医术补官。王师破汴得之，后隶太医。累迁中奉大夫、太医使。数被赏赉，常感激欲自效。海陵将伐宋，宰欲谏，不得见。会元妃有疾，召宰诊视。既入见，即上疏谏，其略言：'国朝之初，祖宗以有道伐无道，曾不十年，荡辽戡宋。当此之时，上有武元、文烈英武之君，下有宗翰、宗雄谋勇之臣，然犹不能混一区宇，举江淮、巴蜀之地，以遗宋人。况今谋臣猛将，异于曩时。且宋人无罪，师出无名。加以大起徭役，营中都，建南京，缮治甲兵，调发军旅，赋役繁重，民人怨嗟，此人事之不修也。间者昼星见于牛斗，荧惑伏于翼轸。巳岁自刑，害气在扬州，太白未出，进兵者败，此天时不顺也。舟师水涸，舳舻不继，而江湖岛渚之间，骑士驰射，不可驱逐，此地利不便也。'言甚激切。海陵怒，命戮于市，籍其家产，天下哀之。綦戬，宰婿也，海陵疑奏疏戬为之。辞曰：'实不知也。'海陵犹杖戬。召禁中诸司局官至咸德门，谕以杀宰事。"[9]此后，金世宗期间曾为祁宰做过平反，但已成历史。在海陵王执政期间，宫廷太医也有幸运之人，如：金海陵王儿子的太医官，太医院从六品太医保全郎李中被海陵王提升为宣武将军、太子左卫副率；太医院保和大夫薛遵义被海陵王提升宣武将军、太子右卫副率。金代宣宗执政期间，遭到杖罚免官而幸免没死的人也有。兴定五年（公元 1221 年）十月，当时的宫廷太医院太医侯济与张子英二人为宣宗的孙子治病，因用药不当，皇孙死亡。当时宣宗顾忌因是没有治好自己的孙子的病就杀人而不忍，只是给了杖七十并开除太医的处罚。《金史》中记载："冬十月太医侯济、张子英治皇孙疾，用药瞑眩，皇孙不能任，遂不疗，罪当死。上曰：'癸丑，进汝砺官荣禄大夫。命仆散毅夫行尚书省于京东，督诸军刍粮。乙卯，济等所犯诚宜死，然在诸叔及弟兄之子，便应准法行之，以朕孙故杀人，所不忍也。命杖七十，除名。'"[10]可见，金代宫廷中的太医既要懂医术，精通医学理论和技术，还要有在宫廷生存的技能。

四、金代医学教育

金代建立的科举制度比宋代、辽代有了较大的改进，所设科目也做了调整，管理更加严格。《金史》中记载："金设科皆因辽、宋制，有辞赋、经义、策试、律科、经童之制海陵天德三年，罢策试科。世宗大定十一年，创设女真进士科，初但试策，后增试论，所谓策论进士也。""金承辽后，凡事欲轶辽世，故进士科目兼采唐、宋之法而增损之。其及第出身，视前代特重，而法亦密焉。""始设女真国子学，诸路设女真府学，以新进士为教授。"[11]金代十分重视医学科举和医学教育，设置了医学试科，金时期对宫廷御医实行比较严格的奖罚和定期考核制度，宫廷太医三年考试一次，医学生每月考试一次，民间优秀的医生可听其试补。"凡医学十科，大兴府学生三十人，余京府二十人，散府节镇十六人，防御州十人，每月试疑难，以所对优劣加惩劝，三年一次试诸太医，虽不系学生，亦听试补。"[11]金代还在各州、府设有医学校，培养和选拔医学生。金代的医学教育促进了医学人才的培养和金代医学的发展。

第三节　金代宫廷满族医药概况

金代是满族社会制度发生历史变革的时期，在金统治势力范围逐渐向南扩张的过程中，女真人受中原地区封建经济和文化的影响越来越大，女真人的社会制度开始向封建经济制转化。"在金王朝建立之初直至世宗即位，奴隶社会得到了阶段性的发展，其后，随着社会发展，特别是在中原地区封建经济的冲击下，开始迅速向封建经济制转化，统一的封建经济制度得到实现。"[12]金代社会经济发展和民族文化进步，推动了金代医学的快速发展。金代宫廷医学的建立和发展，推动了女真人对疾病、对健康的认识和了解，改变了女真人完全依赖萨满治病的历史，为满族医药的形成和发展奠定了基础。《金史》中记载的金代医学分科、疾病诊断和医疗案例、针灸疗法、养生保健方法、医学学术交流等内容，成为研究金代满族医药的重要依据。

一、金代宫廷医学分科

金代医学共分十科，具有关资料记载，金代仿照宋代宫廷医学分科模式而设置，宋代宫廷医学分科自北宋熙宁九年（公元1076年），太医局将宫廷医学分为十三科，宋代元丰改制后将针科和灸科合为针灸科，将口齿科和耳科合为口齿咽喉科，将伤折科和金疮科改为金镞科，调整为九科。即大方脉科、小方脉科、风科、眼科、疮肿科、口齿咽喉科、针灸科、金镞兼书禁科。从宋代宫廷医学分科的情况和《金史》的相关记载看，金代应设有大方脉科、小方脉科、杂科、风科、针灸科、疮肿兼伤折科、金疮兼书禁科、口齿咽喉科、眼科、祝由科。金代医学分科从宋代的九科增加到十科，增加的一科是祝由科，祝由治病是满族先人重要的医疗手段，是满族早期医学的重要内容。

金代医学分科，《金史》中有相应的记载。《金史》卷五十一志第三十二记载："凡医学十科……每月试疑难，以所对优劣加惩劝，三年一次试诸太医，虽不系学生，亦听试补。"《金史》卷五十五志第三十六记载："太医院……正奉上太医（一百二十月升除），副奉上太医（不算月日），长行太医（不算月日），十科额五十人。"《金史》卷三十八志第十九记载："新定夏使仪注……使至，所差者馆伴使、副各一……方脉杂科医各一，医兽一，鞍马二十四匹，后止备八匹，押马官一员。"骨伤、箭伤等各类外伤和疮疡病在金代也是常见病，《金史》中也有相应的记载。金代宫廷医学设疮肿兼伤折科、金疮科治疗这类疾病，也是必然。尤其是疮疡病的内容很广，可包括肿疡和溃疡、痈、疽、疔疮、疖肿、流注、流痰、瘰疬等，更需要设立专科和医生。针灸科是金代太医院的重要学科，艾灸也是金代常用的治疗疾病的方法，应用艾灸的案例在《金史》中有多处记载。从《金史》记载的在礼部中设员外郎管理礼乐祭祀医卜等事宜来看，金代太医院设有祝由科。有资料记载："宋代医学中与军事医学有关者，为'疮肿兼伤折''金疮兼书禁'两科。金代继承了这一制度，至元代'正骨金镞'成为独立的学科，与'疮肿'及'祝由书禁'分开，三科并立。"[6]

祝由科，指古代古医学分科中用祝祷符咒方式治病。祝由能起到心理疗法的作用。中医典籍《素问·移精变气论》对"祝由"做了详细的描述："黄帝问曰：余闻古之治病，惟其移精变气，可祝由而已。今世治病，毒药治其内，针石治其外，或愈或不愈，何也？岐伯对曰：往古人居禽兽之间，动作以避寒，阴居以避暑，内无眷暮之累，外无伸官之形，此恬淡之世，邪不能深入也。故毒药不能治其内，针石不能治其外，故可移精祝由而已。当今之世不然，忧患缘其内，苦形伤其外，又失四时之从，逆寒暑之宜。贼风数至，虚邪朝夕，内至五脏骨髓，外伤空窍肌肤，所以小病必甚，大病必死。故祝由不能已也。"历史上满族先人信奉萨满文化，擅长心理疗法，世世代代，传承至今。金代医学分科体现了满族先人治疗疾病的理念和方式在金代的延续。

二、《金史》中的医疗案例

金代宫廷医疗技术和方法主要源于女真人的生活习俗和世代积累的医药经验，以及吸纳了中医药学的理论和医疗技术。金代女真人对多种疾病的病因都有明确的认识，并能给予诊断和治疗，体现了金时期医学的发展状况。金时期战乱频繁，多发生骨伤、箭伤、疮疡痈疽及外感风寒等病症。《金史》中记载了治疗疽病、疽发脑、疽发背、中风、急风、发狂、寒疾、寒痰、风痰、喉痹、目生翳、损胎气、溲疾、疮疡、目赤而盲等诸多疾病的案例。典型案例如下：

患中风病的案例：金世宗期间，编类详定检讨删定官蔡珪患中风病症。蔡珪很有才能，曾编撰审定多部历史古籍。《金史》中记载："珪已得风疾，失音不能言，乃除潍州刺史，同辈已奏谢，珪独不能入见。"[13]

治疗风眩的案例：金六世祖思温，辽燕京留守，封天水郡王赵兴祥患风眩病症，宫廷御医用宫廷御药房制作的御药为其治疗。《金史》记载："赵兴祥，平州卢龙人。六世祖思温，辽燕京留守，封天水郡王。父瑾，辽静江军节度使……十五年，上幸安州春水，召兴祥赴万春节。上谒于良乡，赐银五百两，感风眩，赐医药。未几，卒官。"[14]

治愈急风病的案例："洪辉，本名讹论，承安二年五月生，弥月，封寿王。闰六月壬午，病急风，募能医者加宣武将军，赐钱五百万。甲申，疾愈，印《无量寿经》一万卷报谢，衍庆宫作普天大醮七日，无奏刑名，仍禁屠宰。"[15]

目生翳的案例：金章宗期间，进士王震的母亲患风疾，王震为治疗母患风疾而刲股肉杂饮食中，后因母没而悲伤过度而目生翳。"王震，宁海州文登县人，为进士学。母患风疾，刲股肉杂饮食中，疾遂愈。母没，哀泣过礼，目生翳。服除，目不疗而愈，皆以为孝感所致。"[16]"刘政，洺州人。性笃孝，母老丧明，政每以舌舐母目，逾旬母能视物。母疾，昼夜侍侧，衣不解带，刲股肉啖之者再三。"[16]"三月丁亥，幸瀛王第视疾。庚寅，以与宋和，谕尚书省。壬辰，宰臣上表谢罪。甲午，瀛王从宪薨。"[17]

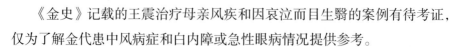

《金史》记载的王震治疗母亲风疾和因哀泣而目生翳的案例有待考证，仅为了解金代患中风病症和白内障或急性眼病情况提供参考。

患喉痹的案例:《金史》记载:"是年十二月庚寅，宣宗病喉痹，危笃，将夕，守纯趣入侍……是夕，宣宗崩。明日，哀宗即位。"[13]

患发狂病的案例:金代对患发狂病的认识明确，如《金史》对金军校官之子王予可患发狂病的症状做了详细的描述:"王予可，字南云，河东吉州人。父本军校，予可亦尝隶籍。年三十许，大病后忽发狂，久之能把笔作诗文，及说世外恍惚事。南渡后，居上蔡、遂平、郾城之间，遇文士则称'大成将军'，于佛前则称'谛摩龙什'，于道则称'骀天玄俊'，于贵游则称'威锦堂主人'。为人躯干雄伟，貌奇古，戴青葛巾，项后垂双带若牛耳，一金镂环在顶额之间，两颊以青涅之为翠靥。衣长不能掩胫。落魄嗜酒，每入城，市人争以酒食遗之。夜宿土室中，夏月或尸秽在旁，蛆虫狼藉不恤也。人与之纸，落笔数百言，或诗或文，散漫碎杂，无句读、无首尾，多六经中语及韵学家古文奇字，字画峭劲，遇宋讳亦时避之。或问以故事，其应如响，诸所引书，皆世所未见。谈说之际稍若有条贯，则又以诞幻语乱之。麻九畴、张珏与之游最狎，言其诗以百分为率，可晓者才二三耳。"[16]详细记载了发狂病人的临床表现。

患寒疾案例:金代女真人认识到环境、气候及情志过激等对疾病的发生、发展有着重要的影响，提出因"地寒而感疾"，风寒湿热会使人得"风疾""寒疾"，若"汗不出"则会导致疾病恶化甚至死亡。人的情志突变也会患病，若不能及时正确治疗会使病情变化，更不易救治。例如，《金史》对金天会八年金太宗患寒疾，因汗不出而导致死亡的案例做了记载:"诏以牙吾塔为左副元帅，屯京兆。初，斡骨栾来，行省恐泄事机，因留之。蒲阿等既解庆阳之围，志气骄满，乃遣还，谓使者曰:'我已准备军马，可战斗来。'语甚不逊，斡骨栾以此言上闻，太宗皇帝大怒，至应州，以九日拜天，即亲统大兵入陕西。八年，迁居民于河南，弃京兆东还。五月，至阌乡，得寒疾，汗不出，死。"[18]金代进士杨伯仁平日身体多病，后因地寒而病重，宫廷派人慰问并携带宫廷御药治疗。《金史》记载:"杨伯仁，字安道，伯雄之弟也。天性孝友，读书一过成诵。登皇统九年进士第，事亲不求调……从幸上京，伯仁多病，至临潢，地寒因感疾，还中都。明年，上还幸中都，遣使劳问，赐以丹剂。是岁，卒。"[13]

　　患病疽、疽发脑的案例：金疮毒发和痈疽病症是金代常见病之一。疽发背、疽发脑均属痈疽病症的范畴，因病发部位不同而命名，它们是范围更大、病情更重的痈疽病症。中医典籍对痈疽病症曾有五发之说，即疽发在脑、背、肩、髯、鬓。发病原因主要是由外感风热湿毒或阴虚内热生火，机体气血凝滞，营卫不和，致使毒火积聚肌肤而发。临床辨证有虚证和实证之分。实证的主要表现是病发初起病变局部突起位有如粟米状疮头数个不等，红肿疼痛剧烈，甚则伴有全身寒热、口渴烦躁。虚证的主要表现是疼痛不明显，成脓多较迟缓，色晦暗，疽形平塌，或病发后期病变部位溃烂，脓汁清稀。实证治疗主要以清热解毒和疏风活血为主，可内服黄连、黄芩、金银花等解毒药物并配合外敷药物。虚证治疗主要以补气温阳、调和气血、清毒生肌为主，可内服黄芪、人参、贝母、竹叶等药物并配合外敷药物。《金史》中记载了金哀宗时，右丞相枢密使兼左副元帅完颜赛因患病疽不能正常工作而辞职还乡，以及移剌粘合患疽发背、师安石患疽发脑的事例。"完颜赛不，始祖弟保活里之后也。状貌魁伟，沉厚有大略……赛不先病疽，久不视事，重为贼党所制，束手听命而已。"[19]"移剌瑗本名粘合，字廷玉。世袭契丹猛安，累功邓州便宜总帅。既至襄阳，使更姓名，称归正人刘介，具将校礼谒制置使。瑗大悔恨，明年三月，疽发背死。""师安石，字子安，清州人，本姓尹氏，避国讳更焉……安石骤蒙任用，遽遭摧折，疽发脑而死，上甚悼惜之。"[20]

　　患嗽疾的案例：金章宗八年十一月，章宗患咳疾，《金史》记载："八年十一月，自武定军入朝。是时，章宗已感嗽疾，卫王且辞行，而章宗意留之。"

　　治疗妇科疾病的案例：金代在妇科疾病的诊断和治疗方面也有很好的发展。例如，金泰和八年（公元 1208 年），章宗内人范氏怀孕，金太医院副使仪师颜为范氏调治，范氏被诊断为"胎气有损"。虽然经过用药调治，范氏的脉息和缓，身体健康也无大碍，但"胎形已失"，已经不能进行保胎治疗，最终未能正常生子。《金史》记载："……壬辰，章宗内人范氏损其遣腹，以诏内外。初，章宗遗诏：'内人有娠者两人，生男则立为储贰。'至是平章政事仆散端等奏：'承御贾氏当以十一月免乳，今则已出三月。范氏产期合在正月，医称胎气有损，用药调治，脉息虽和，胎形已失。范氏愿削发为尼。'"[21]

《金史》中记载的早期满族医药和金代医学案例，内容丰富，涉及范围很广，虽然缺少详细的治疗过程和治疗方法及使用药物，但仍是研究金代医学的重要史料，有待于进一步整理研究。

三、金代针灸疗法

满族重视用针灸疗法治疗疾病，金代是针灸理论和疗法快速发展的时期。金代宫廷设针灸科，宫廷太医用针灸治疗疾病。金代女真贵族们接受针灸疗法，满族原始的针灸治疗疾病的方法也从民间被带入到宫廷。艾灸疗法在女真人中得到普遍使用。金代宫廷太医在使用原有的针灸技法的基础上吸纳中医针灸理论和针灸技法，促进了金代针灸的发展。金代提出了针灸新理论、新技法，对针灸学的发展产生重要影响，金代还诞生了诸多针灸名医，他们编著了多部针灸名著流传于世。例如，"《铜人腧穴针灸图经》全书共三卷，公元1026年成书，1027年更名。原刊本及石刻碑早佚，现存系经明人重刊的三卷本和南宋（金·大定）大定二十六年（公元1186年）经金人闭邪昂叟重制补注改编为五卷本。"[22]金代北方人何若愚，是针灸子午流注纳甲法的创始人，对子午流注有独到的见解，子午流注针法依照《黄帝内经》《难经》对人体经脉气血循行流注的周期性规律理论和五输穴的含义、作用，提出了子午流注针灸理论和方法，列举了不同人、不同情况所需要实施的不同针刺方法。当时的《子午流注针经》对后世针灸医学产生了重要影响。《子午流注针经》指出："救疾之功，调虚实之要，九针最妙，各有所宜……知本时之气开，说经络之流注。本论云：流者行也，注者往也。流谓气血之流行也，一呼脉行三寸，一吸脉行三寸，呼吸定息，脉行六寸，如流水走蚁，涓涓不息，不可暂止……又云：流而为荣卫，彰而为颜色，发而为音声。"提出了十二经十五络二十七气周流全身的理论。《子午流注针经》中说："诸经十二作数，络脉十五为周；手足各有三阴三阳之脉，合为十二经脉。每一经各一络脉，余有阳跷之络，阴跷之络，脾之大络，合为十五络脉。周者，谓十二经十五络二十七气，周流于身者也。"[23]何若愚秉承中医典籍《黄帝内经》《难经》的医学理论编撰的《子午流注针经》一书，对后世针灸学的发展做出了重要的贡献。何若愚"今详定疗病之宜，神针法式，广搜难素之秘文密辞，深考诸家之肘函妙臆，故称泸江流注之指微，以为后学之规则"的愿望得以实现。[23]历史针灸名医阎明广在《子午流注针经》一书序中也给予了高度评价："窃以久习医业，好读难素，辞理精微，妙门隐奥，古今所难而不易也。是以针刺之理，尤为难解，博而寡要，劳而少功，穷而通之，积有万端之广。"[23]

金代名医李庆嗣是金代文人，因未能考取进士而学医。李庆嗣医术高超，医德高尚，擅长针灸并著有《针经》等著作，为后世所尊崇。《金史》对此做了记载："李庆嗣，洺人。少举进士不第，弃而学医，读《素问》诸书，洞晓其义。天德间，岁大疫，广平尤甚，贫者往往阖门卧病。广嗣携药与米分遗之，全活者众。庆嗣年八十余，无疾而终。所著《伤寒纂类》四卷、《改证活人书》三卷、《伤寒论》三卷、《针经》一卷，传于世。"[24]金代针灸学的发展是我国针灸发展史中的重要时期。

四、金代避暑保健

避暑是金代帝王、宫廷贵族及大臣的养生保健方法之一。《金史》记载："九年五月，世宗命避暑于草泺，隋王惟功从行，其应从行者皆给道路费。帝奏曰：'远去阙廷，独就凉地，非臣子所安，愿罢行。'世宗曰：'汝体羸弱，山后高凉，故命汝往。'丁丑，百官奉辞于都城之北，再拜，帝答拜。"[25]金代帝王贵族和民间百姓避暑的养生保健习俗一直延续至今，成为满族传统养生保健方法之一。有资料记载，清代帝王皇族及大臣选择夏日避暑养生保健已成为惯例，为响应更好的避暑环境，政府还建有避暑山庄作为避暑胜地，避暑保健方法被普遍应用。

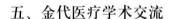

五、金代医疗学术交流

金代女真人与邻国互有往来，进行文化和医药学术交流。女真人建立金国之前就与高丽国的医生有来往，其中就有一位高丽医生居住在女真人完颜部行医。金穆宗时期，因穆宗亲戚患病曾召来高丽医生进行诊治，并将其治愈。《金史》中记载："初，有医者善治疾，本高丽人，不知其始自何而来，亦不著其姓名，居女真之完颜部。穆宗时戚属有疾，此医者诊视之，穆宗谓医者曰：'汝能使此人病愈，则吾遣人送汝归汝乡国。'医者曰：'诺。'其人疾果愈，穆宗乃以初约归之。"[26]

金世宗时期，大定八年（公元1168年）正月，西夏国大臣任得敬患病，派使臣请求金朝派良医为西夏国大臣治病。金世宗下诏命令宫廷太医院保全郎王师道佩银牌前往。并命其若病势严重不能治则勿治，能治则一月归回。王师道治好了任得敬的病后返回金朝。《金史》记载："因贺大定八年正旦，遣奏告使殿前太尉芭里昌祖等以仁孝章乞良医为得敬治疾，诏保全郎王师道佩银牌往焉。诏师道曰：'如病势不可疗，则勿治。如可治，期一月归。'得敬疾有瘳，遣谢恩使任得聪来，得敬亦附表进礼物，上曰：'得敬自有定分，附表礼物皆不可受。'并却之。"[27]

承安五年（公元1200年），西夏国太后患风疾病症，金世宗命太医判官时德元，王利贞携带金宫廷御药前去为其治疗。金章宗时期，女真人太医官粘割忠，时任尚药局副使。承安元年（公元1196年），被赐封为"夏国使"，更加深了两国医药的交流。《金史》记载："五月庚辰朔，观稼于近郊，因阅区田。乙酉，以久旱，徙市。庚寅，诏复市如常。壬辰，以尚药局副使粘割忠为横赐夏国使。"[28]

第四节　金代药事管理

金代在发展医学的同时还重视药事管理，药材贸易在社会经济发展中具有重要的作用。《金史》对药材的名称、种类、产地、经济贸易都有详

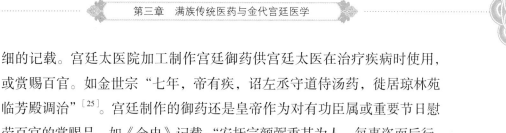

细的记载。宫廷太医院加工制作宫廷御药供宫廷太医在治疗疾病时使用，或赏赐百官。如金世宗“七年，帝有疾，诏左丞守道侍汤药，徙居琼林苑临芳殿调治”[25]。宫廷制作的御药还是皇帝作为对有功臣属或重要节日慰劳百官的赏赐品。如《金史》记载：“安抚完颜弼重其为人，每事咨而后行。未几，有疾，诏赐御药。”[29]“伯仁多病……遣使劳问，赐以丹剂。”[30]“纥石烈良弼，本名娄室，回怕川人也……良弼奏曰：臣遭遇圣明，滥膺大任，夙夜忧惧，以至成疾。比蒙圣恩，数遣使存问，赐以医药，臣之苟活至今，皆陛下之赐也。臣岂敢望到乡里，便可愈疾。”[31]金世宗时期，“壬戌，命岁以钱五千贯造随朝百官节酒及冰、烛、药、炭，视品秩给之”[32]。由此可见，金代宫廷御药的制作技术已达到了很高的水平。

女真人长期居住的长白山地区和黑龙江流域药材资源丰富，药材贸易繁荣。《金史》也对金朝属地所产药材有明确的认识和了解，并做了相应的记载。例如：“开封府……有药市四，榷场。产蜜蜡、香茶、心红、朱红、地龙、黄柏。”[33]“朔州……产铁、荆三棱、枸杞。”“大定府……产纮鼠、螺杯、茱萸梳、玳瑁鞍、酥乳饼、五味子。”“大同府……产白驼、安息香、松明、松脂、黄连、百药煎、芥子煎、盐、捞盐、石绿、绿矾、铁、甘草、枸杞、碾玉砂、地蕈。”“南京……产金银铜铁。药产滑石、半夏、苍术、代赭石、白龙骨、薄荷、五味子、白牵牛。”[34]“太原府……药产松脂、白胶香、五灵智、大黄、白玉石。”“临洮路……产甘草、庵珣子、大黄。”“宣宁……产碾玉砂。”[33]《金史》还记载了当时在松花江、黑龙江采集珍珠的事例：“七月乙卯朔，罢东北路采珠。壬申，观稼于近郊。”

金时期女真人对药物的医疗作用和经济价值都很重视，除了宫廷用药外，药材也是当时经济贸易的重要商品。各地的贸易市场中，交易的药物品种很多，有女真人属地所产，有外地和国外所产的药材。金时期榷场药材交易一度繁荣，管理也很严格。金人认为：“榷场与敌国互市之所也。皆设场官，严厉禁，广屋宇以通二国之货，岁之所获亦大有助于经用焉。”[35]金代所制定的榷货管理品种明确，“金制，榷货之目有十，曰酒、曲、茶、醋、香、矾、丹、锡、铁，而盐为称首。初，辽、金故地滨海多产盐，上京、东北二路食肇州盐，速频路食海盐，临潢之北有大盐泺，乌古里石垒部有盐池，皆足以食境内之民，尝征其税。及得中土，盐场倍之，故设官立法加详焉。"[36] 金代还加强对榷场的修缮，增强税收管理。"章宗明昌二年七月，尚书省以泗州榷场自前关防不严，遂奏定从大定五年制，官为增修舍屋，倍设阑禁，委场官及提控所拘榷，以提刑司举察。惟东胜、净、庆州，来远军者仍旧，余皆修完之。"[35]《金史》记载了大定间、泗州场、秦州西子城场当时的贸易情况，其中就包括大量药材。"泗州场，大定间，岁获五万三千四百六十七贯，承安元年，增为十万七千八百九十三贯六百五十三文。所须杂物，泗州场岁供进新茶千胯、荔枝五百斤、圆眼五百斤、金橘六千斤、橄榄五百斤、芭蕉干三百个、苏木千斤、温柑七千个、橘子八千个、砂糖三百斤、生姜六百斤、栀子九十称，犀象丹砂之类不与焉。宋亦岁得课四万三千贯。秦州西子城场，大定间，岁获三万三千六百五十六贯，承安元年，岁获十二万二千九十九贯。承安二年。"[35]《金史》中对药物的记载，成为研究金代满族医药的重要依据。

第五节　金代医学名医及学术贡献

　　金代整理和注释了大批的中医药典籍，是满族医药形成和快速发展的时期。金代医学名人辈出，并相继形成各自的医学流派，他们的医学理论和医学思想对后世医学的发展产生了积极的影响。金元时期，"金元四大家"刘完素、张元素、张从正、李杲四大名医被后世称颂。"这一期间，涌现出的刘河间、张元素、李东垣等名医倡导的金代医学改革，上承隋唐北宋，下传元明清，在我国医学史上具有重要地位。"[2]

　　《金史》对金时期有代表性的医学名人刘完素、张从正、李庆嗣、记天锡、张元素等，都做了详细的记载。《金史》中记载："太史公叙九流，述日者、龟策、扁鹊仓公列传。刘歆校中秘书，以术数、方伎载之七略。后世史官作方伎传，盖祖其意焉。或曰素问、内经言天道消长、气运赢缩，假医术，托岐黄，以传其秘奥耳。秦人至以周易列之卜筮，斯岂易言哉！第古之为术，以吉凶导人而为善，后世术者，或以休咎导人为不善，古之为医，以活人为功，后世医者，或因以为利而误杀人。故为政于天下，虽方伎之事，亦必慎其所职掌，而务旌别其贤否焉。金世，如武祯、武亢之信而不诬，刘完素、张元素之治疗通变，学其术者皆师尊之，不可不记云。"[37]

刘完素，金代医学家，字守真，别号守真子，号河间居士，自号通玄处士，河间人，金代"寒凉派"创始人，"金元四大家"之一。刘完素潜心攻读《黄帝内经》，提出伤寒火热病机理论，认为人体患病都是因火热引起，治疗应以降心火、益肾水为主。刘完素用药多以寒凉，成为寒凉派的创始人，或称作"河间学派"。刘完素一生著有《素问玄机原病式》《黄帝素问宣明论方》《素问病机气宜保命集》《伤寒直格》《三消论》《内经运气要旨论》《治病心印》《儒门事亲》等。《金史》记载："刘完素字守真，河间人……乃撰运气要旨论、精要宣明论，虑庸医或出妄说，又著素问玄机原病式，特举二百八十八字，注二万余言。然好用凉剂，以降心火、益肾水为主。自号'通元处士'云。"[37]

张从正（子和），金代人，金代医学"攻下派"创始人，"金元四大家"之一。张从正提出人体患病都是因为邪气所致，邪气可自外而入，也可由内而生，邪气致病有上、中、下之别，治疗疾病要以祛邪为主，"邪去而元气自复"。治疗时当以"汗、吐、下"三法，上邪汗法，中邪涌吐法，下邪用泻下法治疗。张从正主张既要攻邪除病，又要扶正，可加以食补而不拘泥使用药物。张从正著有《儒门事亲》《三复指迷》《张氏经验方》《伤寒心镜》《秘录奇方》《治病撮要》等。《金史》记载："张从正，字子和，睢州考城人。精于医，贯穿难、素之学，其法宗刘守真，用药多寒凉，然起疾救死多取效。古医书有汗下吐法，亦有不当汗者汗之则死，不当下者下之则死，不当吐者吐之则死，各有经络脉理，世传黄帝、岐伯所为书也。从正用之最精，号'张子和汗下吐法'。妄庸浅术习其方剂，不知察脉原病，往往杀人，此庸医所以失其传之过也。其所著有'六门、二法'之目，存于世云。"[37]

张元素，金代易水人，字洁古，金时期医学"易水学派"创始人。张元素提出药物气味、阴阳、厚薄、升降、浮沉之理和药物归经学说，主张脏腑辨证指导及养胃护元治疗思想，在治疗疾病中很少使用寒凉药。张元素的养胃护元学术思想是其弟子李杲"脾胃论"和"内伤论"理论学说产生的基础。张元素的学术著作主要有《医学启源》《珍珠囊》《洁古家珍》等。有史料记载，金代名医"寒凉派"创始人刘完素患伤寒病，自治不效，张元素前往为其诊治，张元素为其用药一剂后患病痊愈。由此看出，金代学术流派各有所长。《金史》对此有详细的记载："张元素，字洁古，易州人。八岁试童子举。二十七试经义进士，犯庙讳下第……河间刘完素病伤寒八日，头痛脉紧，呕逆不食，不知所为。元素往候，完素面壁不顾，元素曰：'何见待之卑如此哉。'既为诊脉，谓之曰脉病云云，曰：'然。''初服某药，用某味乎？'曰：'然。'元素曰：'子误矣。某味性寒，下降走太阴，阳亡汗不能出。今脉如此，当服某药则效矣。'完素大服，如其言遂愈，元素自此显名。平素治病不用古方，其说曰：'运气不齐，古今异轨，古方新病不相能也。'自为家法云。"[37]

李庆嗣，金代名医，洺人，医术高超，著有《伤寒纂类》《改证活人书》《针经》《医学启元》等。《金史》记载："李庆嗣，洺人。少举进士不第，弃而学医，读素问诸书，洞晓其义。天德间，岁大疫，广平尤甚，贫者往往阖门卧病。庆嗣携药与米分遗之，全活者众。庆嗣年八十余，无疾而终。所著《伤寒纂类》四卷、《改证活人书》三卷、《伤寒论》三卷、《针经》一卷，传于世。"[37]

纪天锡，字齐卿，泰安人，金代名医。《金史》记载："纪天锡字齐卿，泰安人。早弃进士业，学医，精于其技，遂以医名世。集注难经五卷，大定十五年上其书，授医学博士。"[37]

"麻九畴字知几，易州人。三岁识字。七岁能草书，作大字有及数尺者，一时目为神童……九畴初因经义学易，后喜邵尧夫皇极书，因学算数，又喜卜筮、射覆之术。晚更喜医，与名医张子和游，尽传其学，且为润色其所著书。"[38]

李杲，字明之，有称东垣老人，金代名医，"金元四大家"之一，"脾

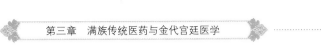

胃论"和"内伤论"理论学说的创始人。李杲提出，治病应知标本，必先治其本，后治其标。认为病"伤内为不足，不足者补之"，故提出固护元气和温养脾胃学说，指出"人以水谷为本"，人的"元气不足"，皆由脾胃虚弱所生，脾胃虚弱可使人体阳气不得生发，阳气不足，阴气则有余，就会生百病，故治疗必须重在脾胃，增强脾胃的生养作用。相传，李杲从医源于少时母亲患重病，求助众多医生诊治不愈而故，因此发誓学医并拜师名医张元素。李杲学成之后回乡，虽也为人诊治疾病，但并没有做专职医生。中年以后，李杲在金代临原县求得税务官一职，此期间李杲曾为患流行疫的病人治疗，并屡见功效。此后，李杲为躲避战乱，弃官并移居北方从医，成为金代名医。李杲64岁回到家乡真定并开始著书，李杲的医学著作有《内外伤辨惑论》《脾胃论》《兰室秘藏》《用药法象》等。

金代名医众多，不一一列举。

参考文献

［1］孙静.满族民族共同体形成历程［M］.沈阳：辽宁民族出版社，2008.

［2］崔箭，唐丽.中国少数民族传统医学概论［M］.北京：中央民族大学出版社，2007.

［3］脱脱.金史［M］.北京：中华书局，1975：卷五十二志第三十三.

［4］脱脱.金史［M］.北京：中华书局，1975：卷五十六志第三十七百官二.

［5］脱脱.金史［M］.北京：中华书局，1975：卷五十五志第三十六百官一.

［6］傅维康.中国医学通史［M］.北京：人民卫生出版社，2000.

［7］脱脱.金史［M］.北京：中华书局，1975：卷五十七志第三十八百官三.

［8］脱脱.金史［M］.北京：中华书局，1975：卷五十八志第三十九百官四.

［9］脱脱.金史［M］.北京：中华书局，1975：卷五本纪第五.

［10］脱脱.金史［M］.北京：中华书局，1975：卷十六本纪第十六.

［11］脱脱.金史［M］.北京：中华书局，1975：卷五十一志第三十二.

［12］崔勿娇，刘彦臣.满族医药文化概述［M］.长春：吉林人民出版社，2006.

［13］脱脱.金史［M］.北京：中华书局，1975：卷一百二十五列传第六十三.

［14］脱脱.金史［M］.北京：中华书局，1975：卷九十一列传第二十九.

［15］脱脱 . 金史［M］. 北京：中华书局，1975：卷九十三列传第三十一 .

［16］脱脱 . 金史［M］. 北京：中华书局，1975：卷一百二十七列传第六十五 .

［17］脱脱 . 金史［M］. 北京：中华书局，1975：卷十二本纪第十二 .

［18］脱脱 . 金史［M］. 北京：中华书局，1975：卷一百十一列传第四十九 .

［19］脱脱 . 金史［M］. 北京：中华书局，1975：卷一百十三列传第五十一 .

［20］脱脱 . 金史［M］. 北京：中华书局，1975：卷一百十八列传第五十六 .

［21］脱脱 . 金史［M］. 北京：中华书局，1975：卷十三本纪第十三 .

［22］刘培 . 养生文化简史［M］. 南昌：百花洲文艺出版社，2009.

［23］何若愚，阎明广 . 李鼎，李磊校注 . 子午流注针经［M］. 上海：上海中医学院出版社，1986.

［24］脱脱 . 金史［M］. 北京：中华书局，1975：卷五十八志第三十九 .

［25］脱脱 . 金史［M］. 北京：中华书局，1975：卷十九本纪第十九 .

［26］脱脱 . 金史［M］. 北京：中华书局，1975：卷一百三十五列传第七十三 .

［27］脱脱 . 金史［M］. 北京：中华书局，1975：卷一百三十四列传第七十二 .

［28］脱脱 . 金史［M］. 北京：中华书局，1975：卷十本纪第十 .

［29］脱脱 . 金史［M］. 北京：中华书局，1975：卷一百二十八列传第六十 .

［30］脱脱 . 金史［M］. 北京：中华书局，1975：卷一百二十五列传第六十三 .

［31］脱脱 . 金史［M］. 北京：中华书局，1975：卷八十八列传第二十六 .

［32］脱脱 . 金史［M］. 北京：中华书局，1975：卷七本纪第七 .

［33］脱脱 . 金史［M］. 北京：中华书局，1975：卷二十五志第六 .

［34］脱脱 . 金史［M］. 北京：中华书局，1975：卷二十四志第五 .

［35］脱脱 . 金史［M］. 北京：中华书局，1975：卷五十志第三十一 .

［36］脱脱 . 金史［M］. 北京：中华书局，1975：卷四十九志第三十 .

［37］脱脱 . 金史［M］. 北京：中华书局，1975：卷一百三十一列传第六十九 .

［38］脱脱 . 金史［M］. 北京：中华书局，1975：卷一百二十六列传第六十四 .

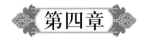

第四章

满族传统医药与清代宫廷医学

第一节 概　述

　　满族传统医药源于满族传统文化和习俗。满族是居住在我国黑龙江流域和长白山地区的少数民族，满族（女真）、蒙古族、汉族、朝鲜族等北方民族以渔猎、游牧、农耕为生。满族先人遵从祖训，崇尚自然，在我国北方寒冷、恶劣的自然环境中生存繁衍。满族在长期的生产生活中，为了生存不断地与自然界和疾病作抗争，逐渐地适应自然，形成了顺应自然和生存环境的文化和习俗。千百年来满族遵循本民族文化习俗，积累了防治疾病的医药知识和经验，并代代相传。满族3000多年的历史文化孕育了满族传统医药。满族先人信奉萨满文化，萨满文化在满族生活中产生重要的影响。萨满是萨满文化交流传承的使者，满族早期防治疾病主要依靠满族萨满，萨满将满族先人积累的医药知识和防治疾病的经验加以总结，为满族医治疾病，并在实践中验证和传承。满族萨满在治病过程中，通过萨满文化仪式，迎合病人的心理进行心理暗示，使用当地的药材，采取病人易于接受的具有满族萨满医药特色的治疗方法。早期的满族医药与萨满医药密不可分。随着满族的历史发展和社会进步，文明程度不断提高，萨满治病逐渐弱化，满族先人总结防治疾病的经验，积累传统医学知识，不断充实和完善，满族传统医药逐渐形成，并得到了发展。满族在传统药物的采集、应用、防治北方常见病、预防传染病、传统的养生保健方法、膳食疗法及丰富多彩的外治法等诸多方面，都具有鲜明的民族特点。满族先人掌握了生长在长白山区人参的功能和用法，在生产生活中经常用于防治疾病的动植物药材300多种，并能在防治疾病中熟练应用。满族先人积累了许多利用当地自然资源和条件的治疗疾病的方法，如温泉洗浴疗法、冰雪疗法、热熨疗法、避瘟疫法等传统治疗技术，这些治疗疾病的医药和技术世世代代传承，逐渐成为满族传统医药的一部分。满族传统医药与满族文化和习俗密切相关，随着历史的发展，多民族文化融合，吸纳其他民族的先进医学理论和经验，给满族文化注入了生机和活力，使满族传统医药更具有满族民族文化的特色。在满族几千年的历史上，满族本民族传统文化始终在满族历史中延续，满族医药维护了满族健康彪悍的体魄，使满族得以生存和繁衍。清代，满族传统医药随着满族进入宫廷，满族防病治病病由医生替代了萨满行医，满族医药与萨满文化分离，满族医学得到了快速发展，清代宫廷医学形成。清政权的建立和巩固，社会经济的发展，社会文明程度的提高，中原医药文化的融入，促进了满族传统医药由萌芽到逐渐形成，并在实践中逐步完善和发展，成为清代宫廷医学的组成部分。

第二节　清代医学发展概况

清代是祖国医学发展的高峰时期。据史料记载，清朝政府大力发展医学事业，满族帝王提倡"考据学"，组织医学家和知识分子做了大量的校订和搜集整理医学书籍工作。清代编纂出版了大量有价值的医学类书籍，具有代表性的书籍主要有：康熙年间（公元1723～1734年），陈梦雷等编纂的《古今图书集成》一万卷，共有中医药书籍520卷；设立"四库全书馆"，纪晓岚任总编纂官，编纂《四库全书》，共有书籍3503种79337卷，其中有医药书籍191部2529卷；乾隆年间（公元1739～1742年），命太医院院判吴谦等纂修《医宗金鉴》，共90卷，《医宗金鉴》是中国医学史上重要的一部临床医药学著作，是当时指导临床实践和临床医生的必读书籍；清嘉庆十年（公元1805年），还出版了由程鹏程纂著的第一部中医药外治法专著《急救广生集》(又名《得生堂外治秘方》),引录书目近 400 种,载外治方 1500 多首,汇总了此前千余年的外治经验和方法;清同治四年(公元 1865 年),出版了吴师机的外治专著《理瀹骈文》(初名《外治医说》),系统总结了外治法的理论和经验,扩大了外治法的应用范围,有力推动普及了外治方法在医学界的应用,为祖国医学外科学的发展做出了贡献。清代还积极发展金元时期形成的医学理论,清代是医学学术中经方与时方之争、伤寒与温病之争、温补与反温补之争、地域流派之争等多种学术流派争鸣、共存的昌盛时期。清代帝王为了维护满族民族健康,巩固政权和减灾防病,重视医药学术发展。清代宫廷注重疗效,包容百家医学学术共存,应用满族、汉族、蒙古族等多民族医疗方法,满族传统医药在清代宫廷中应用,并得到了创新和发展。

第三节　清代宫廷医学简述

宫廷医学是研究宫廷内医事制度、医师及医疗情况的医学。[1]公元 1644 年,满族建立清朝政权并入关定都北京,清代宫廷是满族帝王的住所、皇帝治理国家和发布政令的地方。据清代史料记载,清代政权在宫廷建立了太医院、御药房、生药库等宫廷医疗机构,制定了宫廷太医院管理制度,建立了医学管理及教育制度。清代帝王重视医学,公元 1739 年,乾隆皇帝命太医院编著《医宗金鉴》等系列医学专著,《医宗金鉴》成为宫廷太医院御医及医学界具有权威性的教科书,促进了清代宫廷医学的发展,成为清代宫廷医学发展的辉煌时期。这个时期是清代宫廷医事管理最完善、医疗教育制度最规范、医学教育进步发展最快、御医名医辈出、医学成果显著的历史时期。清代后期白嘉庆元年(公元 1796 年),清政府逐渐衰败,国库空虚,太医院减少学科,废除生药库等,高水平的御医匮乏,甚至不能满足帝王及皇族医疗保健需求,宫廷医学没有新的发展。至 1911 年辛亥革命爆发,清王朝崩溃。

清代近 300 年的历史,记录了清代宫廷医学经历的由形成到发展、由兴盛到衰败的历史过程。清代宫廷医学中宫廷内医事制度、御医、医案、帝后医疗用药、养生及保健方法等内容丰富多彩，详实有据。我国清代以前的宫廷医案已散佚。清宫医案是我国现存唯一完整的宫廷医事活动史料。清代是我国宫廷医疗经验案例记载和保存最完整的历史时期。清代宫廷医案记载了满族政权定都北京后，历代皇帝和皇族的疾病防治及养生保健等全部过程。清宫医案中，有大量宫廷御医应用满族传统医药治疗疾病的真实案例，涉及内、外、妇、儿多种疾病，无论是预防保健，还是疾病诊治及危急重症抢救等都有记载，具有鲜明的满族传统医药的特色，是祖国传统医学宝库中的瑰宝。

清代宫廷医学的显著特点是秉承中医理论，应用岐黄医术，沿用满族传统医学，吸纳蒙古族等其他民族医学和西方医学，中医药与各民族医药相结合，多学科相互融合，共同组成清代宫廷医学。清代宫廷医学中规范的医事管理、太医院的作用、医学学科设置、医学教育和学术发展，这些清代宫廷医学辉煌的成果，成为祖国传统医学的重要组成部分。

一、清代延续和发展金代宫廷医事管理制度

金代女真时期开始，满族在宫廷设立太医院[2]，在我国历代宫廷中最早开始规范管理宫廷医事活动。金代开创的宫廷太医院及太医院管理制度被元、明、清几个朝代沿用，为我国宫廷医学发展做出了贡献。

清代宫廷医事管理比金代宫廷医事管理有了很大的进步，管理制度更加严格和详细，管理部门分工更加明确，御医队伍更庞大，对宫廷御医的考核更加严格和规范，对医学教育更加重视，投入了大量的人力物力整理医学典籍和编撰医学专著。清代完整的宫廷医案为后世留下了宝贵的宫廷医学遗产。

清代，随着满族民族共同体的形成，宫廷太医院的设置和医事管理制度的建立，有计划地开展医学教育和发展宫廷医学，促进了满族民间传统医药在满族宫廷中的应用，满族吸纳其他民族先进的医学知识和治疗经验，满族传统医药得到了快速发展。清代满族皇帝重视宫廷医事管理，支持和发展宫廷医学，亲自御旨和参与宫廷医事管理和御医的诊治疾病活

动，极大地促进了清代宫廷医学的快速发展。

二、清代宫廷太医院的职能与医官设置

清代太医院的职能和官阶与金代宫廷太医院的职能和官阶类似。清代太医院是宫廷医事管理、医学教育的最高领导机构。太医院设有管院大臣，负责管理太医院行政事务。设有教习厅培训学员，负责管理医学教育。太医院官阶最高的为院使，院使为正五品，院判为正六品，御医为正八品，吏目从九品。太医院人员设置在《清朝通志》卷二十八中记载："自顺治元年初设御医十人，吏目三十人，豫授吏目十人，医士二十人。十八年，省吏目二十人，并省豫授吏目员额。康熙九年，复设吏目，豫授吏目各十人。雍正元年，复增置吏目十人，改授吏目为吏目。七年，增置御医五人。八年，吏目改为八品、九品者各十五人，增设食粮医员三十人。凡医员间有蒙特旨加衔者，不得过正三品。"[3] 清代宫廷太医院的院使和院判自清初设置开始始终没有改变。太医院医官的官阶，自顺治至光绪，皆以院使为正五品，院判为正六品，御医为正八品，吏目从九品。清宣统元年，清政府为所有官员提阶一级，清宫廷太医院官员的官阶随之提升。太医院院使为四品，院判改为五品，御医改为六品，八品吏目改为七品，九品吏目改为八品，医士改为九品实缺官。宫廷太医院医官的官阶逐渐提高。清代宫廷太医院官员俸禄，随官阶等级配发。《太医院志》记载："国初定在京文武官俸按品级交给，其俸银满汉一律颁发俸米。满、蒙、汉军官每俸银一两支米一斛……五品八十两，六品六十两，七品四十五两，八品四十两，正九品三十三两一钱一分四厘，从九品三十一两五钱二分，恩亦俸如之。"[4] 对那些没有品级的宫廷医官也有一定的俸银和米粮俸禄。清代宫廷太医院人员设置远远多于金代的太医人数。金、清两代宫廷太医院医官的俸禄有所不同，金代宫廷太医院提点的官阶和俸禄是："正五品：钱粟三十五贯石，曲米麦各八称石，春秋衣罗绫各五匹，绢各二十五匹，绵一百两。"清朝宫廷太医院院使的官阶和俸禄是"五品八十两""俸银一两支米一斛"。金、清两个朝代太医院医官的相同品级相比，清代的俸禄较高。

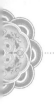

三、清代宫廷医学分科

清代太医院的分科受满族历史和文化的影响，宫廷太医院分科先后进行了三次修订。清初宫廷太医院分十一科，有大方脉科、小方脉科、伤寒科、妇人科、疮疡科、针灸科、眼科、口齿科、咽喉科、正骨科和痘疹科。清中期将口齿科、咽喉科合并为咽喉口齿科，将痘疹科并入小方脉科。宫廷太医院分九科，有大方脉科、小方脉科、伤寒科、妇人科、疮疡科、针灸科、眼科、咽喉口齿科、正骨科。清中晚期又将正骨科划归上驷院的蒙古医生长兼管，取消了针灸科，合并了伤寒科、妇人科。宫廷太医院修订为五科，有大方脉科、小方脉科、外科、眼科、口齿科。取消针灸科的原因是宫廷帝王、贵族不能接受针灸治疗的方式和旧俗。据任锡庚撰《太医院志》记载："道光二年奉旨：针灸一法，由来已久。然以针刺火灸，究非奉君之所宜，太医院针灸一科，著永远停止。"[4]此后针灸治疗退出了清代宫廷，但针灸疗法仍在民间延续。

清代宫廷太医院还设置了御药房和生药库，御药房又称"内药房"，御药房是宫廷祭祀三皇及储药宿医的场所。御药房除乾清宫外，还有东药房和御药库及西药房。除此之外，还有生药库一座，收贮各直省供奉到宫廷的地道药材。清代后期朝廷衰败，道光年间归内务府管理，至同治年间生药库基本废圮。

四、清代宫廷医学教育和学术发展

清代开始，政府有计划地开展医学教育和发展宫廷医学。清代的医学教育严格、规范，医学教育和学术成果显著。

清代宫廷的医学教育场所是在宫廷太医院内设置教习厅，同治五年（公元 1866 年）改名为医学馆，主要职能是培养宫廷医学人员。教习厅教师由太医院御医吏目 2 人担当，同治年间教学人员增加教师 2 人，教习 3 人，收掌 3 人。太医院教习厅的学生来源，一部分是太医院医官的子弟保送到教习厅学习，另一部分来源是经过推介，宫廷官员或太医官作保，具有"粗通医书""通晓京语"的满汉人员被选中推荐到太医院，经过太医院面试合格后取得候选入学资格。取得入学资格以后要经过3年的"肄业生"学习，经过礼部考试合格才能取得医士资格，不合格者继续肄业学习。清代太医院学员的来源是"选上三旗士卒"，每旗限额十人，培养本旗医学人才。这些学员一般在本旗已有相当的医学基础。上驷院名为"蒙古医士"，因继承蒙古骨科医学传统而得名。他们的职责是"禁廷执事人有跌损者，咸令其医治"，要求医术精通，医法亦严，每治病"限以日期报愈，逾期则惩治"。清朝宫廷医学教学和考试内容主要以中医药典籍和临床方药为主。对清代宫廷太医院教习厅及医学馆的教学内容和考试，《中国宫廷医学》指出，清朝宫廷太医院"教习厅授课的内容和方法，《太医院志》无明确的记载，但我们可从考试范围及出题出处来推测，在考试制度中载明"，"于《内经》《难经》《脉经》《本草经》及各科要紧方书内出题作论"，"教习厅改医学馆之后，出题多本《医宗金鉴》《伤寒论》《金匮要略》，间用《内经》《难经》"，"则可知在《医宗金鉴》问世之前，授课主要以《内经》《难经》《脉经》《本草经》《伤寒论》《金匮要略》及临症各科的重要方书为主"[1]。清代宫廷太医院十分重视对中医药经典著作的教学和考核。清宫太医院的医学考试制度很严格，两种考试包括对习业生和吏目以下医官的考试。太医院教习厅时期，每年分四级考试，教习厅改为医学馆后，考试分每年二季考。考试及格者为医士，不及格者需继续学习并再考。考生的考试结果要注册备案，考取的等级是医官升迁的依据。

　　在清代宫廷医学发展史上，清代宫廷医学自康熙年间开始兴盛。康熙年间开始招聘社会医药人才，包括大批的汉族中医药人才进入宫廷太医院中，开展医学教育，培养宫廷医学人员，重视发挥汉族医生的作用，整理中医药典籍。宫廷先后组织人力整理和翻译大量的汉族古籍医书，如《雷公炮制书》《寿世保元》《王叔和脉诀》《诸病论》《难经》《药性赋》《难经脉诀》《律例馆校正洗冤录》《沐浴经》《孙思邈卫生歌》《经穴部位图》《延寿格言》《妇科疗法》等。乾隆、雍正时期，宫廷医学得到了快速的发展，是历史上医学发展的鼎盛时期。清乾隆四年（公元1739年），乾隆皇帝命大学士鄂尔泰组织，命曾任太医院右院判的吴谦和曾任清太医院右院判、院使的刘裕铎为总修官，主编一部综合性医书。吴谦、刘裕铎等人共历时五年，于公元 1742 年完成，乾隆皇帝赐该书名为《医宗金鉴》。此后，《医宗金鉴》被作为清代宫廷太医院太医临床诊病和投方取药的依据。清代末年，由于朝廷的腐败，国库空虚，宫廷减少太医院学科，缩小太医院规模，直接影响了宫廷医学的持续发展。随着清代政权的灭亡，清代宫廷医事活动随之终结。

五、清代宫廷太医院的历史作用

清代宫廷太医院设立在宫廷中，是负责宫廷及全国医事、教育管理的机构。宫廷医事管理机构和管理制度直接影响宫廷医学的发展，建立健全的医事及教育管理制度是宫廷医学发展的基础。

满族先人早在金时期就在宫廷中设立太医院来管理宫廷医事，主管医学教育，培养宫廷医生，发展医药。金代所设太医院隶属于宣徽院。太医院的最高官阶是太医院提点（正五品），下设使、副使、判官，还设有各种名称的太医和医官，掌管诸医药事宜。在金、清两个朝代之间的元明两代，也在宫廷中设立了太医院。元代设立的太医院掌管一切医药事务，行政管理隶属于宣徽院。太医院提点，秩正二品。元代主管医药事物官员的官阶比其他几个朝代要高，但未见显著的历史贡献。明代对太医院的设置和职能进行了改革，设立两个太医院，一个太医院在北京，最高官吏为院使；另一个太医院在南京，最高官吏为院判，南京太医院隶属北京太医院管理。清代设立的太医院，最高官阶是院使（正五品），统管宫廷医药及医疗管理。清代宫廷医政管理借鉴元、明时期的宫廷医政管理经验和模式，强化太医院的功能和职责，负责管理宫廷诸医药事宜，管理全国医官的考核、升降、差派等，使医事、教育管理制度不断完善。宫廷太医院在维护皇族健康保健和宫廷医事、教育等诸事物的管理中发挥了重要作用。清代宫廷设立太医院管理宫廷医事的做法一直延续了几百年，成果显著，在宫廷及国家医事、教育管理上做出了贡献。

清代后期，太医院的功能被分解和削弱，将生药库交由礼部管理，御药房交由总管太监管理，造成管理上的混乱，很大程度上影响了清代宫廷医学的发展。

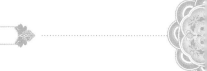

第四节　满族传统医药是清代宫廷医学的组成部分

　　满族传统医药是满族先人在我国北方寒冷、恶劣的自然环境中生存繁衍，在长期的生产生活中，为了生存不断地与自然界和疾病作抗争，逐渐地适应自然，逐步积累了防治疾病的医药知识和经验，具有满族文化习俗和我国北方民族的特点。清代满族政权建立后，满族传统医药伴随着满族帝王和皇族而进入宫廷。清代皇帝为了自己和家族的健康长寿和民族繁衍、政权稳定和国家昌盛的需要，一方面传承满族传统医药，一方面崇尚中医经典，吸纳祖国医学的精华，发展宫廷医学。清代宫廷中，沿用满族传统医学丰富的医疗手段防病治病和养生保健，为清代宫廷医学增添了色彩。满族民间传统的一方一法治病，在宫廷中发展为复方或联合用药，治疗疾病时，不仅内服药物，而且与多种外治法相结合，提高了临床疗效。清代宫廷将满族民间治病单一的药物散剂、汤剂等简单剂型发展为成药、外用药、代茶饮等多种剂型。在治疗技术上，满族丰富的外治疗法，逐渐发展为外治与内治法相结合，甚至几种外治方法结合形成综合疗法，体现了满族注重实效的理念。清代宫廷中还沿用满族传统的情志调节、噙服人参、"坐汤"养生、药膳食疗、药物调理、运动养生等保健方法，全面传承和发展了满族传统医药，丰富了清代宫廷医学。清宫医案为深入研究满族传统医药在清代宫廷中的应用及满族医药的形成和发展，提供了详实可靠的依据。满族传统医药成为清代宫廷医学的组成部分，是清代在祖国医学史上的重要贡献之一。

参考文献

［1］陈可冀，李春生.中国宫廷医学［M］.北京：中国青年出版社，2009.

［2］梁峻.中国古代医政史略［M］.呼和浩特：内蒙古人民出版社，1995.

［3］曹仁虎.清朝通志［M］.杭州：浙江古籍出版社，1988.

［4］任锡庚.太医院志［M］.石印本，1916.

［5］陈可冀.清宫医案集成［M］.北京：科学出版社，2009.

［6］脱脱.金史［M］.北京：中华书局，1975.

［7］额尔德尼.中国第一历史档案馆，中国社会科学院历史研究所译.满文老档
　　　［M］.北京：中华书局，1990.

［8］富育光.图像中国满足风俗叙录［M］.济南：山东画报出版社，2008.

［9］安双成.汉满大辞典［M］.沈阳：辽宁民族出版社，2007.

［10］陈永龄.民族词典［M］.上海：上海辞书出版社，1987.

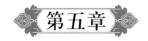

第五章

满族传统医药在清代宫廷中的应用

第一节　概　述

　　满族传统医药是在满族长期与大自然和疾病抗争的生产生活实践中产生和形成的，维护了满族先民世世代代的生息和繁衍。清代自努尔哈赤建立后金（公元1616年）至公元1911年宣统皇帝退位，共传十二帝，历经二百九十六年。我国历史博物馆现存的清代宫廷医学史料及宫廷医案，记录了清代顺治皇帝入宫后，至宣统皇帝出宫前，清代宫廷二百八十一年中十位皇帝及帝王、嫔妃、大臣、宦官甚至宫女应用满族传统医药详实的医案。清代大量的史料证明了满族医药不仅在民间流传，而且在宫廷帝王和贵族们中应用。清代宫廷近三百年的医案记录了宫廷中应用满族传统医药并吸纳汉族及多个民族医学的精华，与引进的西方医学相结合，丰富的医学临床实践，使满族医学得到了不断丰富、完善和发展，成为祖国传统医学重要的组成部分。

　　清代宫廷太医院精英荟萃，御医诊疗医案，秘不外传，清代宝贵的医学经验更是鲜为人知。新中国成立后，20世纪80年代，中国中医科学院陈可冀院士带领专家团队，对清代宫廷原始档案进行了整理，如中国第一历史档案馆珍藏的清代宫廷四万余件手抄秘录、记载当年清宫御医诊治帝王后妃等疾病的原始病历、逐日记录的历朝帝王后妃档案、"用药底簿""进药底簿"原件、"老佛爷（慈禧）用药底簿""光绪用药底簿""宣统用药底簿""总管（李莲英）用药底簿"等原件，系统研究了清代宫廷从顺治、康熙、光绪至宣统皇帝期间帝王、皇后王妃、公主阿哥、重臣宦官等脉案笺或医案笺等医药档案。陈可冀院士及专家团队历时30余年，将整理研究清代宫廷医药档案的成果，陆续出版了清代宫廷医学系列专著《清宫医案研究》《慈禧光绪医方选议》《清代宫廷医话》《清宫药引精华》《清宫代茶饮精华》《清宫外治医方精华》，并于2009年汇编成《清宫医案集成》[1]。《清宫医案集成》几百万字之巨著，通过清代历朝皇帝后妃及王公大臣之病情医事，展示了清代宫廷名医国手之辨治经验。内容涵盖了养生保健、内外妇儿、种子、美容等诸方面的宫廷秘方，体现了当年宫廷御医辨证论治的精髓、清代宫廷医学的医疗特征以及医疗水平。陈可冀院士及专家对清宫医药档案潜心研究的撰著及系列论文，为医药界及史学界等各界学者和读者揭示了清代宫廷医学之成就及独特经验，为研究开发清代宫廷医学和人类健康服务做出了贡献。

公元1616年，满族传统医药伴随满族帝王、贵族进入满族统治政权及清代宫廷，为满族传统医药的延续和发展提供了条件。清代宫廷医事史料详实地记录了清代皇帝和皇后王妃大臣等诊病医案，记载了满族传统医药在清代宫廷中延续和发展的案例，印证了满族传统医药保留了满族文化习俗和民族特色，揭示了满族传统医药的存在和重要价值。

第二节　清代帝王与宫廷中的满族传统医药

中国古代政权的核心是帝王，帝王对社会文化发展有着重要的影响，医学具有鲜活的社会文化属性，清代也不例外。满族是我国北方少数民族，在历史发展的过程中，尤其是满族入关之后，其文化与血缘关系不断地与汉族社会文化产生了密切的互动，但满族始终保持着与汉族融而未合、同而未化的界限，保留了满族民族特色。历史资料记载，清代皇帝都非常重视满族医学的发展。康熙、雍正、乾隆皇帝都是学医、懂医、传承应用满族传统医学的明君。清宫医案详细记载了清代皇帝对宫廷中的医事、御医诊疗疾病的奏折等大量的"朱批"或"谕旨"，证明了满族传统医药在清代宫廷中的应用。清代宫廷中皇帝亲自使用满族传统医药防治疾病，直接或间接指导宫廷医事活动，推动了满族传统医药在宫廷中的发展。

一、清代皇帝提倡精神与情志调理

满族先人信奉萨满文化，满族早期医药与萨满治病和萨满文化相关。满族萨满治病通过心理暗示的精神疗法，稳定病人的情绪，使人心情恬静，促进疾病恢复的治病方式，被满族先人接受，满族世代相传，并积累了丰富的精神疗法的实践经验。清代皇帝重视调理情志，保持良好的心态。康熙、雍正、乾隆皇帝都是学习、熟悉医学的君主，他们直接或间接参与宫廷的医疗活动，并有"朱批"或"谕旨"。如康熙皇帝"朱批"患病后要注意调整情志，雍正皇帝朱批"惟愉快休养，切勿愁闷"等。清宫医案中有很多满族皇帝对精神与情志调理"朱批"的案例，满族帝王积极提倡在宫廷中应用，体现了其对精神与情志调理的医疗保健作用的明确认识和领悟。

康熙四十六年七月初二日，康熙皇帝在批阅大臣赫世亨患咳嗽病服药后病情有好转的奏折，有要保持心情舒畅的朱批："知道了。此三日较前又何如？转告赫世亨，朕闻每次询其病情……你理应由衷高兴才是，心情应舒畅。"（《清宫医案集成》25 页）

雍正皇帝在雍正十一年十一月十八日，对王依达木扎布患痈疮烂肉脱落、红肿稍软时的奏折，有要"惟愉快休养，切勿愁闷"的朱批："欣览。又告诉王，惟愉快休养，切勿愁闷，若有所思，即请朕恩，等因降旨。"（《清宫医案集成》39 页）

雍正皇帝对感染性疾病愈后的康复注意、如何注意禁忌等都有丰富的经验。雍正十一年十二月初二日，雍正皇帝对王依达木扎布痈疮烂肉已脱落，新肉稍有见长，流脓情形亦见好转时的奏折，有"惟应愉快养身，勿忧愁发怒"的朱批："朕览此折后，欣喜之意笔下难以尽述。王之病若愈，不仅大夫，尔等亦立大功矣。着妥善尽心护理，并传旨与王：惟应愉快养身，勿忧愁发怒，若遇有忧愁发怒事，则应念及朕恩，愉快消除之。再，断然不可合房，务必于疮口愈合后，再过数月方可，尽力忍耐，王若果报答朕恩，则应钦遵朕旨施行，传旨交付。尔亦应不时留意探望，倘月遇知悉之者，则应前去王处。"（《清宫医案集成》39 页）

雍正皇帝在雍正十一年六月初八日，对喇西出使蒙古患病，经宫廷御医刘声芳治疗后病情好转的奏折，有皇帝亲自用药的经验和要注意静养病体的朱批："佳品。朕已多次试用，无须担心，若感觉良好，七粒亦可……对此朕几次降旨，不但在尔面前，就是向大臣们宣谕，亦不计其数矣。休要挂虑，静养病体。病渐愈，自会康复。"（《清宫医案集成》40 页）

二、清代皇帝要求御医治病要谨遵圣训、注重疗效

清代对宫廷御医的要求严格，医疗用药要谨遵圣训，注重疗效。清代皇帝十分注重御医在治疗疾病时要讲求医疗实效，并亲自过问，切勿庸医误人。在清代宫廷医案中，有奏折、谕旨、朱批为证。

（一）康熙皇帝要求御医"谨遵圣训"

太医院御医外科大夫祁嘉钊"谨遵圣训"的事例："康熙五十年三月初一日，奉旨看十三阿哥恙，系湿毒结于右腿，膝上起白泡，破后成疮，时流稀脓水，原曾腿痛，时痛时止，一年有余，复出此恙，看外形皮薄毒浅，惟筋骨时常作痛，恐其内发成鹤膝风症。臣屡经此症，皆不能速效。谨遵圣训用三仙汤，外贴除湿拔毒膏，今外恙好些，仍用前药调理。"（《清宫医案集成》21 页）

（二）康熙皇帝朱批庸医误人

康熙年间，黄旗内大臣颇尔痔漏复发，窜至左右臀，内通大肠，透破秽臭，稀脓日流碗许，外贴巴西里岗膏药，肿硬疼痛虽减，渐至元气大虚，自十六日以来大便溏泻，日夜七八次，恶心口渴，不思饮食，其人年已六十八岁，大脓之后复添溏泻，不思饮食，病势重大。康熙皇帝懂医，见此奏报朱批："庸医误人，以致如此。"（《清宫医案全集》22 页）

（三）雍正皇帝参与治疗，赐药给大臣并嘱服用方法

雍正十二年二月初六日，对王依达木扎布的痈疮长出少许新肉，脓肉颜色亦较前好，饮食已复原，惟仍略咳嗽的朱批："欣览矣。现又得一味

妙药，着将此予王一日服用一丸，即增齐风膏，交不分早晚，如同先前之济吉丹，济吉丹仍应照常服用，此等药物有益而无害。著将此晓谕王。"（《清宫医案研究》40 页）

（四）康熙皇帝朱批"缮清药方"指导医疗

康熙皇帝在康熙四十五年八月十八日，大臣胤祉等上奏御医刘声芳治疗包依护军参领莫尔洪有时便血水，不思饮食，恐成关格之症时，康熙皇帝朱批："知道了。朕处侍卫迪纳亦系此病，曾经大夫医治，亦未见好。蒙古大夫使其服用兔脑，又用几味药调治，现已痊愈。故缮清药方所用药名，俟晚上送往御药房，即照此方试治。"（《清宫医案集成》24 页）

三、康熙皇帝应用满族传统的饮食疗法防治疾病

清代宫廷中应用饮食疗法治疗危急重症。清宫医案详细记载了康熙年间，皇帝运用满族传统的饮食疗法治疗疾病的案例。康熙皇帝用他亲身经历及饮食疗法的经验指导医生，治愈了赫世亨所患寒暑伤气，下痢红白，色如鱼脑，里急后重，腰腹坠痛，年老气虚，又兼病后六脉尚大，脉症不宜，其病甚险，恐变虚脱之症。根据清宫医案记载，武英殿赫世亨病情："康熙四十六年六月二十四日，大夫臣刘声芳、张睿奉旨看武英殿赫世亨病，系寒暑伤气之症，以致发热烦躁，口千气弱，胸闷懒食，六脉至数不调，其病大。臣等议用加减除湿导赤汤，前已奏过。今寒邪已散，湿热下行，二十二晚一时下痢红白，色如鱼脑，里急后重，腰腹坠痛，年老气虚，又兼病后六脉尚大，脉症不宜，其病甚险，恐变虚脱之症。臣等议用加减调中益气汤调治。谨此奏闻。加减调中益气汤。"

"康熙四十六年七月初二日，李国平、爱保谨奏，本月初一日收文，奉谕旨：此三日较前病情又何如……臣等为此去赫世亨处，将谕旨告彼，赫世亨如旧……臣国平、爱保看病，赫世亨每讲一二句话就咳嗽，比二十七日前去看时，气又有所虚弱。故今将大夫刘声远等诊书一并谨奏。"

"朱批：知道了。此三日较前又何如？转告赫世亨，朕闻每次询其病情，均哭泣叩头你理应由衷高兴才是，心情应舒畅，俟病愈后，再行叩礼。若此药服后不见好，做点可口饭，寻点狍子肉交膳房，吃着看看

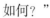

如何？"

"康熙四十六年七月初八日，李国平、爱保谨奏，本月初七日奉旨：赫世亨今又好一些吧？钦此钦遵。臣等前往赫世亨处告知，赫世亨道，臣承蒙圣主之隆恩，较前好一些了。臣本月初四日，由于气虚身弱，心内恍惚，言语困难……遵旨，即停止服药，由御药房做点稀饭、狍子肉，就药能喝一小碗，前曾有过一至二次腹泻，亦停止了。说话声也高了，夜间亦能安睡片刻。初五吃饭时，由看守高斌野地处，送来野狍子肉一大块，野鸡二只。奉上谕：你前往赫世亨处告知，你患如此之病，朕岂有不慈爱见死不救之理乎？这狍子肉吃后病情会有大好转的。此乃朕所经历的。朕非大夫也，你吃着看看，野鸡也可吃着看看……"

"朱批：此文朕阅后，甚为畅快……今又寄一些野鸡、包（狍）子肉，你闻是朕所赏，由衷高兴，但不可多食。心情舒畅，不要忧伤。你若不按朕之所言，恐又生新症矣。"

"康熙四十六年七月初十日，大夫臣张睿、刘声芳谨奏，看得武英殿赫世亨病，系寒暑内伤脾胃，以致发热烦躁，心跳头迷，咳嗽气短，下痢等病，臣议用过调中益气、加减归芍六君子等汤调治，发热烦躁大减，下痢全止，年老气虚，暑盛病后，又兼胃不思食，暂止药缓其胃气，前已奏过，今看六脉，比前稍和，胃口微开，仍用饮食调理。谨此奏闻。"

"康熙四十六年七月十一日，李国平、爱保谨奏……奴才等看得赫世亨又比初八日见好，已可自行起床，呼气较强，故将医生刘声芳等所看之文一并谨奏。"

"朱批：因赫世亨病危，朕甚为挂念，今闻大为见好，深感欣慰。赫世亨本食燕肉即可，岂能因食鹡、狍子肉见好呢？想其必然偷食燕肉矣。再，朕送鲫鱼予其室，着从速派人往取十条，酌量食之，不宜过量。看得大夫之文，大夫等因负疚，无言可奏，故未缮写见好之情，待赫世亨起床后，再斟酌如何缮写，甚为好笑。着将大夫之文交赫世亨阅之。"

"康熙四十六年七月十三日，大夫臣张睿、刘声芳谨奏，看得武英殿赫世亨病，系寒暑内伤脾胃之症，以致发热烦躁，不思饮食，下痢等病，臣等用过加减调中益气及六君子等汤调治，下痢虽止，胃不思食，蒙皇上恩赐野味等食调理，自食之后，胃气渐开，六脉稍起，今仍止药，只用饮食调理。谨此奏闻。"

"康熙四十六年七月十四日，李国平、爱保谨奏……奴才李国平、爱保看得赫世亨病情比十日前见好。再，奴才我武英殿众人等均以重病大夫未能治愈，经皇上旨令停药，并赏食狍子肉、鹩、野鸡、米饭后，均已痊愈。皇恩如此神奇，无不为之惊喜。为此将大夫刘声芳等所看之文，一并谨奏。朱批：赫世亨现已见好，既然侥幸痊愈，若精心好生颐养，恢复则快。初见好一旦不留心颐养，年已六十之人，难保不再复发。理气健脾丸药，有补脾胃助消化之效，着每日早晨将一钱药以小米汤同服用，想必有益。着由御药房取药试服，除此之外，禁止服用其他补药及人参等……或许已痊愈，想是狍子肉、鹩已尽，故又往送，燕肉京城即有，则随其嗜好。"（《清宫医案集成》25 页）

麅子又作狍子，我国东北、四川等地有产，狍子肉有补虚止痢的功效，适用于体虚下痢或年老正气亏损之久痢不止等。

四、乾隆皇帝服用满族传统养生保健食品未病先防

服用蜂蜜补益身体是满族传统的饮食疗法。乾隆皇帝非常注意饮食调理以防病延寿。清宫档案中有一张乾隆十二年十月一日皇帝晚膳的膳单，晚膳中有燕窝鸭子、鹿脯丝、烧狍肉、祭祀猪羊肉等食物，还有蜂蜜一品、桂花萝卜一品等。蜂蜜是著名的延缓衰老的食疗之品。萝卜可以行气消食，除油腻，安脾胃。乾隆当年仅 37 岁，已经很注意服用满族传统食品进行饮食调理、健康保健、防治疾病了。清宫医案中服用满族传统食品以防治疾病、延缓衰老的方剂很多，大多符合现代医学防病治病、养生保健的理念，有待于整理和研究开发，为人类健康服务。

第三节　清代早期宫廷中满族防治疾病的方法

一、满族"避痘"法在宫廷中的应用

满族"避痘"法是满族入关后，应对传染病天花时所采用的一种隔离方式。清初，天花流行很广。天花属烈性传染病，又名天痘、天行痘、豌豆疮，传染力极强，人患天花，多有死亡。清朝宫廷中公主、阿哥都有因患天花死亡者，民间因患天花痘疮死者更多。清朝顺治、康熙、同治皇帝等都曾患天花病。顺治皇帝因患天花死亡，康熙因患天花痊愈而能继皇位，可见天花病已影响到清代帝王和政权。满族早期久居东北地区，对天花传染病缺乏医学认识，从顺治到乾隆，历经百余年，满族在还没有发现和掌握有效防治天花传染的办法之前，积极采取"避痘"法隔离，预防天花传染病。

清宫医案记载了顺治皇帝"避痘"预防天花的谕旨："顺治八年十二月十六日申时，内三院捧出上传：近日痘疹甚多，朕避处净地。凡满汉官民有冤枉奏告的内赴各地衙门，外而赴各该地方官告理。此时奏告之人，概行禁止。如有违旨奏告者，不问事之是非，经行处斩。如有断屈，迫情诉告者，当赴督索院通政司衙门申告，若两衙门不准不审，待过此时，再来奉告。而衙门传与刑部，刊刻告示，晓谕满汉通知。钦此。"（《清宫医案集成》17页）

清朝为了避天花传染，除了到深山远处"避痘"外，宫廷还指定或修建了多处"避痘处"，就连诸贝勒大臣也有"避痘处"。清初，顺治皇帝为避免感染而"避处净地"，远离疫区"避痘"。为了"避痘"而不愿意让未出过"痘"的"生身子"贸然入京。为笼络外藩，在承德修建避暑山庄行宫及外八庙，设立朝觐之处等。由此可见，当时对预防天花流行传染的重视和严格的管理措施。清代皇帝避免感染天花的举措，满族用"避痘"的方法避免传染病接触感染，成为预防医学史上的创举。

二、满族佩带法在宫廷中的使用

满族有佩戴饰品消灾辟邪的习俗，曹雪芹所著的《红楼梦》中就讲述了贾宝玉佩戴一块重要的玉以保平安（即"戴玉保平安"）的故事。满族民间在每年端午节时，采集艾蒿挂在房屋檐下、门窗上，用来避瘟祛邪，也有将艾蒿戴在身上或叉在头上防病祛病。这种习俗延续到清代宫廷中，并有了很大的改进和发展。满族帝王和贵族将具有香气的药物制成香囊或香袋等佩戴在身上来增加身体的香气或预防疾病。清代宫廷中还有佩戴止血石止血治病的记载。满族有将药物制成的香囊或香袋等佩戴在身上的做法，这是一种预防传染病的简便易行的方法，值得借鉴。

（一）清代雍正年间佩带避暑香珠

药方1："避暑香珠一料，香薷一两，甘菊二两，黄柏五钱，黄连五钱，连翘一两，蔓荆子一两，香白芷五钱，水四十汤碗，慢火熬，候将干，用绢搅汁，听用。"

药方2："透明朱砂末五钱，透明雄黄末五钱，白及末三钱，白檀香末一两，花蕊石末一两，川芎末一两，寒水石末一两，梅花片一两，苏合油一钱，水安息一钱，香白芷末二钱，玫瑰花瓣末一两。以上共为细末，入前药汁内搅匀，作扣大串成，盛暑时时常带在身上，能避暑并时行山岚瘴气，倘药汁不足，添鸡蛋清。"（《清宫医案集成》34页）

从避暑香珠药方的组成分析，避暑香珠药方中有多味具有芳香辟秽、醒脾清暑功效的药物，具有芳香气味的药物散发的香气作用于口鼻、肌肤，起到防治疾病的作用，增强人体的抗病能力，健康之人亦可用之，简便实用。对因环境或气候等原因引起的感冒等疾病能起到预防作用，为满族习俗中防病健身的方法。现代药理研究表明，避暑香珠所选的药物多含有挥发油类物质，具有消炎、抗菌、抗过敏及提高机体免疫力、降血脂、改善血液循环等作用，可治疗感冒、咳嗽、眩晕、痹证、肩周炎、颈椎病、失眠等疾病。目前国内已有多家企业借鉴满族佩带避暑香珠的传统习俗，在中医理论的指导下，按照辨证论治的原则，研制开发出各类香囊、药枕、服装、护膝、口罩等产品，作为防病保健品销售，被一些人士接受

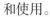

和使用。

（二）清代宫廷中用悬挂、佩戴止血石止血

清宫医案记载，康熙年间，清代宫廷中多次用止血石止血，治疗便血，疗效确切，但"止血石"是何物有待考证。

据清宫医案记载，康熙年间，苏玛拉奶奶便血，直郡王福晋病下血数次，大汗不止，都用止血石治疗。有的人悬挂、佩带止血石后血汗全止。康熙年间，苏玛拉奶奶腹内绞痛，便血，不饮不食，身体消瘦，但苏玛拉奶奶执意不肯看病。大夫喇嘛、刘声芳等，"据伊等所称，病情似重，臣等拿止血石悬挂"。（《清宫医案集成》17 页）

康熙四十四年，直郡王福晋下血数次，大汗不止，头迷心慌，恶寒神倦，六脉涩小无神，御医用加减益气养荣汤调治后，血汗渐止，脉息稍起，神气少宁，但没有痊愈。之后佩戴止血石，血汗全止。据清宫医案记载："前已奏过，蒙皇上教道此病当用止血石，大夫随讨止血石戴后，血汗全止，虽血汗已止，气血初定，脾胃亏损，懒食便溏，犹恐反复，大夫等议用加减益气建中汤调治。"（《清宫医案集成》24 页）

第四节　满族传统养生保健在清代宫廷的应用和发展

满族传统养生保健是满族世世代代顺应自然并维护生命健康的经验总结，与满族生产生活环境、习俗及饮食文化密不可分。满族传统养生保健的经验很多，有饮食调理、服用补益增寿方药、药酒、坐汤洗浴、运动锻炼等，关键是注重补益增寿，侧重调理。清代早期的几位皇帝均擅长骑马射猎、习武健身。满族长寿皇帝都遵从祖制，保持良好的心态和勤学奋进的意志，生活规律，适度运动。清代宫廷养生保健最为兴盛，满族帝王和贵族延续和保留满族传统养生保健习俗，学习中医养生保健理论，借鉴历代宫廷养生保健经验，使清代宫廷养生保健具有鲜明的满族文化习俗和民族特点。

在中国历史上，宫廷中多盛行炼丹长生不老之风。皇族追求服用金石丹药增寿，甚至想得道成仙。秦始皇耗巨资派韩终、徐福率队远征寻求长生不老药之药。东汉方士、唐代帝王崇尚炼丹服食丹药。晋代葛洪擅长炼丹并著《抱朴子》，论述炼丹长生的道理及炼丹方法。明代嘉靖朝，在宫中设有炼丹房，嘉靖皇帝曾专心修道，炼丹以求长生，但始终都没有达到长生健康的愿望和目的，却因为服用丹药而过早死亡。满族帝王有满族传统的养生保健理念，即注重饮食和养生保健药物的调理，不用炼丹术。

满族金代统治者阿骨打对养生保健有自己独特的认识。《金史》中记载，金代女真人阿骨打说："国之有食货，犹人之有饮食也。人非饮食不生，国非食货不立。"[2]提出"惟善养生者如不欲食啖，而饮食自不阙焉，故能适饥饱之宜，可以疾少而长寿"。清代始祖努尔哈赤提出修心养性的养生保健思想。《满文老档》中记载，努尔哈赤说："古来的神佛书上述说千言万语，心贵正大为上。我认为：人生确实以心术正大最为贵重，其他的都不能此相提并论。"[3]满族自公元1644年顺治皇帝入京，清代宫廷始终沿用和传承满族传统的养生保健习俗，清代有许多长寿的皇帝是满族传统养生保健成功的案例。中国历代帝王中，年逾七十岁以上的皇帝屈指可数。乾隆皇帝高寿八十九岁，执政六十年，是中国封建王朝皇帝中寿命最长的帝王。清代宫廷档案完整记载了二百八十一年宫廷满族帝王及贵族医事及生活起居详情，近三百年的医案中没有宫廷炼丹术及皇室贵族服食丹药的记载，证实了满族传统养生保健在清代宫廷中的应用和清代宫廷养生保健医学的形成和发展。清代宫廷史料记载满族传统的养生保健内容丰富，是我国养生保健医学的重要组成部分。研究清代宫廷中满族传统养生保健应用的史料，总结清代宫廷中养生保健的规律，探讨老年养生保健的经验，可以为广大人民群众的健康保健服务。

一、满族传统饮食养生保健习俗在宫廷中的延续和发展

满族传统饮食养生保健习俗是满族在几千年的生产和生活实践中逐渐形成的，是长期饮食养生经验的总结，具有朴实厚重的满族民族特色。满族传统饮食养生保健习俗随着满族社会经济状况的变化而更加丰富。

满族早期的生活方式主要以狩猎、捕鱼、采集获得食物。狍子、野鸡、鹿、牛、羊肉类、鱼类及采集的蕨菜、刺老芽、大叶芹、柳蒿芽等山野菜，木耳、猴头磨、榛蘑等菌类，这些都是食物的主要来源。满族后期农耕和养殖技术有了发展，食物的来源和品种逐渐丰富，农牧产品逐渐增多，如猪肉、东北大豆、大白菜、大葱、大蒜是满族日常的食物。满族还喜爱食用蜂蜜、干果和果仁，如松子、核桃、栗子、杏仁、花生、黑芝麻、莲子、瓜子等。满族在适应生活环境气候和从事狩猎、采集、饲养、农种、养蜂等长期生产生活中，形成了满族传统的饮食养生保健文化和习俗。

满族先人在没有发现药物之前，主要靠自然界的食物养生保健，利用膳食调理身体，维护健康，并将积累的经验代代相传。如：满族喜欢食用大豆，也叫黄豆，是东北地区的特产农作物，是满族重要的养生保健食品。大豆便于储存、运输、加工制作，食用方法简单。秋天大豆成熟了，在豆荚绿的时候连同豆荚一起煮熟，吃豆荚里的青豆，现在人们把这种做法叫煮毛豆。豆荚黄了连同豆秧一起用火烧，遇热豆荚就会裂开，豆子就会蹦出来，吃烧熟的蹦豆子。大豆最简便的吃法是将成熟干燥的大豆用水煮熟或炒熟吃。将大豆磨碎，加入适量干菜煮熟吃，这种吃法叫小豆腐，因为制作方法简便，成为满族人喜欢的菜肴。至今满族民间还有"黏面饼子小米粥，酸菜粉条炖猪肉，平常时节小豆腐，咸菜瓜子拌苏油"的说法。满族后来逐渐发展到把黄豆用水泡透磨成豆浆、做豆腐或豆皮。把大豆粉碎发酵酿制成东北大豆酱，用生鲜菜、山野菜蘸酱吃。总之，大豆的吃法很多，大豆制品始终是满族一年四季餐桌上的菜肴，多少年来经久不衰。在清代，满族由东北入关，建都北京，据清宫档案记载，清代宫廷经常食用豆腐，乾隆皇帝非常爱吃豆腐，餐桌上经常有多种豆制品菜肴。现在的老北京早餐的小吃"豆汁"、豆腐，仍然很受百姓欢迎。实验证明，大豆及其制品（如豆浆、豆腐、豆芽）含有人体需要的氨基酸和丰富的卵磷脂，可以补益大脑，大豆是良好的健脑、抗衰老保健食品，尤其适合老年人食用。

满族集聚生活在我国北方长白山地区，那里盛产多种野果，如山杏、秋梨、软枣子、山葡萄、松子、核桃、杏仁等。满族采集、食用这些味道可口的鲜果，并总结了不同水果的滋补和医疗作用。如：用山杏、秋梨润肺止咳，用软枣子补脾胃以促进食欲，用托盘（覆盆子）治疗尿频，用挂金灯（红姑娘）治疗嗓子疼，用山楂治疗消化不良等。

东北气候寒冷，冬季时间长，新鲜水果不便于储存，满族就把秋天采集的水果晒干，或者用蜂蜜浸泡制成各种果脯，不仅味道适口，而且便于储存。东北产的水果中，满族很喜欢秋梨。秋梨与其他水果相比易于储存，秋季摘下可以放几个月，逐渐变软，酸中带甜，非常可口。满族人把秋梨加蜂蜜、贝母共煮，做成秋梨膏，放罐内储存，用时取一勺，兑水服用，具有润肺止咳化痰的功效。吉林省满族发祥地敦化市秋梨沟盛产的秋梨至今仍很受欢迎。现在北京特产秋梨膏，是以秋梨为主料，配以生津止咳之品，如菊花、胖大海、川贝、麦冬、茯苓、贝母、蜂蜜等加工熬制而成的膏剂。很多老北京人嗓子不舒服或是咳嗽时，习惯买一瓶秋梨膏，取一勺用温开水化开服用，可谓老幼皆宜。松子仁补肾、润肠，用于老年人或妇女阴虚便秘。松子仁压出的油脂可用来护肤或治疗冻伤、烫伤。核桃和黑芝麻用来补脑健身，增强记忆力，帮助睡眠，使人保持大脑清醒，提高学习和工作效率等。大杏仁用来止咳、润肺化痰、清解郁热。实验证实，坚果的果仁含有油酸酯和亚油酸酯，是促进大脑发育、加强思维能力、强身健体的佳品。

打猎获取食物是满族主要的生产和生活方式。生活中他们发现很多动物食品具有滋养五脏六腑、补益气血的食疗作用，如炖狍子肉、烤鹿肉、蒸鹿血糕、煮林蛙等，都有大补气血、强身健体的作用。如林蛙具有大补、强身的功效，可以制成美味佳肴。用林蛙煮鸡蛋，可治疗因早产、失血过多而致的痨伤虚损等。满族常用清炖山鸡（野鸡）来补益身体。产妇或大病初愈用清炖山鸡（野鸡）大补气血，促进身体恢复。或者用山鸡加黄芪共煮，食肉喝汤，效果更好。满族食牛羊肉，肉食品吃多了不消化，煮山楂水喝，可消食导滞，助消化。食欲不振或食积腹胀、腹痛时，常吃烧煳的饭嘎巴（即锅巴），或用大麦、高粱米炒熟煮水喝等。满族制作糕点的方法多样，常见的是用面粉、鸡蛋、坚果和果仁做成的糕点。萨其玛是满族传统风味糕点，"萨其玛"是满语，汉语叫金丝糕、蛋条糕。它用面粉、鸡蛋、糖、芝麻、瓜子仁等做成。这种食品色、香、味俱佳，现在市场上仍有销售，已成为北京甚至全国的滋补名点。茯苓饼、八珍糕、太阳糕等都香甜可口，流传到现在。东北是满族的发祥地，不仅沿袭着满族文化传统，还保留着原汁原味的满族饮食习俗。很多文学著作中都有满族饮食习俗或食谱的记载。《红楼梦》中记录了许多有调理滋补作用的食品，在第十一回中，秦氏病重，老太太赐以枣泥馅山药糕，是用大枣、山药制成的糕点，可健脾益气，易于消化，补而不腻，最适合久病体虚者服用。《红楼梦》中还记载了酒酿清蒸鸭子、建莲红枣汤、鸭子肉粥、红枣粳米粥等很多养生药膳食品。

满族传统饮食营养丰富，有益健康，制作简单，服用方便。满族传统饮食多用炖、蒸的方式加工，肉类食物的加工方法也多是白水煮熟直接食用。满族喜爱食用东北小米粥、黏饽饽、山野菜等。满族十分重视用饮食调理来预防和治疗疾病，取材便捷，方法简单，食用方便，老少皆宜，有病可治病，无病可健身。满族民间用饮食调理的例子很多，如病愈后喝小米粥调养脾胃，腹泻水样便吃鸭蛋蘸白矾面止泻，着凉了喝姜汤发汗等。满族传统饮食习俗中蕴含着大量养生保健知识和内容。

公元 1644 年，满族入关定都北京以后，吸纳了汉族饮食文化的精髓，汉族饮食文化对满族宫廷的饮食方式和结构产生了很大的影响，但是，满族帝王和皇族并没有完全改变满族传统的饮食习俗。清代宫廷满族饮食内容更丰富，营养结构更合理，制作加工更精美，养生保健功能更明确。清代中期的"满汉全席"是满汉饮食文化的融合，并吸收了蒙古族、回族、藏族等食品的精华，满族的烧烤、蜜饯、锅类、甜品、粥品、熊掌、飞龙、猴头、人参、鹿尾、鹿筋、鸡、鸭、鱼等都是满族集聚地的特产，每款菜品都具有养生保健的功能，得到了世人的公认，"满汉全席"传承至今仍然兴盛不衰。满族传统饮食养生保健习俗在清代宫廷中保留和延续并得到发展，宫廷中饮食注重养生保健，御膳房在为皇帝加工制作膳食时，每餐都要品种多样，精美可口，具有养生保健的作用。满族皇族在宫廷中，生活日益奢侈，食用大量的山珍海味，对宫廷膳食的要求越来越高，但满族世世代代喜爱的食品，如东北大豆制品、米粥、蒸糕、林蛙汤、山珍蕨菜、山野蘑菇、鹿制品、药膳等东北特产和满族习惯饮食，依然在宫廷中占有重要地位。

满族宫廷注重饮食养生保健的代表人物应属乾隆皇帝。乾隆皇帝对养生保健的领悟最深，最能善于运用合理的养生观，实时调理自己的生活起居、情志和行为进行饮食保健，堪称满族帝王养生保健的典范。乾隆的养生观从清宫医案和史料记载中都可以得到印证。乾隆皇帝一生喜爱的食物，如东北大豆腐，或用大豆制作的菜肴和大豆制品，山野蘑菇、蕨菜等山野菜，以及萝卜、蜂蜜、鹿肉、猪蹄、肉皮、鸭子、小米粥等，这些都是满族百姓普遍食用的食品，均具有养生保健作用，这可能也是乾隆皇帝长寿的因素之一。

满族传统饮食养生保健在清代宫廷饮食中的延续和应用，逐渐发展了满族传统饮食养生保健医学，丰富了我国饮食文化。满族传统饮食养生保健经验，为现代人建立正确、合理、科学的饮食理念和饮食习惯提供了可以借鉴的案例。

二、满族饮食疗法在清代宫廷中的应用

满族饮食疗法主要蕴含在满族饮食习俗中，流传于民间。满族饮食疗法是满族人们抗争自然、适应生存环境而形成的习俗，千百年来哺育了满族和东北各族人民的健康成长，具有满族特色的食疗方法应用普遍，为满族民族提供了健康保障。满族入关以后，满族医药和饮食文化习俗随着满族帝王贵族带到清代宫廷。一些如大豆、蜂蜜、鹿制品、松子、枸杞子、山药、莲子、山楂等食品和药品进入宫廷，主要是根据需要，用特制的饮食调整机体，强身祛病。清朝历代帝王都十分重视满族饮食疗法，都有丰富的饮食疗法经验，在宫廷中应用传承具有满族特色的饮食疗法和经验。清代，随着经济的发展，各种物资逐渐富庶，满族宫廷贵族更加注重饮食的丰富和提高饮食的质量，在满族传统饮食疗法的基础上不断创新，饮食结构更趋合理，保健效果更为突出。清宫医案记载满族传统饮食疗法的特点是：清代宫廷将满族传统饮食与治疗疾病相结合，将饮食作为治疗疾病

的辅助方法。满族健康的膳食和用于治疗疾病的辅助饮食方式内容丰富，历代宫廷都无法与之相比。清代宫廷还有应用饮食疗法治疗危急重症的案例，都为现代人提供了有价值的满族饮食疗法的参考史料。

（一）嘉庆年间五阿哥患风温瘰疬，食用海粉粥辅助治疗

据清宫医案记载，嘉庆年间，五阿哥（嘉庆十九年二月二十七日生）二十二年十一月，患风温瘰疬，内服柴胡散坚汤，每日食海粉粥，外上阿魏化坚散，兼用熨药法，病愈。

嘉庆二十二年十一月，"十六日，张懋懿请得五阿哥脉息细数。原系内有痰热，外受风凉，结成风温瘰疬之症。以致项下结核一枚，形如梅李，推之不动，按之不移，恐日久溃破成疮。今拟用柴胡散坚汤，午服一贴调治。"（《清宫医案集成》243 页）

"二十三日，商景霱、陶尚礼、张懋懿请得五阿哥脉息细数。原系夹痰热风温瘰疬之症。以致项下结核一枚，肿连耳下大筋，恐日久溃破成疮，服药七剂以来，推之微觉动转，形势虽消，仍不知痛。今七日来复之始，但素禀薄弱，汤剂不宜多服，宜止药数日，俟胃气稍缓，再服汤药，今议用每日食海粉粥，外上阿魏化坚散，仍兼熨药法调治。海粉粥方，海粉三钱，海带五钱，以上二味煎汤熬粥，兑黄酒五钱，加羊肉汤或白糖俱可，随意食之。"（《清宫医案集成》244 页）

"十二月初二日……五阿哥脉息和缓。原系痰核瘰疬之症。自止药数日，上阿魏化坚散兼熨药以来，肿势已消大半，尚有一小核形，如黄豆大，腺系本根。今议用内消瘰疬散，每晚煎服三钱，外仍上阿魏化坚散调治，预防来年木旺于春之举发也。"（《清宫医案集成》244 页）

"初六日，商景霱、张懋懿、陶尚礼请得五阿哥脉息和缓。原系风温瘰疬之症。用药调治以来，形势已消，今内服外上之药皆宜停止，相应用海粉粥随意食之，可保明春不复。"（《清宫医案集成》244 页）

海带是食品，可以清热消痰散结。海粉是海产品海兔的干燥卵群，性味咸寒，可清热化痰，软坚散结。用海粉粥辅助治疗"风温瘰疬之症"，既有营养，又便于进食。五阿哥之后脉案未有瘰疬之症复发的记载，说明确有疗效。

（二）嘉庆年间华妃娘娘气血双补，食用当归黄芪羊肉汤

嘉庆八年七月，"十三日，张自兴、商景霈请得华妃娘娘。当归（土炒）一两，黄芪四两，煮瘦羊肉。"（《清宫医案集成》192页）

华妃娘娘服用当归补血，黄芪补气，羊肉为有形之物，可温中祛寒，温补气血。煎汤饮服，旨在温中祛寒，气血双补，自然有功效。

（三）嘉庆年间二阿哥福晋用西瓜水清内热

嘉庆二十五年七月，"初九日本日，钱松请得二阿哥福晋脉息沉弦。系暑湿微感之症，以致胸胁阻塞，周身酸痛，用调气化饮汤大便后，即有抽搐气闭，皆由内热过盛。今先用西瓜水暂清内热，仍用调气化饮汤加减，晚服一贴调理。"（《清宫医案集成》214页）

（四）慈禧脾胃虚弱，用食疗法滋养胃气

1. 用滋胃代茶饮养胃气

"十月二十一日，张仲元、戴家瑜谨拟皇太后滋胃代茶饮。"（《清宫医案集成》622页）

"绿豆一两（研），西瓜皮四两（去青皮），香蕉四个（去皮），水煎代茶。"（《清宫医案集成》622页）

2. 慈禧太后临终前一日，御医用饮食疗法滋养胃气

"光绪三十四年十月一十一日，臣施焕请得皇太后脉，左三部弦大，右寸关滑而无力，尺弦。木火生风，气上撞心，心中悸热，烦渴胁疼，咳多涎痰，喉间有声，小便多，大便尚泄，下元不摄，痰逆上膈，中气运力乏权，总当一面顾胃摄下，一面治心热烦渴，治热渴以乌梅丸，顾胃须理痰，摄下宜益中，谨拟上呈。"（《清宫医案集成》623页）

"粳米饭锅巴焙焦，研极细末，陈年火腿骨煅，研极细末，二味等分共研匀，以红白糖和淡橘红水调羹，另用乌梅五钱，甘草一钱，煮水徐徐咽之。"（《清宫医案集成》623页）

（五）光绪皇帝用食疗补中气

1. 光绪皇帝中气不足，宫廷用清炖乌鸡给光绪皇帝调补中气

"九月十六日，臣陈秉钧、曹元恒请得皇上脉，左右静软，与时令甚合。属邪少正虚。惟中气仍然未复，饮食少化，精华易变糟粕，所以大便

不调，或溏或结，腹部微痛。可知阳明机关不利，肢节酸痛，足更无力。脾与胃为表里，土虚则木必来侮，肝之上扰为眩晕，肝之乘金为咳嗽，络脉受亏，胸背窜痛未能速止。当此天气骤然转寒，竟能营卫两和，不为外邪所乘，若寒热不作，则诸虚见证可日渐向安。谨拟玉屏风原方似与圣躬最合。黄芪补气固表以杜外邪，加以防风佐黄芪能护腠理而非发散，系以于术足以健脾和胃，并能消运其间，生液解渴，统体机关亦能舒展，加引姜枣仍调协营卫也。恭请圣裁。"（《清宫医案集成》810页）

"天生于术一钱五分，饭上蒸西绵芪二钱，生切防风八分，引用红枣三枚，生姜一小片。如不服药，另列三法于左：一枇杷叶膏三钱，开水冲，可治咳嗽。一桑寄生膏三钱，开水冲，如嫌味苦，稍入冰糖，可治筋络窜痛。一乌骨鸡一只，去毛及肚杂，并去头、足、翅三者，不加水，入陈绍酒五钱，用罐隔水炖八点钟，滤清油腻，随便饮汁，可养气血，须俟天冷，服之更合。"（《清宫医案集成》810页）

2. 用羊肉、牛肉补肝脾，用羊肚补胃气

光绪三十三年九月二十日，脉案载：御医陈秉钧、曹原恒因光绪皇帝病情好转，开出饮食补养法。

"饮食补养法：羊肉六两，牛肉六两（去皮、膜油、筋），生姜五钱，用瓷罐蒸出原汁，加葡萄酒一小杯，盐、糖、胡椒末随意加少许。早晨服蒸汁一杯。羊肚一个（洗净去边，不去里皮），鸡胗五个（不去内皮），川椒五粒，茴香三粒，紫菜五钱，蒸法同前，盐、糖、胡椒末随意加，加葡萄酒一小杯，午后服蒸汁一杯。谨案前方补肝脾，后方补胃。"（《清宫医案集成》811页）

满族崇尚饮食疗法，清代宫廷中十分重视用饮食疗法补益强壮。清宫医案记录了清代满族帝王身体力行传承满族传统的饮食疗法，用于治疗常见病和疑难重症。宫廷盛行利用特制的饮食和药物调理以强身祛病，御医注意用食疗养护胃气，促进机体康复。如慈禧脉案中记载，慈禧有脾胃虚弱、大便失调、便溏等不适，用黄芪、山药、莲子熬粥，黄芪可补气固表，山药能补肾固肠，莲子可清心醒脾固涩，对老年脾胃虚弱有益。脾肺气虚、便溏、头闷、身体疲倦、肢体无力时，用人参须五分补气，老米五钱补脾，共同煎服，调补脾肺之气。上渴下泄之症，用绿豆、鲜青果、竹叶、橙子煎服，以生津止渴，滋养胃气。

（六）遵循祖训，坚持"饮食有度"的养生观

满族先人的生产生活方式以渔猎和游牧为主，食物匮乏。满族为适应生存环境的需要，在长期的生活实践中总结出少食、节制饮食的经验，养成了具有自己民族特色的满族饮食习惯，每日两餐。随着社会的不断进步，满族与中原先进文化交往融合，许多民俗和生活习惯都不断发展、进化，但满族饮食有度的习俗，仍在满族集聚地民间及清代宫廷中延续，康熙皇帝、慈禧太后就有节食的案例。

1. 康熙皇帝一日两餐

清宫医案记载："圣祖一日两餐。""张文端公鹏翮，尝偕九卿奏祈雨。圣祖览疏毕。曰：不雨，米价腾贵。发仓米平价籴糁子米，小民又拣食小米，且平日不知节省。尔汉人，一日三餐，夜又饮酒，朕一日两餐。当年出师塞外，日食一餐，今十四阿哥领兵在外，亦然。尔汉人若能如此，则一日之食，可足两食，奈何其不然也。文端奏云：小民不知蓄积，一岁所收，随便耗尽，习惯使然。圣祖云：朕每食仅一味，如食鸡则鸡，食羊则羊，不食兼味，余则赏人。七十老人，不可食盐酱咸物，夜不可食饭，遇晚则寝，灯下不可看书，朕行之，久尔有益也。"（《清宫医案集成》20页）满族饮食养生保健理念与当时的汉族有明显的不同。

清圣祖康熙皇帝注意饮食养生，一日两餐。他认为，食不可多餐，不可过咸，不可过饱。这些几百年前提出的"圣训"，具有满族的民族特色，现在仍然符合现代医学养生保健学说。至今满族民间仍保持农闲时日食两餐，农忙时才日食三餐的饮食习惯。

2. 慈禧太后一日两餐

据《中国宫廷医学》记载："慈禧皇太后遵从祖制，每天有两餐是规定的"正餐"……还有两次小吃……"（《中国宫廷医学》592页）

俗话说："民以食为天。"当今社会物资极大丰富，人们生活水平逐步提高，"衣不遮体，食不果腹"的时代已经过去。因而，人们在饮食方面往往是饱食或饮食过量。饮食过量就会引起一系列的疾病，如心脑血管疾

病、高血压、糖尿病、脂肪肝、肥胖症等，甚至会得一些癌症，如大肠癌、胆囊癌、胰腺癌等，严重影响人类的健康和寿命。满族强调饮食有节的观点，有益于健康。东北民间流传关于节食的谚语，如"少吃多滋味，多吃坏脾胃"，"要活九十九，每餐留一口"等。现代医学研究发现，节制饮食能减轻胃肠负担，使机体处于一种微饥饿状态，从而调动人体本身的调节功能，增强免疫力，提高机体的抗病能力，延缓衰老。满族的节食习惯有利于养生保健和健康长寿。现今，传承古老的文明，挖掘各民族养生保健的精华，树立科学饮食观，倡导节食养生，饥则再食，食则七成饱，保持营养平衡，防治疾病，对提高广大人民群众的身体素质和健康水平，具有重要的意义。

三、满族药物补益与调理养生在清代宫廷中的应用

满族在长期的生产生活中积累了传统药物补益与调理养生的经验，方法众多，有时是完全使用药物，有时是制作药膳，药物调理和药膳养生在宫廷中使用广泛。其中，使用较多的是调理脾胃或补肾助阳的药物，如鹿茸、人参、茯苓、山药等，药物调理尤以补肾药为多。满族帝王重视药物调理、补益养生，宫中有大量的养生保健方药，如八珍糕、龟龄集、琼玉膏方等制剂，药物组成不同，各有特色。不论是方药还是酒剂，重在调补，健脾益胃，培元固本，或填精补髓。多用于脾胃虚弱、气血两亏、先天禀受不足、后天耗伤过度、下部虚寒、腰膝无力等。清代宫廷延续并发展了满族传统的药物补益与调理养生方法。

（一）创新养生食品八珍糕

满族擅长用人参、茯苓健脾养生，服用人参或将茯苓制成茯苓饼，作为休闲补益的养生食品。满族喜欢用"八"字，如军队有红黄蓝"八旗"、餐饮菜谱有"八大碗"等。清代宫廷用满族传统的补益药物人参、茯苓、薏米、扁豆、芡实等多味"药食同源"之品组成八珍糕，成为清代宫廷中补益脾胃的著名糕剂。八珍糕有健脾养胃、益气和中的功效，用于胃肠不适、消化不良、食少腹胀、面黄肌瘦、脾虚便溏或泄泻等症，被清代宫廷帝王贵族视为养生补益增寿的佳品。

1. 乾隆皇帝服用八珍糕养生

"乾隆四十一年二月十九日起，至八月十四日，合上用八珍糕四次，用过二等人参八钱。五十二年十二月初九日起，至五十三年十二月初三日，合上用八珍糕九次，用过四等人参四两五钱。"

组成："党参二两，茯苓二两，白术一两，薏苡仁三两，芡实三两，扁豆三两，白糖八两，共为细末，同白米粉蒸糕。"（《清宫医案集成》44页）

"另，宫中配方尚有八珍丸，但因该方无参，故可知乾隆皇帝所配者为本方。查四十一年乾隆帝年逾花甲，五十三年寿近耄耋。暮年之人，先后天俱亏，阴阳气血虚损叠至，故频用此糕，亦颇适合。至于易党参为人参者，亦在于加强补气健脾之功效。"（《清宫医案集成》44页）

清宫医案记载了乾隆皇帝在乾隆四十一年二月十九日起，至八月十四日，半年多服用八珍糕四次。乾隆皇帝67岁开始服用八珍糕。自五十二年至五十三年，近一年的时间里，服用八珍糕九次，乾隆皇帝当年78岁。清宫《用药底簿》记载，乾隆皇帝一直到80余岁时，常服八珍糕。

2. 慈禧太后服用八珍糕养生

"光绪六年九月十三日，御医李德立主拟八仙糕进服，西太后服用后效验显著，至晚年仍未间断。由此可见，慈禧能够寿臻古稀，得益于补气健脾、调理肠胃之药物。"（《中国宫廷医学》592页）

慈禧在光绪六年九月十三日，服过八珍糕，慈禧当年46岁，脾胃虚弱、便溏泄泻，服用后大便很快趋向正常，至晚年仍未间断。说明八珍糕可补益脾胃，对饮食不节、起居不慎、脾胃损伤有调理作用，而且不寒不热，平和温补，既可治病，又适用于老年人健脾强身。

（二）灵活使用养生方药龟龄集

清代宫廷中有养生方以"龟灵"命名，但方中无龟板或龟胶，意在希冀龟鹤长存，延年增寿之意。龟龄集具有温阳益肾健脾的养生功能，是一个古老的养生方药。清代帝王重视和灵活使用养生方药，龟龄集得到了兴盛和发展。据清宫医案记载，雍正皇帝特别关心补肾健身方药龟龄集，对制备龟龄集的处方和制备事宜亲自过问。雍正八年传旨询问"或有龟龄集方查来朕览"，雍正十一年传旨"着药房修合龟龄集，有用之处照常用，少了随即修合"，并赏赐给大臣服用。龟龄集，宫中多用于肾阳不足、筋骨无力、步行艰难、遗精、阳痿、妇女白带等虚寒证。清宫医案研究记载，清代宫廷中对龟龄集药物的处方、制备、应用等情况都有记录。

1. 雍正皇帝养生用龟龄集与龟龄酒

清宫医案记载："雍正八年六月初五日，张尔泰奉旨：你们药房及乾清宫、懋勤殿、雍和宫或有龟龄集药，或有龟龄集方查来朕览。钦此。查得药房有龟龄集方无药，雍和宫有龟龄集药两样，一样是有人参的，一样是无人参的，外有方一张，本日晚一并呈览。又奉旨：雍和宫原有龟龄酒，不知有无，若有，着取来，钦此。"

"初六日，取来龟龄酒只有十斤，还用得，余者用不得。奏过，奉旨：好生收着。再，雍和宫有打过龟龄集的全家伙一分，取来用。钦此。又奉旨：蒸龟龄酒的医生等在杏花村井边蒸好。钦此。"

2. 龟龄集方

"雍正八年，造龟龄集方：熟地五钱，生地八钱，天门冬四钱，当归五钱，肉苁蓉六钱五分，川牛膝四钱，枸杞子五钱，杜仲二钱五分，补骨脂一钱，锁阳三钱五分，青盐三钱……"（《清宫医案集成》32页）

3. 修合龟龄集

"雍正八年六月初八日全十五日修合龟龄集。"（《清宫医案集成》32页）

4. 再修合龟龄集

传旨修合龟龄集："雍正十一年七月初八日，总管李英传旨：着药房修合龟龄集，有用之处照常用，少了随即修合……同议仍用药房合过一方，甚好，择吉于八月二十一日合过龟龄集三料……"（《清宫医案集成》35页）

5. 赏赐龟龄集记录

清宫医案记载："雍正八年六月初七日起至十二年正月二十日，赐果亲王，共用过龟龄集三斤一两。"

"雍正十年五月初一日起至乾隆十一年三月十九日，赐和亲王，共用过龟龄集三两。"

"雍正十一年十一月二十五日，赐愉郡王，龟龄集一两。"

"雍正八年八月十九日，赏河南总督田文镜，龟龄集四两，连方一张。

赏内大臣海望，龟龄集四钱。赏内阁中书戴临，共用过龟龄集一两五钱。赏刘声芳，龟龄集二分。赏钱斗保，龟龄集五钱。赏杨太和，龟龄集二两。赏景山总管阿兰泰，龟龄集二钱。赏乾清宫总管王太平，龟龄集五钱。"

"雍正十三年二月二十八日，赏署理湖北巡抚印务吴应棻，龟龄集一两。"

"乾隆元年二月二十八日，赏内务府总管常明，龟龄集二两。"

"乾隆元年四月初七日起至十年六月初四日，赏伯依勤慎，共用过龟龄集六两。赏乾清宫总管王太平，龟龄集五钱。"（《清宫医案集成》32页）

（三）改良养生膏方琼玉膏

满族传统养生保健用药方法简单，多将药物用水煎服，以汤剂为主，后来逐渐发展为膏剂，如大补气血的人参膏、治咳嗽的秋梨膏等。清代宫廷将满族传统补益药物人参、茯苓加生地配伍，研制成膏方。

1. 谕旨修合琼玉膏

清宫医案记载："雍正六六年十二月十六日，御药房首领王洁、张尔泰钦遵上谕，合琼玉膏一料，净得二十三斤十二两……"

据清宫医案研究参考："此方为雍正皇帝修合以赏臣下，雍正本人抑或用之：盖本方为延年益寿之剂，方书谓可使须发不白，容颜不衰。此方以滋阴生血之地黄为君，人参以益肺之损，茯苓所以培脾胃之本，合以百花之精白蜜，被誉为温良和厚之品，因而有"琼玉"之号，谓珍贵也。此方对虚痨干咳适宜，有滋阴润肺之效。"（《清宫医案集成》30页）

2. 琼玉膏方

清宫医案记载，琼玉膏方药："生地黄十六斤，捣绞取净汁十二斤，人参细末二十四两，白茯苓细末四十八两，白蜜炼去滓十斤。"（《清宫医案集成》36页）

"……制时终始勿犯铁器，服时忌食蒜、葱、萝卜、醋、酸等物。此药填精补髓，返老还童，补百损，除百病，发白转黑，齿落更生……"

"铁瓮先生琼玉膏，此膏填精补髓，肠化为筋，万神俱足，五脏盈溢，发白变黑，返老还童……"（《清宫医案集成》36页）

"新罗参八两（去芦），生地黄五斤五两三钱三分三厘有零，取汁白茯

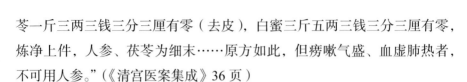

苓一斤三两三钱三分三厘有零（去皮），白蜜三斤五两三钱三分三厘有零，炼净上件，人参、茯苓为细末……原方如此，但痨嗽气盛、血虚肺热者，不可用人参。"（《清宫医案集成》36页）

（四）发展养生保健药酒

满族酿酒和饮酒的历史久远，早在满族祖先肃慎时期，满族就学会了制作酒的技术。满语称酒为"阿鲁克艾"。满族居住在寒冷的北方，饮酒可以御寒。酒是满族的传统文化和日常生活中的重要内容，是满族生活中必不可少的饮品。满族酿酒和饮用的酒类很多，有清酒、醴酒、烧酒、黄酒、汤子酒、松苓酒等多种药酒。满族民间所饮用的酒类，多数是自家酿制。其中，自家酿制的果酒非常有满族特点，主要以长白山特产山野鲜果为原料。主要的方法是：在秋季水果成熟时，将山葡萄、山楂、山梨、狗枣子等野果洗净，经发酵后酿成果酒。满族先人还会酿制更具特色的酒，叫松苓酒。据富育光主编的《图像中国满族风俗叙录》50页中对满族饮料的记载："松苓酒的做法是：在山中觅一古松，伐其本根，将上好的白酒装在陶制的酒瓮中，埋在其下，逾年后取出，酒色如琥珀。相传，这样便使古松的精液吸入酒中，能起到清心明目、理肺化痰之奇功，故名'松苓酒'。无疑，这是满族猎人的一个发明。"[4]

用酒浸泡药物饮用防治疾病也是满族民间的习俗。至今，东北地区和满族集聚地民间仍保留着用传统的方式酿制白酒、药酒和果酒。用人参、五味子、枸杞子、鹿茸等东北道地药材泡制成药酒，并用饮药酒的方法来防治疾病和养生保健，是满族的习俗。从金代开始至清代，满族的传统酒文化在宫廷中仍然保留和延续着。满族宫廷中酿制的养生保健药酒种类很多，从金代宫廷中酿制的茱萸酒、菊花酒到清代发展宫廷养生保健酒，种类有数十种之多。满族把宫廷中酿制的各种酒类定为"圣酒"或"御酒"，只能供给皇帝和皇族饮用。除了药用和养生保健之外，满族皇帝还将宫廷御酒作为奖赏赐给有功之臣。满族宫廷御酒在清代宫廷医疗保健中运用的案例很多。

1. 清代宫廷用"圣酒"治疗内伤饮食、大便结燥

清康熙年间，正黄旗一等侍卫那尔善内伤饮食，外受寒邪，用"圣

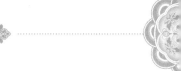

酒"治病。清宫医案记载："康熙四十五年十二月初八日……正黄旗一等侍卫那尔善病，系内伤饮食，外受寒邪，以致肚腹攻痛，胸胁饱胀，有时恶心，又兼腰腿酸疼，夜间不宁，大夫等议用加减行气香苏饮调治，寒邪已解，肚痛微减，但大便结燥，大夫等讨圣酒调治，服后大便去过一次，腹痛大减，大夫等仍用圣酒调治。谨此启闻。"（《清宫医案集成》23页）

2. 清代宫廷用"御制酒"治疗中风

清宫医案记载，康熙四十九年五月二十七日，镶黄旗食阿思哈尼哈番俸硕色患中风重大之症，用御制酒调治。"镶黄旗食阿思哈尼哈番俸硕色病，原系中风重大之症，神昏目闭，痰涎壅塞，左半身不遂，服御制白丸及酒，神气已明，痰壅已好，惟左半身不遂因交夏至，于二十五日晚又觉神气昏愦，痰壅气堵，汤水难咽，年老之人反复不宜。臣等议仍用御制酒兼祛风化痰汤，竭力救治。谨此奏闻。"（《清宫医案集成》23页）

3. 清代宫廷用"御制酒"调治肝经积热、痰气结于心包络

清宫医案记载，康熙五十一年八月初五日，正黄旗四等侍卫布勒苏肝经积热，痰气结于心包络，用御制酒调治。"正黄旗四等侍卫布勒苏病，系肝经积热，痰气结于心包络，以致言语错乱，舌肿黄苔，有时不知人事，妄动逾墙，病似疯狂，六脉滑软，其症险，服过圣药白丸，疯狂已减，惟语言仍乱，此心经有痰之故，臣等议讨御制酒，以疏通经络，兼用清心豁痰汤调治。"（《清宫医案集成》28页）

4. 清代宫廷用"御制酒"治疗肝脾不足、气滞痰凝

清宫医案记载，康熙年十二月初三日，总管梁琪肝脾不足，气滞痰凝，用御制酒治疗。"大夫黄运、刘声芳、许士弘谨奏，看得总管梁琪病，系肝脾不足，气滞痰凝之症，以致胸膈胀痛，饮食堵塞，吞酸作呕，有时烦躁，呕吐痰水，年老气弱，不敢多药，臣等议用御制酒，以舒气化痰，缓缓调治。"（《清宫医案集成》29页）

5. 清代宫廷中的酒单

清代宫廷中，满族养生保健的酒类繁多，应用广泛且十分珍贵。康熙年间，宫中仅用于调理脾胃、补益气血的果酒就有数十种之多。清宫医案中有详细的记载："佛手汁二桶，香圆汁二桶，荔枝汁二桶，桂圆汁二桶，

百合汁二桶，青果汁二桶，木瓜汁二桶，桂花露汁一桶，玫瑰露汁一桶，蔷薇露汁一桶，水仙汁四桶，泉酒汁一百坛（宫中李煦奏折）。酒单附于康熙三十七年十月请安折包封内，此酒颇有补益或醒脾之功。"（《清宫医案集成》21页）

清代宫廷中，满族传统酿制果酒和应用果酒、药酒调理、补益身体的方法，得到很好的继承和发展。满族人喜爱喝酒，药酒调补养生是满族宫廷中补益长寿的重要方法。药酒的种类繁多，最常用的还有松龄太平春酒、莲花白酒、玉容葆春酒、滋肾健脾壮元酒等，可以温补肾阳，健脾益气，以药酒疏通气血。据清宫医案记载，药酒疗法很多，康熙年间，宫中御医对于内伤饮食、外受寒邪、肝经积热、痰气结于心包络、肝脾不足、气滞痰凝之症，都用圣酒、御制酒治疗，甚至中风重大之症用御制酒兼祛风化痰汤救治。宫中还存有果酒酒单。

6.清代宫廷中常用的养生保健酒

（1）龟龄酒：清代宫廷龟龄酒的药物和功能与龟龄集相同。健脾药：人参、山药、砂仁、丁香、甘草。补肾药：鹿茸、海马、淫羊藿、杜仲、补骨脂、熟地黄、生地黄、天冬、枸杞子。化瘀药：当归、牛膝、制山甲。龟龄酒方，将前龟龄集方药，共成粗末，用烧酒二十斤，江米窝儿白酒二十斤制取。此方系将龟龄集改制成酒剂。酒性温，可通血脉，御寒气，行药势，效果可以更快。但阴虚、失血及湿热证忌用，以防动痰生火，迫血外溢。

（2）太平春酒：滋补健身酒剂。乾隆十五年四月初七日，太平春酒方由刘沧州献入宫廷。由熟地四两、当归一两、茯神一两、枸杞子四钱、红花四钱、龙眼肉八两、整松仁一斤等十五种药物，加玉泉酒二十斤、白酒二十斤、千烧酒四十斤煮制而成。经太医刘裕铎审查，上奏皇上"看得太平春酒药性纯良，系滋补心肾之方"。其后经康熙皇帝品尝，增减药物，调剂口味，方中熟地、枸杞子、龙眼、松仁等，属于传统的延年益寿药物，偏重于填补心肾阴精，红花活血通经，增强补益作用。

（3）屠苏酒：据清宫医案乾隆皇帝临终前一月之护病记录及脉案记载，乾隆六十三年十二月三十日，乾隆皇帝临终前三日，即乾隆六十四年除夕，宫中用一个多月前就为乾隆皇帝拟好的屠苏酒方，为庆祝新春佳节而备屠苏酒，随意饮。

清宫医案研究记录："（乾隆六十三年十二月）三十日卯初，进参麦饮一次，用人参一钱五分。巳初二刻，进灯心竹叶汤一次。酉正一刻，进参麦饮一次，用人参一钱五分。"

"屠苏酒一剂，四十三年十一月十九日方。大黄五分，吴萸六分，川椒七分，桂心八分，桔梗一钱五分，白术二钱，防风二钱，柏叶二钱，以缝囊盛之，于除夕日酉时，悬入井中，至元旦子时取起，加冰糖一两，用木瓜酒二斤，煎四五沸，随意饮。"（《清宫医案集成》47页）

乾隆皇帝最爱喝的养生药酒为龟龄酒和松龄太平春酒。龟龄酒可祛病壮阳，补肾健身；松龄太平春酒可活血行气，健脾安神。这些药酒都有抗衰防老、延年益寿的功效，久服可以延缓衰老。乾隆六十三年十二月三十日，在乾隆去世的前三天除夕，宫中还给他制备了屠苏酒。乾隆是中国历史上历代君王最长寿的一位皇帝，活到89岁，当了60年的皇帝。乾隆皇帝注重养生，保持心理平衡，坚持围猎健身，合理膳食，饮用各种长寿药酒，保持了健康的体魄。乾隆老年之后，调理脾胃，滋补肝肾，服用营养滋补品，这些与他的健康长寿应该有一定的关系。清代慈禧、光绪皇帝为补益强壮，经常服用夜合枝酒、葡萄酒，活血通脉养生，清宫医案都有记载。清代宫廷中帝王服用养生保健药酒的案例，为后世研究开发宫廷养生保健药酒提供了依据。

（五）满族传统饮品在宫廷中的应用与发展

满族先民在长期的生活实践中，逐渐总结出将食物或药材泡水或煎煮后当茶饮用，可以止渴，还可防治疾病，这种茶成为满族民间常用的饮料。至今，满族民间仍有用五味子、人参、金银花、菊花、枸杞子、山楂等泡水饮用以防治疾病的习俗。清代宫廷将满族传统饮品的制法和用法进行了改进，各类具有治疗和保健功能的药物制成饮料，即代茶饮。由于制作简单、疗效明确，深受帝王宫廷贵族的欢迎，代茶饮成为清代宫廷用于医疗保健的重要方法。宫廷中代茶饮品的种类很多，应用范围广泛，有的用于食疗或病愈后的调理，有的用于危重病人的抢救，宫廷中的内、外、妇、儿、五官各科都用代茶饮。由于代茶饮方小，口感好，宫廷中人极易接受，在宫廷中备受推崇，帝王嫔妃、皇子大臣都曾服用。最具特点的是清代将代茶饮用于抢救危重病人，如嘉庆朝玉贵人在病危时用"参莲饮""参脉代茶饮"进行抢救，慈禧临终前曾使用"滋胃和中代茶饮""育神化痰代茶饮"救治等。可见，清代宫廷代茶饮应用广泛，如浮麦地骨皮代茶饮、灯心竹叶冲汤代茶饮、育神代茶饮、清热代茶饮、参苓代茶饮等。各种代茶饮调配也很精细考究，注重方便实用和功效。清宫医案中记载了宫廷大量使用代茶饮的案例。

1. 土茯苓代茶饮的应用

康熙年间，江宁织造通政使司通政使臣曹寅，因偶感风寒，误食人参得解后，患疥疮。康熙皇帝朱批："惟疥不宜服药，倘毒入内，后来恐成大麻风症，出（除）海水之外，千万不能治。小心，小心！土茯苓可以代茶，常常吃去也好。"（《清宫医案集成》20 页）

康熙皇帝在宫中率先提出土茯苓代茶饮，仅土茯苓一味药，煎汤代茶，属单方验方，药味少，药量轻，药效专一，服用方便。代茶服用，不仅服用方法简便，增加了疗效，而且可以长期服用。

2. 育神代茶饮的应用

乾隆二十年十一月，宫廷御医崔义光为定贵人诊病治疗，诊得："定贵人脉息和缓。原系肝胃饮热之证。用药调治，症势俱减。惟夜间有时少寐。此由心气不足，饮热未净所致。今暂用育神代茶饮，继服和肝扶脾丸调理。茯神三钱，枣仁二钱，炒远志一钱，半夏二钱，竹茹二钱，水煎代茶。"

3. 清热代茶饮的应用

乾隆二十二年十二月，宫廷御医崔文光为定贵人诊病治疗，诊得："定贵人脉息滑大，痰涎上壅，气闭作抽，乃元气已亏，汗出防脱。今用清热代茶饮一贴调理。蒌仁三钱，麦冬五钱，朱砂拌竹茹四钱，水煎代茶。"

4. 参苓代茶饮的应用

乾隆二十二年十二月，宫廷御医崔文光、王世安为定贵人诊病治疗，诊得："定贵人脉息沉缓无力。原系肝阴不足之证。惟病后气血衰微，因循日久，以致脾土虚败，胃气日渐消耗，恐成虚脱之证。今议用参苓代茶饮一贴调理。沙参五钱，块苓三钱，天冬二钱。"

5. 浮麦地骨皮代茶饮

乾隆五十年四月，"初十日，陈世官、张肇基、姜晟请得嫔原系肝胃不和，营分积热之证。服清热调营和胃等汤，脉息俱好，积热已清，相宜止药，用浮麦地骨皮代茶饮调理。浮小麦三钱，地骨皮二钱，水煎代茶。"（《清宫医案集成》107 页）

清代宫廷代茶饮，是在满族传统饮品制作和用途的基础上，合理配伍药物制作而成，是对满族传统饮品的发展和创新。其在治疗和保健中发挥了一定的作用，也为现今健康饮品的开发提供了借鉴。陈可冀院士主编的《清宫代茶饮精华》中，对清宫代茶饮做了全面的研究和整理，为研究开发代茶饮提供了详实的依据。

清代宫廷中养生保健方药多达上百种。据清宫医案集成《慈禧光绪医方选议》记载，慈禧用于长寿医方中涵盖了诸多方药，如"养心延龄益寿丹""长春益寿丹""益寿膏""保元益寿丹""延年益寿膏""培元益寿膏""五芝地仙金髓丹"；补益医方有"保元固本膏""十全大补丸""扶元和中膏""扶元益阴膏"；护发医方有"令发易长方""令发不落方""香发散"；治眼病医方有"避瘟明目清上散闻药方""洗药方"；用于女性保健医方有"调经方"；用于口腔、眼保健的医方有"漱口方""固齿刷牙散""明目洗眼方"；调理脏腑的清肺止咳方有"二冬膏""梨膏""平肝清热代茶饮""清热理气代茶饮方""清热解暑的暑汤方"等。尤其是女性养生保健方药，一应俱全。再如，清光绪皇帝的"种子方""长寿医方""养心延龄益寿丹""洗目方""漱口方""沐浴方"等，促进生育和健康长寿的养生保健方药种类繁多。这些药物大多属于传统的补益类延缓衰老药物，方药组合颇为平和，擅长补肾益元、滋阴助阳。现代医学研究证实，上述药物有补血、降血糖、降血压、抗脂肪肝、调节胆固醇在体内的合成、氧化和排泄等作用，因此，对衰老所致的代谢失调和内环境改变有一定的调节作用，故适于老年人服用。

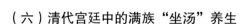

（六）清代宫廷中的满族"坐汤"养生

满族"坐汤"养生，指温泉洗浴，是满族较早的传统养生方法之一。满族先人久居东北黑龙江与长白山地区，那里地域辽阔，气候寒冷。长白山地区温泉很多，泉水中含有大量的硫黄和多种矿物质及微量元素，对人体健康十分有益。满族很早就懂得利用自然环境进行医疗保健，用洗温泉疗病健身。洗温泉至今仍很盛行，不仅在《满文老档》等有关史料及档案中都有记载，在朝鲜文献中也有记录。清代帝王贵族把"坐汤"作为养生保健的方法之一，并在清代宫廷中得到推崇和延续。满族对汤泉疗法的"坐汤"时间、饮食要求、注意事项、如何取得坐汤功效等都很有经验。在康熙等历代皇帝的起居注及脉案中都有很多相关记录。清康熙等多位皇帝都十分喜爱"坐汤"保健。康熙对"坐汤"疗法评价很高，他说："坐汤之法，惟满州、蒙古、朝鲜最兴，所以知之甚详。"[5]（《中国宫廷医学》792页）

清康熙皇帝曾多次赴汤山"坐汤"，还陪皇太后和孝庄太皇太后去汤泉"坐汤"。清宫医案中记载：康熙五十六年十二月初七日，"……万岁拟二十日赴汤山坐汤，因连日太后欠安，未曾起驾。""太皇太后晚年，倘若隔些日子不去汤泉坐汤，就感到筋骨经络不舒服，所以康熙经常亲自挽辔扶辕服侍她去汤泉驻跸多日。"（《清宫医案集成》20页）

康熙五十年，李光第生疮时，康熙一面赐他海水泡洗治疗，同时又授以"坐汤"之法。在五十年九月李光第的一个奏折中，康熙对"坐汤"疗法给予了很高的评价。

科学研究证明，温泉洗浴疗法具有疏通经络、协调脏腑、通行气血的作用，可以消除疲劳、活血化瘀、消肿止痛、祛风散寒、濡养全身。此法简便易行，尤其适合老年人健康保健。温泉洗浴疗养仍是现代医治某些疾病的一种有效疗法，已广为流传。

（七）满族传统运动养生在清代宫廷中的延续

满族素以射猎著称于世。作为以渔猎为主的满族人民，在严寒恶劣的自然环境里，为了生产生活逐渐创造出一些独特的运动养生方式和习俗，使气血宣畅，舒筋活络，消除疲劳，强身健体。满族悠久的狩猎传统，铸就了坚忍不拔、骁勇善战的性格。辽金时期，女真人把步射发展为骑射，积累了丰富的狩猎经验，狩猎成了满族帝王的必修课。骑射成了满族金、清两代的"国俗"。清代乾隆皇帝弘历遵照其祖父康熙皇帝"练武习劳"的庭训，几十年都坚持每年行围，配合巡视，既深体民情，监督吏治，也锻炼了身体，促进了健康。活动身体有助于健康，习武、狩猎、散步都是满族帝王健身的方法。据《中国宫廷医学》记载："慈禧太后于晚膳之后，还常在寝宫前后巡行散步，有时也让权阉李莲英等伴行，直到二更时分方入寝宫。"（《中国宫廷医学》592 页）

光绪帝注重运动健身，崇尚健身运动八段锦。《清宫医案集成》记载了光绪御笔八段锦要诀："双手托天理三焦，左右开弓如射雕，调理脾胃须单举，五劳七伤往后瞧，攒拳怒目增气力，背后七颠百病消，摇头摆尾去心火，双手鞠躬固肾腰。"

满族的运动养生观点早已被现代人所认同。中医认为，散步是一种运动，可以运动四肢，脾主四肢，因此散步对于脾胃的运化有重要的反馈性作用。《红楼梦》中的贾母是老寿星，她的养生之道中除了性格开朗、饮食清淡、少而精之外，很重要的一点是她喜欢活动。一有机会就和儿孙媳妇们在大观园里走动、玩乐，养成了很好的生活习惯。现代人也很注重适度活动健身，散步养生，尤其是饭后散步，已经成为很多现代人的一种时尚。

总之，满族先人崇尚自然，是自幼习武的马背民族。满族养生保健经验来源于生产和生活实践，伴随满族历史逐渐形成和发展。满族生活在北方寒冷恶劣的生存环境中，游牧、渔猎为主的生产方式，塑造了满族崇尚武功、坚忍不拔的性格。满族"靠山吃山，靠水吃水"的饮食习俗，俭朴务实的生活习惯，培养了他们强壮的体魄，具有北方民族的特点。满族传统养生保健内容丰富，总结满族长寿帝王的养生保健规律，我们发现，除了保持心情舒畅、有良好的饮食和生活习惯、经常弯弓习武、汤泉沐浴以外，经常服用补益增寿方药值得研究。满族有长期应用人参的经验，气血调和是养生长寿的重要内容。调和气血，气血得生，精神旺盛，体质健壮，自然可延长寿命。金元时期著名医家对养生保健认识日趋完善，满族传统养生保健经验在清代宫廷中应用，借鉴了中华民族历代养生保健的理论和精华，总结大量的养生保健经验和方药，丰富了中国传统养生保健的内容。

满族丰富多彩的抗衰老和延年益寿的方法，经过实践证明，其对养生保健有着重要的意义。有关科学研究单位对这些传统的养生保健方法运用现代的科学技术进行研究，一定会使更多的人利用较少的时间学到较多的保健知识，使不同年龄段的人能够收到养生保健的效果，从而提高身体素质和人类社会的健康保健水平。

第五节　满族传统疗法在清代宫廷中的应用

满族先民居住在寒冷的北方，为了生存，在觅食或与野兽斗争中受伤患病，就试图用各种草类、树叶、树皮包敷或用草药涂抹伤处。在学会用火取暖的过程中，逐渐发现用燃着的树枝叶或草类熏烤局部可以减轻疼痛。满族在长期的生产生活中积累了简便效验的多种传统治疗方法，如温泉浴、海水浴、熨法、外敷法、熏洗法、漱口、膏贴、涂敷、熏蒸等，用于治疗皮肤科、疮疡科、外伤科、内科、妇科、儿科、口齿科、咽喉科病症。治疗所用的物品也简单易得，日常用的粮食、蔬菜，如麸子、葱、姜、蒜、白菜叶、萝卜、盐等，还有就地取材的各种树根、树枝和东北道地药材等。治疗用药剂型逐渐发展为散剂、药膏、油、酒、煎剂等。满族传统疗法至今仍在满族集聚地传承应用。满族入关后，一些传统治疗方法伴随满族进入清代宫廷。满族传统疗法在清代宫廷中逐渐完善和发展。清代宫廷充分发挥满族传统外治法的优势，将内治法与外治法相结合，药物治疗与非药物疗法相结合，避免了长期口服药物的弊端，丰富了清代宫廷医学。

一、熨法在清代宫廷中的应用

满族传统热熨疗法，是用炒热或蒸热的麸子、食盐或药物或加入白酒、醋等，用布包裹熨身体疼痛或病变部位，借热力和药物的作用，达到舒筋通络、活血止痛等目的，用以治疗风寒痹痛、虚寒性脘腹疼痛及肢体关节疼痛、风寒感冒等寒性病痛。药物熨法简便，易于掌握和使用，可以根据病患不同进行适当调整，选择不同的药物或添加辅料，如炒盐熨腹部可以治腹痛，炒葱熨可治跌打损伤、肢体疼痛等。满族传统热熨疗法是满族民间常用的治疗和保健方法。满族传统熨法在满族宫廷中常有应用，并逐渐发展，能够用中医理论辨证用药制作和使用。熨法不断改进并具有多样化特点，有食盐炒熨、葱汤烫熨、醋炒热熨、盐葱熨、香附萝卜醋炒熨、鸡子熨、洗擦熨、推熨、暖腰熨等诸多方法。满族传统熨法在清代宫廷中得到广泛使用，并将保健和治疗范围不断扩大，成为宫廷医学的重要内容之一。

（一）清乾隆年间惇妃使用熨药方

乾隆年间，惇妃患妇科经血不调和下部湿毒病患，用熨药方："香附四两，兑食盐二两，炒熨患处。"（《清宫医案集成》65页）

乾隆四十三年，惇妃患牙龈浮肿，牵引疼痛，微作寒热病症，用葱汤烫熨。"九月初十日，刘太平请得妃脉息浮洪。牙龈浮肿，牵引疼痛，微作寒热。系肝胃有热，外受风凉所致。今用祛风清上饮外，用葱汤烫熨，兼上红清胃散调治。"（《清宫医案集成》77页）

乾隆四十三年，惇妃肝脾不适，用外熨药方："川乌五钱，草乌五钱，食盐二两，醋一小酒杯，烧酒一小酒杯，共为粗末，同拌匀，炒热，熨患处。"（《清宫医案集成》73页）

（二）清乾隆年间禄贵人使用熨药方

乾隆四十九年十月初八日，禄贵人患血虚有热，外受风凉，服药稍愈，惟周身酸痛，用熨药方："川乌六钱，草乌六钱，羌活八钱，青盐五钱，补骨脂一两，透骨草五钱，白鲜皮六钱，乳香五钱，共为粗末，瓮麸子一碗，加醋搅匀，炒热，入布袋内，熨痛处。"（《清宫医案集成》121页）

（三）清嘉庆年间福晋患腿膝疼痛使用熨药方

嘉庆嘉庆二十二年，二阿哥福晋患腿膝疼痛，用熨药方："香附面四两，木瓜三两，食盐二两，干酒四两，拌炒装布袋内，熨痛处。"（《清宫医案集成》200页）

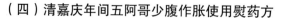

（四）清嘉庆年间五阿哥少腹作胀使用熨药方

嘉庆二十三年，治疗五阿哥小水涩痛，少腹作胀，外用盐葱熨法调理。"食盐一两，葱白二两，炒热温熨。"（《清宫医案集成》244页）

（五）清道光年间孝慎皇后使用熨药方

道光三年，孝慎皇后胸满胀痛，烦躁不安，大便虽行，究属不净。使用熨法治疗，熨药方："香附一两，萝卜子二两，醋炒熨之。"（《清宫医案集成》259页）

（六）清光绪年间慈禧皇太后使用熨药方

光绪二十八年，慈禧皇太后患头闷微晕，目皮困动，膈间有时不爽，咳嗽痰饮，时或躁急病症，用熨药治疗。熨药方："荆芥穗二钱，羌活二钱，白芷二钱，僵蚕三钱，明天麻二钱，青皮三钱，共炒以水煎，煮鸡子二枚，熟后去皮，再煮，令药味入透，取鸡子，随意熨之。"（《清宫医案集成》511页）

（七）光绪皇帝使用熨药方

光绪三十四年，光绪皇帝患腰痛病症，宫廷御医施焕，拟奏治腰痛的洗擦熨方："川椒五钱，独活三钱，细辛一钱，川乌二钱五分，晚蚕沙五钱，乳香三钱，木通三钱，没药三钱。以上八味，共捣粗末，用水熬好，兑烧酒洗擦后。另用：生牡蛎五钱，川牛膝三钱，独活一钱五分。以上三味，共研细末，用盐水连须葱头十个，共炒热，用细布包熨后，再用。"

宫廷御医张彭年拟奏的腰痛外治方："独活五钱，川乌三钱，香附五钱，防己四钱，川芎四钱，乳香四钱，没药四钱，乌药五钱，桑枝二尺。上药配两分，挫为粗末，一分煎洗擦干后，即再用一分炒热，作两包轮熨。"（《清宫医案集成》843页）

宫廷御医吕用宾拟奏的外用推熨方："半夏、天麻、细辛，以上各二两，和匀，盛二绢袋，蒸热，交互推熨痛处。又方：糯米半升（炒黄），黑大豆半升（水泡，炒熟），趁温用绢包两包，如冷再炒温，不要太热，卧时贴放于腰之两旁，频频温之，自可缓愈。"（《清宫医案集成》844页）

（八）清代宫廷应用外治养元固肾暖腰法

满族民间治疗腰痛，多将药物加热后，用布包裹围在腰部，用以舒筋

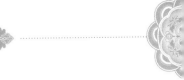

活血止痛，是一种常用的外治法。

宫廷御医外治养元固肾暖腰法治疗腰痛："上肉桂一两，大茴香一两，升麻一两，川楝子一两，广木香一两，丁香五钱，川椒一两，补骨脂一两，附片四钱，蕲艾一斤，另搓软。上药共为末，蕲艾搓软，拌匀，用绫绢约六寸宽，做成围腰式，将药艾装入，围于腰上，长久用之。"（《清宫医案集成》845 页）

二、熏洗法在清代宫廷中的应用

熏洗法是满族传统疗法之一，源于满族民间。满族传统熏洗法，是将盐用水煮后，趁热熏或将药物煎煮后熏洗患病部位，或用盐搽法、盐洗法，或与韭菜子、冰片等药物组方熏洗，治疗眼病、皮肤病、阴痒、肢体筋骨痛、肛肠疾病等。满族传统熏洗法在清代宫廷中常有应用，成为宫廷中常用的保健和治疗方法，多位皇帝和皇后使用过熏洗法治疗病患。

（一）治疗乾隆血热风疹洗药方

乾隆皇帝腰腹间起碎疙瘩，瘙痒成片，用洗药方治疗："荆芥穗五钱，防风五钱，土大黄五钱，蛇床子五钱，当归五钱，地肤子三钱，鹤虱草三钱，杏仁三钱（炒，研），朴硝五钱，苦参五钱，黄柏五钱，川椒二钱，引用食盐三钱，连须葱白三根……十二月初十日，洗药内每一壶加生白矾五钱。十二日，洗药内换枯白矾五钱。"（《清宫医案集成》43 页）

（二）孝慎成皇后使用熏洗方

道光三年五月二十八日，曹进升请得孝慎成皇后熏洗药一分："苦参一两，龙胆草一两，连翘一两，蛇床子五钱，金银花一两，水煎熏洗。"（《清宫医案集成》258 页）

皇后用"熏药：韭菜子二钱，冰片二分"。（《清宫医案集成》305 页）

（三）治疗光绪足跟痛洗药方

光绪三十四年，光绪两耳鸣响，右耳作堵，左足跟作痛，微觉焮热，食下运迟，大便不流利。宫廷御医曹元恒拟奏洗足跟痛方："防己四钱，淡木瓜二钱，净乳香三钱，晚蚕沙三钱，丝瓜络三钱，丹皮三钱，水煎浓汤，熏洗之……足跟痛便方：食盐研细，用少许轻轻擦之，擦后温水洗

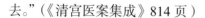

去。"（《清宫医案集成》814 页）

光绪三十四年，光绪患腰胯愈掣痛，并及少腹，举动行走费力，梦遗。宫廷御医周景涛拟奏熏洗方："忍冬藤六两，干藕节三两，小桑枝一两，归身八钱，芦根三两，浓煎，食后熏洗。"（《清宫医案集成》837 页）

三、外敷法在清代宫廷中的应用

满族传统外敷法，是将药物捣烂，或用醋、酒、糖水之类调制成糊状或软膏状，或将药物直接捣烂贴敷患处，治疗跌打损伤、蛇虫咬伤、痈肿疔疮等病患。满族民间用马齿苋捣烂敷腮部，治疗腮部红肿疼痛（腮腺炎）。满族民间妇女美甲，用凤仙花捣烂敷指甲一宿，即可染成红指甲，指甲颜色鲜红靓丽。

满族传统外敷法在满族宫廷中应用，主要用于治疗跌打损伤、痈肿疔疮、腰腿疼痛。外敷方法是用药物直接外敷患处。列举如下：

（一）用鲜菊花外敷治疗侧福晋手指病患

"嘉庆十七年三月十一日，三阿哥侧福晋脉息弦数，右手拇指指甲下当中，长一小疙瘩，红肿木痛，系血热凝结所致，今用鲜菊花叶加盐少许，同捣，敷指上。再用菊花叶一两，用黄酒煎服调理。"（《清宫医案集成》228 页）

（二）用敷面方治疗慈禧目皮颊旁筋脉有时掣动

清光绪二十八年四月二十四日，慈禧皇太后目皮颊旁筋脉有时掣动，宫廷御医庄守和拟奏敷面方："僵蚕三钱，全蝎二个（去毒），香皂三个。"（《清宫医案集成》508 页）

（三）用外敷法治疗光绪皇帝腰痛

清光绪三十四年八月初八日，"（光绪）备用腰痛外治方：小茴香一两，全当归一两，乳香一两，广木香一两，川芎五钱，没药一两，红花四钱，川乌五钱（炙），穿山甲五钱，白附子五钱。上药为末，酒炒，摊铺薄棉中，趁热束腰。"（《清宫医案集成》847 页）

四、贴药法在清代宫廷中的应用

满族常用的贴药法，是将药物贴在患病部位治疗疾病的方法。满族常用的脐部贴药法，是将药物做成适当的剂型，贴在人体的脐部，治疗全身疾病的方法。满族贴药法在宫廷使用过程中得到发展，宫廷御医根据中医经脉穴位理论，将贴药法发展为贴人体穴位以治疗疾病，应用范围从治疗病患发展到养生保健。贴药法简便有效，无机体创伤，成为宫廷中易于接受的治疗方法之一。

（一）外贴"除湿拔毒膏"治疗疮疡湿毒

康熙五十年六月初四日，"十三阿哥恙，系湿毒结于右腿，膝上起白泡，破后成疮，时流稀脓水，原曾腿痛，时痛时止，一年有余，复出此恙，看外形皮薄毒浅，惟筋骨时常作痛，恐其内发成鹤膝风症。臣屡经此症，皆不能速效。谨遵圣训用三仙汤，外贴除湿拔毒膏，今外恙好些，仍用前药调理。"（《清宫医案集成》21 页）

（二）宫廷制作的贴脐药方

"进贴脐方，雍正九年正月二十五日，臣钟元铺……木香、莲花蕊、正川椒（同参下）、胡椒（同参下）各四钱。上细药不宜见火，待膏药浸过后溶化，方下贴脐之药，开一寸五六分大，腰中再加一贴四五寸大。"（《清宫医案集成》33 页）

（三）宫廷制作贴穴位的"解郁舒肺和脉膏"

"生香附六钱，僵蚕五钱，石菖蒲五钱，苏梗四钱，白芥子四钱，橘络四钱，全当归一两，青皮五钱，赤芍药五钱，丹参六钱，片姜黄五钱，桑枝一两，透骨草八钱，鸡血藤膏八钱。用香油三斤，将药炸枯，滤渣，兑丹熬至老嫩合宜，摊贴肺俞穴处。"（《清宫医案集成》1283 页）

五、药物漱口法在清代宫廷中的应用

满族传统药物漱口法，主要是用当地产的新鲜北细辛或新鲜野薄荷等草药煮水漱口，或将药物捣烂外敷，在口中咀嚼，用来治疗牙痛或口臭。

满族传统药物漱口法进入满族宫廷后，制作漱口的药方更加精细，使用方法灵活。满族宫廷中漱口法，是将药物水煎后，用药汁漱洗口腔，或制作药粉擦拭，用于治疗口腔、咽喉疾病及口腔卫生保健。清宫医案记载乾隆年间满族传统药物漱口法在宫廷中的使用案例：

乾隆二十一年四月初五日，"定贵人漱口药四分。生石膏一两，细辛一钱五分，知母二钱，薄荷一钱五分，防风一钱五分，黄柏二钱。"（《清宫医案集成》112 页）

乾隆四十八年七月初十日，十一阿哥原系风热牙痛之症。"昨服消风清胃饮，兼漱口药、搽牙散，风热已解，肿痛大减。今宜止汤药，仍用漱口药兼搽牙散调理。"搽牙散的组成："石膏一两（煅），青盐三钱，甘松二钱（去土净），细辛五分，滑石一两，生矾一钱，共为细末。"（《清宫医案集成》43 页）

乾隆五十一年十一月，阿哥患齿病。"原因风火相激，以致作痛。宜用散火宜风汤漱之勿咽。防风一钱，荆芥穗一钱，蜂房一钱，石膏二钱，火硝一钱，雷丸一钱，川椒五分。上药水盅半，煎八分热，漱乃吐去。"（《清宫医案集成》131 页）

随着满族宫廷对口腔保健认识的增强，开始使用药物刷牙或擦牙的方法保洁口腔和治疗病患。使用具有清热解毒、杀虫止痛作用的药物刷牙或擦拭牙齿，可以清洁牙齿和口腔，防治口齿疾病，对火虫、风热所致的牙龈疼痛等口腔疾患有一定的治疗效果。药物漱口法简便有效，清宫医案中大量的漱口药方有待于研究和开发。

六、耳内给药法在清代宫廷中的应用

耳内给药法，是满族民间治疗耳道内进入蚊虫等异物或耳内疔疮痈肿等病患时，通过在耳道内滴入香油或吹入药粉等来清除进入耳内的蚊虫或其他异物，或耳内用药治疗耳内病患的一种方法。满族传统耳内给药法在宫廷中时常被采纳应用，不同的是，满族宫廷所用药物更珍贵，制作更精细。从清宫医案记载的雍正皇帝塞耳方和光绪皇帝治耳闭方的组成可以得到印证。

（一）清雍正皇帝塞耳方

院使刘声芳拟奏的塞耳方："磁石豆瓣大一块，用棉花包裹。麝香豆粒大一块，用棉花包裹。"（《清宫医案集成》30 页）

聪耳棉方："石菖蒲五分，连翘五分，去瓤为细末，每个用五厘绢包，聪耳。"（《清宫医案集成》34 页）

（二）清光绪皇帝治耳闭方

御医忠勋拟奏的治耳闭方："延胡索一钱，山甲一钱（炒），全蝎一个（去毒），蚯蚓鲜三条、干四条（去皮），百草霜二钱，猪脂拌冰片五分，共研细面，葱汁调和，绵裹成捻，纳耳中，日一换。"（《清宫医案集成》281 页）

七、烟熏法在清代宫廷中的应用

满族传统烟熏法，在满族民间多用来驱虫或避秽。即将艾蒿、狼毒草、柳树枝叶等植物点燃生烟或燃烧药物生烟，用于驱赶蚊虫和防疫辟秽。满族发展了烟熏法在清代宫廷中的用途和用法，将可以驱赶蚊虫和防疫辟秽的药物制成易于贮存和使用的逼虫香、避瘟丹等，在宫廷中用于防虫、环境消毒或预防瘟疫病。满族创造的烟熏法驱蚊虫和防瘟疫的做法，为较大范围防止传染病的流行和传播提供了参考和研究的范例。

八、针灸疗法在清代宫廷中的应用

满族用针灸疗法治疗疾病，来源于满族先人在长期的生产生活中的经验总结与早期萨满治病的热疗法。萨满用针灸疗法治疗疾病在满族集聚地民间延续，满族针灸疗法与中医理论相结合得到了创新和发展，在史料中有所记载。满族针灸疗法在取穴、针法、针具方面都有一定的特点，针灸疗法融入满族传统医药并世代传承。

清代早期，宫廷太医院医学分科中设针灸科，清代宫廷有御医用针灸治疗疾病并取得一定疗效的案例，说明清初满族传统针灸疗法在宫廷医疗中受到了重视，并发挥了积极的作用。

清代初期，满族针灸疗法仍在宫廷中应用，成为宫廷御医常用的治疗方法。清宫医案中记载了康熙年间，清代宫廷御医用针灸治愈正白旗包依护军参领硕色患足疾病症的案例："康熙四十三年七月二十二日，臣胤祉谨奏……正白旗包依护军参领硕色患足疾，为大夫尹德以针灸治愈谢恩。"（《清宫医案集成》24页）

清代宫廷的针灸名医很多，有代表性的如医家"尤乘，字生洲，号无求子，江苏吴县人。早年学习儒家学说，后拜当时的名医李中梓为师学医，以后遍访名医，得到许多真传，尤其以针灸为主。曾任太医院御前待值，三年后回归故里。在苏州虎丘悬壶行医，施济针药，由于其医术高超，求医者众多。"[6]

清代后期，宫廷中取消了针灸科，并废止了针灸疗法，针灸在宫廷中禁止使用，但清代宫廷针灸医疗技术在民间流传。清道光年间，针灸疗法被清代宫廷严格禁止使用以后，宫廷针灸医生回到民间，有些医生将针灸治疗技术带到民间满族集聚地，促进了满族针灸在民间的传承。例如，满族医生边成章，祖孙三代均为医生，其中大儿子边宝钧对针灸尤为精通，其孙子边增智，著有《气化探源》一书，在经络气化方面做出了论述。

现今，通过调研和查阅资料，北京市满族医生王某在继承清宫御医针灸技法的基础上，运用自己创造的满族针灸技法诊治疾病。在选穴用针上，一穴多针或一针多穴。针法多用长针透拉法、双针法、多针法、五龙针法、王氏肩三针等。此外，还擅长运用舌针、血轮针法等多种针灸方法，用于治疗中风失语、脑出血、脑血栓、腰椎间盘突出、肩周炎等多种临床疑难病症。至今，满族民间医生仍在使用满族针灸方法治疗疾病，并不断总结治疗经验，满族针灸疗法一直在民间传承。

九、海水浴治疗皮肤病在清代宫廷中的应用

海水浴是满族先人在长期与疾病做斗争中积累众多治疗疾病和健康保健的自然疗法之一，清康熙皇帝入关后仍十分推崇海水浴，并指出海水浴的适应病症。"康熙四十九年十一月初三日，江宁织造通政使司通政使臣曹寅谨：臣今岁偶感风寒，饮误食人参，得解后，旋复患疥，卧病二月有余……朱批：惟疥不宜服药，倘毒入内，后来恐成大麻风症，出（除）海

水之外，千万不能治。"（《清宫医案集成》20 页）

海水浴治疗疥疮等皮肤病，方法简便，确有疗效。康熙朱批疥疮不宜服药，必须用海水浴，可见满族对海水浴积累了丰富的经验。

清代宫廷使用满族传统疗法治疗常见疾病和养生保健，之所以能在宫廷中得以延续和发展，其主要原因是许多满族传统疗法符合满族的传统文化和习俗，遵从了满族皇帝和皇族的意愿。一些满族传统疗法，如药膳疗法，易于被人接受；外治法，不仅治疗方法简单，安全有效，而且没有毒副作用。满族传统疗法在宫廷中的延续应用和实践，拓宽了清代宫廷医学临床治疗方法和思路，也为现今临床医学提供了参考。清宫医案记载，清代宫廷外治医方几百首，剂型数十种，不仅有传统的丸、散、膏、丹，还有煎、锭、油、酒等新剂型。使用方法有外敷、搽抹、熥熨、熏洗、薄贴、吹喉、点眼、滴耳等。应用范围涵盖了外伤、内、外、妇、儿、口齿、咽喉、皮肤、疮疡等各种科系的病症。陈可冀院士主编的《清宫外治医方精华》一书，为现今学习、研究、应用外治法提供了参考。

第六节　满族传统药物在清代宫廷中的应用

满族传统药物应用历史久远，通过对多部满族历史资料的收集和整理，以及对满族集聚地东北地区民间的调研，证实满族传统药物早在满族女真早期就有了认识和应用。满族传统医药的先行使用人是满族萨满。满族萨满将满族在长期的生产生活实践中验证的医药知识和医疗经验加以总结，并在医疗活动和为人消灾祛病的过程中使用满族传统药物。满族传统民间用药的来源主要是就地取材，使用东北地产药材。根据对满族用药调查结果的不完全统计，满族常用药物 300 余种，有植物药、动物药、矿物药等。满族传统用药很有特点，主要是用单味药或小药方。无论是口服还是外用，所使用药物为 1 ～ 2 味药，组方用药也只仅几味药，但是用药量偏大。使用的药物以鲜活药材为主。野生鲜活药物取材方便，使用方法简单，灵活多样，治疗效果明显，见效较快。在使用动物药时，如动物的心、肾、肝、脑、鞭、胎、血等，或直接食用，或经过简单加工，或经过晾晒后食用，或泡酒饮用。满族传统用药的其他特点前文已做过论述，不再详述。满族传统药物应用的经验主要以口传心授的方式在满族萨满和满族民间传承。现今，仍有许多流传在民间的满族萨满用药和满族民间用药的歌诀或满族医药的民俗谚语、民间传说和故事等，如经过整理的《百草歌诀》、满族土验方《三字经》《采药歌》等。东北特产地道药材人参、北五味子、灵芝、鹿茸、鹿血、田鸡油等众多满族传统药物在清代宫廷中依然延续使用，而且满族宫廷还不断对满族传统用药的制剂和使用方式方法进行完善和创新，为满族传统药物的使用增添了活力。满族传统药物进入宫廷以后，医技高超的宫廷御医运用中医理论，通过辨证论治后精心使用这些药物，突显了满族传统药物的实践性和实用性。满族传统药物在宫廷中应用的范例很多，现简要列举如下：

一、人参在清代宫廷中的应用

满族应用人参历史悠久，满族人崇拜人参，称人参为关东三宝之首，别名"棒槌"，满语音名称"奥秊达"。满族先民在生产生活实践中发现人参（野山参）能大补气血，能起死回生，视为神药，还赋以人参众多的灵气和美丽的传说。每当进山和采集人参时，都要举行拜祭山神和拜祭人参的仪式，至今进入长白山采集人参的人仍然保留着此习俗，可见满族对人参的崇拜。满族对采集人参、加工和炮制人参、储存和保管人参、使用人参经验丰富，方法众多。满族最早发明使用蒸制方法加工红参，采用炖、煎、熬、嚼等食用人参的方法治疗疾病和养生保健。

历史文献中关于东北长白山人参的记载很多，早在东晋年间，满族先人曾向东晋尚书赠送东北人参。唐朝以后，东北人参大量流入中原内地。后金努尔哈赤时期，人参贸易繁荣。采集人参和人参贸易曾是当时经济发展的重要产业。针对鲜人参在贸易和使用过程中产生的储存和运输易于腐烂变质的问题，努尔哈赤发明了将鲜人参蒸制成红参的方法，使这一问题得到解决。明代女真人将人参制成干馏水治病。当时，朝鲜将女真人称为"野人女真"。据史料记载，明嘉靖年间，女真人曾"用野人乾水和清心丸"和"进野人乾水凉膈散、至宝丹"治疗朝鲜一大王顽疾不愈病症。顺治年间，女真人"把干馏的人参水各一瓶"用来治疗"骆驼癫疾"病症。

清代，满族对人参的依赖崇拜和使用方法被带到清代宫廷中。清代宫廷使用人参的人员众多，从皇帝到皇族贵妃、王公大臣等都争先使用人参。清宫医案记载，宫廷中使用人参的数量极大。人参的用法逐渐增多，有嚼化，有汤剂，或在制作食品时加入人参，或制作药酒。宫廷中使用人参补益身体并长期应用时，用量并不大，每日约一钱，常用方法是嚼化服用。宫廷中还常用人参配伍组方，或制作成药，如参麦散、参莲饮等，或配伍人参作茶饮方，或以人参为主制成八仙糕和八珍糕等糕点食用。满族宫廷将人参视为养生保健和起死回生的灵丹妙药，满族宫廷对人参的应用更是依赖和推崇至极。上述这些内容可以从满族宫廷医案中得到印证。

（一）嚼化人参在宫廷中的应用

嚼化，即含化，又称嚼含，是将药物嚼在口中含化或用嘴咀嚼人参，慢慢含化的用药方法。宫廷中养生保健和治疗中调补气血的多种方法，以益气之法为主，嚼化人参是宫廷中常用的补气法之一。清代帝王皇族多连续数年服用人参。

乾隆皇帝晚年因年迈气血亏虚，宜益气为先。用人参补气，可达到气血调和的目的。乾隆皇帝晚年服用人参的方法，除每日嚼化人参一钱外，在参莲饮中加量服用。清宫医案还对乾隆年间皇后和贵妃嚼化人参的数量做了记载。

孝敬宪皇后，"陆续嚼化用过三等人参一斤十五两八钱，下存三等人参一两六钱三分。"

令皇贵妃，"乾隆三十年十二月二十日起，至三十一年正月二十一日止，人参汤用过人参三两一钱，嚼化人参用过人参三两一钱，汤药内用过人参八钱。"

颖妃，"乾隆三十年十二月二十日起至三十一年正月二十一日，嚼化用过人参三两一钱。"

庆妃，"乾隆三十年十二月二十日起至三十一年正月二十一日，嚼化用过人参三两一钱。"

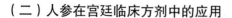

（二）人参在宫廷临床方剂中的应用

满族宫廷所用的药方中，滋补类型的方剂数量很多，而大多数养生保健的补益类方剂中都使用人参，这也是满族崇拜和依赖人参的习俗和宫廷多用补益类处方的特点所致。用人参配伍组方或制作成药的方剂很多，如参麦散、参莲饮等，或以人参配伍当茶饮，或制成糕点，并且都以人参为主要药物。宫廷中使用人参配伍的经典方药当属生脉散（饮）。生脉散始见于金代李东垣（"金元四大家"之一）所著的《内外伤辨惑论》，用于治疗"暑热伤气，汗出津亏"病症。生脉散是由人参、麦冬和五味子组成，人参大补元气、生津止渴，麦冬养阴生津，五味子收涩耗散之气，三药合用，有益气养阴复脉的功效。清代宫廷拓展了生脉散的治疗功能和应用范围，应用于危重病症的抢救和治疗中。如乾隆皇帝、同治皇帝、慈禧太后临终时都曾用生脉散或以生脉散为主加减救治。生脉散去五味子，名参麦饮。

（三）用人参制作宫廷御用药酒

酒是满族生活中的常用饮品，满族用人参泡酒治疗北方常见风寒湿痛、跌打损伤病症及消除疲劳、抵御寒湿、养生保健的做法历史悠久。满族制作和使用药酒的传统，在清代宫廷中得到很多的改进和创新，从原始简单的泡制后直接饮用，发展到在中医理论指导下将人参与其他养生保健药物进行精细的配制，制作不同类型和功效的药酒。如供饮用的"龟龄酒"就是按照中医理论组方，龟龄酒中的人参补气健脾，鹿茸补肾壮阳。龟龄酒可补心肾，通血脉，壮阳气，御寒气，行药势，效果更快速。

（四）用人参养生保健

人参是满族居住地长白山地区的特产，满族先民在生产生活中发现了具有大补身体、可以救治生命的神奇植物人参，并被满族世世代代崇拜。在生活中用人参强身健体，延年益寿，抗衰老，抗疲劳，还可用于补气生津、安神祛病。满族发明了嚼化人参的方法，既方便又实用。人参的用法由清代皇族带到宫中，宫中补益长寿多以益气之法为主，多用人参调补气血，故人参用量很大。宫中皇帝、后妃的脉案中，很少有不用人参者，多将人参嚼在口中含化，又称嚼化、嚼含。宫中帝王嫔妃服用人参时，多在汤药、丸、膏、丹中配伍使用，或用独参汤。

1. 孝敬宪皇后用噙化人参养生

清宫医案记载，"乾隆三十年六月二十日起至三十一年五月十三日，太后陆续噙化用过三等人参一斤十五两八钱，下存三等人参一两六钱三分。"

"乾隆四十一年八月初八日起至十二月初七日，皇太后合参苓白术丸十三料，用过三等人参八两四钱；合八珍糕一次，用过三等人参二钱；参姜饮用过三等人参九钱，汤药内用过三等人参五两。"（《清宫医案集成》38页）

2. 乾隆皇帝用人参养生

清宫医案记载，乾隆五十三年二月初八日起，至十月十八日，合上用温中理气丸四料，用过四等人参四两。据上用人参底簿，自乾隆六十二年（嘉庆二年）十二月初一始，至乾隆六十四年（嘉庆四年）正月初三日止，皇上共进参麦饮三百五十九次，用四等人参三十七两九钱。（《清宫医案集成》44页）

3. 慈禧皇太后用人参养生

光绪二十七年九月，慈禧皇太后用《人参底簿》载："寿康宫首领荣八月，陆续领取，约二十六年十一月二十五日起，至二十七年九月二十八日止，计三百三十一天，共噙化人参二斤一两一钱。今问得荣八月，皇太后每日噙化人参一钱，按日包好，俱交总管郭永清，太监秦尚义伺候。谨此奏闻。"

（五）清代宫廷中大量使用人参的记录

清朝历代在宫廷中使用人参盛行，用量惊人，宫廷中虽然使用人参的频率很高，使用范围很广，但是满族宫廷对人参的使用是十分严谨和细心的，并对所有使用人参的过程做翔实的存档记录。

1. 康熙年间使用人参的记录

"康熙四十八年三月二十四日，据查：去年十一月折内奏闻，二十四日，副总管太监刘进忠、李进朝遣清茶房大太监孙国安、明自忠来称取去内用参须一两；二十八日，副总管太监刘进忠、李进朝遣清茶房大太监孙国安、明自忠来称取去内用参须一两。奉旨……此后各处取人参，著将芦须掺和发给，若仅给参须，没有力量。（《清宫医案集成》20页）

2. 雍正年间太医院用人参药档

"雍正十三年正月，太医院用五等人参五斤，药房用五等人参五斤；二月，太医院用五等人参十斤，药房用五等人参二十斤；三月，太医院用五等人参十斤，药房用五等人参十斤；四月，太医院用五等人参十斤，药房用五等人参十斤；又四月，太医院用五等人参五斤，药房用五等人参十斤；五月，太医院用五等人参五斤，药房用五等人参十斤；六月，太医院用五等人参十斤，药房用五等人参十斤；七月，太医院用五等人参十斤，药房用五等人参十斤；八月，太医院用五等人参十五斤，药房用五等人参十斤；九月，太医院用五等人参十斤，药房用五等人参十斤；十月，太医院用五等人参十斤，药房用五等人参十斤；十一月，太医院用五等人参五斤；十二月，太医院用五等人参十斤。一年共用人参二百三十斤。"（《清宫医案集成》41页）

3. 乾隆皇帝使用人参的记录

"乾隆四十一年二月十九日起，至八月十四日，合上用八珍糕四次，用过二等人参八钱……乾隆五十三年二月初八日起，至十月十八日，合上用温中理气丸四料，用过四等人参四两。据上用人参底簿，自乾隆六十二年（嘉庆二年）十二月初一始，至乾隆六十四年（嘉庆四年）正月初三日止，皇上共进参麦饮三百五十九次，用四等人参三十七两九钱。"（《清宫医案集成》44页）此外，对容妃使用人参珠子散、五阿哥"汤药内用过人参十五两五钱，人参汤用过人参三钱"，清宫医案也有相关的记录。

4. 道光年间全贵妃用人参记录

道光八年，"全贵妃脉息渐缓。原系大病稍愈，元气未复……人参三分（去芦，制），黄芪三钱（制），甘草五分，水煎代茶。""二十日……全贵妃脉息渐缓。系大病稍愈，元气未复。今议照原方益气固本丸加紫河车一具、鹿茸五钱、人参二钱、肉桂五分。"（《清宫医案集成》300页）

5. 慈禧皇太后使用人参记录

光绪六年正月初七日，"慈禧皇太后脉息两寸虚弱，两关弦滑，重按亦无力……用温补固肠饮一贴，俾不致肠滑气陷、消耗难起为要。"温补固肠饮的药物组成："人参一钱五分（蒸），对于术三钱（炒），茯苓三钱，赤石脂三钱（煅），肉蔻一钱（煨，去油），诃子一钱五分（煨），肉桂六分（去皮），禹余粮三钱（煅），葛根一钱五分，白芍二钱（炒），炙甘草八分，车前子二钱，引用煨姜三片，乌梅二枚。"（《清宫医案集成》431页）

"光绪三十一年五月二十八日至六月二十九日，慈禧太后服用理脾和胃方剂，每日用人参从五分增至八分之多。""光绪三十二年八月二十一日至十月初八，慈禧太后服用调理脾胃、益气养荣制剂，每日服用人参一钱。"（《清宫医案集成》551页）

（六）清代宫廷中用人参及参麦饮或生脉饮救治帝王危重急症的记载

1. 清乾隆皇帝临终前救治用参麦饮

"乾隆六十四年正月初一日卯初一刻，进参麦饮一次，用人参一钱五分。辰正一刻，进灯心竹叶汤一次。申初，进灯心竹叶汤一次。酉初二刻，进参麦饮一次，用人参一钱五分。初二日卯初，进参麦饮一次，用人参一钱五分。涂景云、沙惟一请得皇上圣脉安和。惟气弱脾虚，议用参莲饮。人参一钱五分，建莲三钱，老米一钱（炒），水煎。本日巳初至初三日卯正一刻，陆续进参莲饮四次，用人参六钱。涂景云、沙惟一、钱景请得太上皇圣脉散大，原系年老气虚，屡进参莲饮无效，于本日辰时驾崩。"（《清宫医案集成》48页）

2. 清光绪皇帝临终前救治用生脉饮

"光绪三十四年十月二十一日子刻，张仲元、全顺、忠勋请得皇上脉息如丝欲绝，肢冷，气陷，二目上翻，神识已迷，牙关紧闭，势已将脱。谨勉拟生脉饮，以尽血忱。人参一钱，麦冬三钱，五味子一钱，水煎灌服。"（《清宫医案集成》863页）

3. 清慈禧皇太后临终前救治用生脉饮

"光绪三十四年十月二十二日，张仲元、戴家瑜请得太皇太后脉息欲绝，气短痰壅，势将脱败，急以生脉饮尽力调理，以尽血忱。人参一钱五分，五味子一钱五分，麦冬三钱，水煎灌服。"（《清宫医案集成》623页）

4.恭亲王临终前救治用参麦饮

"光绪三十四年四月初十日丑刻，庄守和、张仲元、姚宝生诊得恭亲王脉息左寸关数而无力，尺部虚大，右三部软而无根。由戌至丑，汗出不止，喘息抬肩，痰热上壅，精神不固，证势重险，谨防虚脱，今议用保肺固脱之法竭力调治。人参三钱，麦冬三钱，老米五钱，水煎浓汁，频频饮之。"（《清宫医案集成》1023 页）

人参是生脉散（饮）或参麦饮中的主要药物，人参有升阳回逆、大补元气的功效。清代宫廷御医用生脉散（饮）或参麦饮救治濒危急重症患者，具有宝贵的经验。现今，生脉散在治疗和预防心气虚弱或老年心肾气血病证时，确有一定的效果。通过多年的临床实践和研究，生脉散注射剂临床使用能够起到通脉活络、止汗敛阴、固脱益气的效果，具有一定的预防心脑血管疾病发生和改善心血管功能的作用。

（七）清代帝王使用人参的经验、适应证与禁忌证

满族使用人参的历史很长，生活在东北地区的满族和其他民族几乎人人都知晓人参。人参进入满族清代宫廷后，宫廷应用人参的范围逐渐扩大，验证了使用人参的医疗功效，积累了丰富的应用人参的医疗实践经验。满族宫廷使用人参的宝贵经验，为后人应用、研究和开发人参提供了参考。清宫医案中对使用人参的适应证、禁忌证、用法用量都有记载。对不正确使用人参和滥用人参滋补的危害提出了警示，以下案例说明了这方面的问题。

1.滥用人参补济伤人案例

"康熙五十一年七月十八日，臣李煦跪奏，江宁织造臣曹寅于六月十六日来至扬州书局料理刻工，于七月初一日感受风寒，卧病数日，转而成疟，虽服药调理，日见虚弱……南方庸医，每每用补济，尔伤人者不计其数，须要小心。曹寅元肯吃人参，今得此病，亦是人参中来的。"（《清宫医案集成》19 页）

2.不易食用人参案例

案例 1：调理老年脾胃病患，不宜食用人参。

康熙年间，武英殿赫世亨患病康复后，康熙皇帝为此朱批："赫世亨现

已见好，既然侥幸痊愈，若精心好生颐养，恢复则快。初见好一旦不留心颐养，年已六十之人，难保不再复发。理气健脾丸药，有补脾胃助消化之效，着每日早晨将一钱药以小米汤同服用，想必有益。着由御药房取药试服，除此之外，禁止服用其他补药及人参等。"（《清宫医案集成》26 页）

案例 2：清宫医案记载血虚肺热者，不可用人参。

在服用具有填精补髓、滋补五脏作用的瓮先生琼玉膏时指出："痨嗽气盛、血虚肺热者，不可用人参。"（《清宫医案集成》36 页）

案例 3：患脾湿乏运，有饮未除时，忌服人参。

清宫医案中记载，宫廷御医施焕为皇太后把脉诊病，"口中现苦现辣，炎上作苦，辛辣为燥，此肝胃不和，肺胃未降之现症。总由脾湿乏运，气化禾清，胸前似有物不舒，未必非留饮致碍阳气之类，见人参而反燥，可断为水溢气逆者。古有饮未除当先忌参。兹谨拟调和肝胃，宣肺治逆，并理脾驱饮法上呈。"（《清宫医案集成》607 页）

3. 服用人参时禁忌

清宫医案记载："琼玉膏方……人参细末二十四两，白茯苓细末四十八两，白蜜炼去滓十斤……制时终始勿犯铁器，服时忌食蒜、葱、萝卜、醋、酸等物。"（《清宫医案集成》36 页）

4. 莱菔子解人参之燥

清宫医案记载，宫廷御医吕用宾为皇太后把脉诊病，"恭拟猪苓汤、文蛤散加减调理自安……方加炒麦芽二钱，莱菔子五分。蚕茧不用……莱菔子解人参之燥。"（《清宫医案集成》619 页）

清代宫廷中，所用人参均为长白山野生人参（称野山参或山参），现今绝大多数使用的是人工种植的人参（称园参或种植参），应用人参的加工品或人参有效成分的提取物。现今使用人参与清代使用人参虽然功效相同，但用量和用法区别较大，需加说明。据清宫医案记载，乾隆皇帝长期服用人参、人参制品及参麦饮。乾隆皇帝是历代皇帝中寿命最长的，89 岁无疾而终，可能与其长期服用人参有关。清代宫廷应用人参的案例，对研究人参用于养生保健和防治老年疾病具有一定的参考价值。

从清朝的医案和史料记载中可以看到，乾隆时期宫廷中服用人参的人数最多，慈禧太后服用人参的时间最长、数量最大。人参的应用范围在清代越来越广，以人参为主要药物的治疗保健方剂较多，人参的滋补品和人参食品非常丰富。其中，比较有代表性的临床治疗方剂当属生脉散（饮）。生脉散由人参、麦冬、五味子组成，可以益气养阴，补益心气，生津止渴。临床上用来治疗暑热伤气、汗出津亏、心气不足等引起的病患。满族宫廷御医在临床实践中对生脉散的治疗作用不断有新的认识，并选择生脉散作为宫廷危重病症的抢救首选方药。由于清代宫廷所用人参均为多年生长的野山参，药物疗效高，能够很好地发挥生脉散的益气固脱作用，因此，在治疗因心气不足引起的一些病症时往往能够收到较好的效果，被清宫廷所推崇。清朝乾隆皇帝、慈禧皇太后临终前都曾用生脉饮救治，人参每次用到一钱五分。

现代药理和临床研究证实，人参有延缓衰老的作用。人参提取物人参皂苷可增强心肌的收缩机能，增强免疫活性细胞的机能，提高机体对各种有害刺激的防御能力，调整高级神经系统的活动，有抗应激、抗疲劳的作用，能够改善神经活动，改善睡眠质量，调整情绪，延长小鼠的寿命等。因为人参确实具有确切的补益效能，所以清代宫廷中皇帝、后妃等多用人参。乾隆晚年气血俱亏，纳谷亦少，身体虚弱，故噙化人参，数量很大，以延其寿。晚年慈禧长期服用人参或用人参与莲肉同用，名参莲饮。目前，人参临床常用于急救和治疗心血管系统、消化系统、内分泌系统等疾病，是被人们公认的抗衰老药物。

清代宫廷用生脉散在临床中救治心气不足或养心益气的做法，沿用至今，目前临床使用生脉注射液治疗冠心病心绞痛、心肌梗死。人参用于预防心血管疾病，早已被各界人士认可。现代对生脉散的研究越来越深入，近代药理实验证明，人参具有双相调节的功能，能纠正机体各项功能的失调。神经兴奋时，它起镇静作用；神经低沉时，它有兴奋的效果。人参是抗疲劳、抗寒冷、抗射线、抗感染的首选药物。人参蛋白质合成促进因子，具有提高免疫功能的作用，还有辅助治疗癌症的功能。

附：乾隆皇帝临终前一个月护病记录及脉案

乾隆六十三年（嘉庆三年），乾隆是年已八十八岁高龄，故参麦饮常服，大有裨益。

十二月初一日寅正二刻，进参麦饮一次。人参一钱，麦冬二钱（去心），水煎，陈世官、罗衡、张肇基方。

初二日寅正二刻，进温中理气丸三钱，参麦饮送，用人参一钱。未正二刻，进灯心竹叶汤一次。灯心一百寸，竹叶三片，水煎。

初三日寅正二刻，进温中理气丸三钱，参麦饮送，用人参一钱。午正一刻，进灯心竹叶汤一次。午正二刻，进灯心竹叶汤一次。

初四日寅正二刻，进温中理气丸三钱，参麦饮送，用人参一钱。午初三刻，进灯心竹叶汤一次。

初五日寅正二刻，进温中理气丸三钱，参麦饮送，用人参一钱。

沙惟一、钱景请得皇上圣脉安和。惟心气不足，以致夜间少寐。今议用养阴育神汤，晚服一贴。初七日照原方加石菖蒲一钱，龟板五钱（炙）。

白芍一钱五分（炒），煅龙齿三钱，远志一钱，肉麦冬三钱（去心），茯神三钱，琥珀一钱（灯心研），陈皮一钱，五味子一钱，枣仁四钱（炒），大生地四钱，甘草五分（制），引用桂圆肉七枚。

酉正一刻，进养阴育神汤一贴。

初六日寅初，进温中理气丸三钱，参麦饮送，用人参一钱。

沙惟一、钱景请得皇上圣脉安和。仍照原方养阴育神汤一贴，晚服。西初三刻，进养阴育神汤一贴。

初七日寅正三刻，进温中理气丸三钱，参麦饮送，用人参一钱。

沙惟一、钱景请得皇上圣脉安和。仍照原方养阴育神汤晚服一贴。西正，进养阴育神汤一贴。

初八日寅正二刻，进温中理气丸三钱，参麦饮送，用人参一钱。

少准一、钱景请得皇上圣脉安和。仍照原方养阴育神汤晚服一贴。西正，进养阴育神汤一贴。

初九日寅正，进温中理气丸三钱，参麦饮送，用人参一钱。

沙惟一、钱景请得皇上圣脉安和。仍照原方养阴育神汤晚服一贴。酉初二刻，进养阴育神汤一贴。

初十日卯正，进参麦饮一次，用人参一钱。

沙惟一、钱景请得皇上圣脉安和。惟心气不足，以致神气恍惚，梦寐不宁。议用镇阴育神汤晚服一剂。

归身二钱，白芍四钱（炒），枣仁五钱（炒），石菖蒲八分，远志一钱五分，茯神三钱，琥珀一钱，煅龙齿三钱，陈皮一钱五分，大生地五钱（炙），半夏五钱（炙），龟板五钱，生甘草七分。

引用赤金一两，同煎。

酉初二刻，进镇阴育神汤一贴。

十一日寅正二刻，进参麦饮一次，用人参一钱。午正，进灯心竹叶汤一次。

沙惟一、钱景请得皇上圣脉安和。仍照原方加人参五分，晚服一贴。酉初一刻，进镇阴育神汤一贴。

十二日寅正二刻，进参麦饮一次，用人参一钱。午正，进灯心竹叶汤一次。

沙惟一、钱景请得皇上圣脉安和。惟心气虚热不足，以致神气恍惚，少寐不宁，有热。议用镇阴育神汤加减，晚服一剂。

人参一钱，大生地五钱，白芍四钱（炒），橘红一钱五分（化），龟板五钱（制），竹茹三钱，远志一钱五分，枣仁五钱（炒），煅龙齿三钱，琥珀一钱，归身二钱，半夏三钱（制），石菖蒲一钱，生甘草一钱。

引用赤金一两，同煎。

酉正，进镇阴育神汤一贴。

十三日寅正二刻，进参麦饮一次，用人参一钱。已正，进灯心竹叶汤一次。

沙惟一、钱景请得皇上圣脉安和。仍照原方晚服一贴。酉正，进镇阴育神汤一贴。

十四日寅正三刻，进参麦饮一次，用人参一钱。

沙惟一、钱景请得皇上圣脉安和。仍照原方镇阴育神汤，晚服一贴。

西初三刻，皇上圣脉安和，惟心气虚热不足，以致神气恍惚，少寐不宁有热。议用镇阴育神汤加减，晚服一剂。

人参一钱，大生地五钱，白芍四钱（炒），橘红一钱五分（化），龟板五钱（制），竹茹三钱，远志一钱五分，枣仁五钱（炒），煅龙齿三钱，琥珀一钱，归身二钱，半夏三钱（制），石菖蒲一钱，生甘草一钱。

引用赤金一两，同煎。

西正，进镇阴育神汤一贴。

沙惟一、钱景请得皇上圣脉安和，仍照原方晚服一贴。西正，进镇阴育神汤一贴。

十四日寅正三刻，进参麦饮一次，用人参一钱。

沙惟一、钱景请得皇上圣脉安和。仍照原方镇阴育神汤，晚服一贴。西初三刻，进镇阴育神汤一贴。

十五日卯初，进参麦饮一次，用人参一钱。

十六日寅正三刻，进参麦饮一次，用人参一钱。巳初三刻，进灯心竹叶汤一次。西初，进灯心竹叶汤一次。

沙惟一、钱景请得皇上圣脉安和。心气安宁，今止汤药。议每日早，进参麦饮，内再加人参五分，共一钱五分，麦冬仍用二钱。

十七日寅正三刻，进参麦饮一次。人参一钱五分，麦冬二钱（去心），水煎。申正三刻，进灯心竹叶汤一次。

十八日子初，进灯心竹叶汤一次。寅正二刻，进参麦饮一次，用人参一钱五分。

大学士和珅同赵进忠要去上噙化，用人参四钱。巳正，进灯心竹叶汤一次。亥初三刻，进灯心竹叶汤一次。

十九日寅正，进参麦饮一次，用人参一钱五分。

沙惟一、钱景请得皇上圣脉安和，惟身软神倦。今议每日晚再加参麦饮一服。人参一钱，麦冬二钱（去心），水煎。西初，进参麦饮一次。亥正一刻，进灯心竹叶汤一次。

二十日寅初一刻，进参麦饮一次，用人参一钱五分。西正，进参麦饮一次，用人参一钱。

二十一日子正，进灯心竹叶汤。寅正一刻，进参麦饮一次，用人参一钱五分。酉初二刻，进参麦饮一次，用人参一钱。

二十二日寅正三刻，进参麦饮一次，用人参一钱五分。酉正一刻，进参麦饮一次，用人参一钱。

二十三日寅正二刻，进参麦饮一次，用人参一钱五分。酉正，进参麦饮一次，用人参一钱。

二十四日寅正二刻，进参麦饮一次，用人参一钱五分。酉正，进参麦饮一次，用人参一钱。

二十五日寅正一刻，进参麦饮一次，用人参一钱五分。巳正，进灯心竹叶汤一次。午正，进灯心竹叶汤一次。酉正，进参麦饮一次，用人参一钱。

二十六日卯初，进参麦饮一次，用人参一钱五分。午初，进灯心竹叶汤一次。午正二刻，进灯心竹叶汤一次。酉正，进参麦饮一次，用人参一钱。

二十七日寅正二刻，进参麦饮一次，用人参一钱五分。

沙惟一、钱景请得皇上圣脉安和，惟时有身软。今议加人参五分，在晚进参麦饮之内。人参一钱五分，麦冬二钱（去心），水煎。酉初，进参麦饮一次，用人参　钱五分。

二十八日寅正二刻，进参麦饮一次，用人参一钱五分。酉初，进参麦饮一次，用人参一钱五分。

二十九日寅正二刻，进参麦饮一次，用人参一钱五分。巳初二刻，进灯心竹叶汤一次。申正，进灯心竹叶汤一次。

三十日卯初，进参麦饮一次，用人参一钱五分。巳初二刻，进灯心竹叶汤一次。酉正一刻，进参麦饮一次，用人参一钱五分。

屠苏酒一剂，四十三年十一月十九日方。

大黄五分，吴萸六分，川椒七分，桂心八分，桔梗一钱五分，白术二钱，防风二钱，柏叶二钱。

以缝囊盛之，于除夕日酉时，悬入井中，至元旦子时取起，加冰糖一两，用木瓜酒二斤，煎四五沸，随意饮。

六十四年正月初一日卯初一刻，进参麦饮一次，用人参一钱五分。辰正一刻，进灯心竹叶汤一次。申初，进灯心竹叶汤一次。酉初二刻，进参麦饮一次，用人参一钱五分。

初二日卯初，进参麦饮一次，用人参一钱五分。

涂景云、沙惟一请得皇上圣脉安和，惟气弱脾虚。议用参莲饮。

人参一钱五分，建莲三钱，老米一钱（炒），水煎。

本日巳初至初三日卯正一刻，陆续进参莲饮四次，用人参六钱。

涂景云、沙惟一、钱景请得太上皇圣脉散大，原系年老气虚，屡进参莲饮无效。于本日辰时驾崩。（《清宫医案集成》45页）

二、满族传统动物药在清代宫廷中的应用

满族擅长射猎，并有丰富的狩猎经验。据《三朝北盟汇编》记载，满族哨鹿，即"以桦皮为角，吹作呦呦之声，呼麋鹿，射而啖之"。满族早期使用动物药的种类很多，养生保健时多用鹿茸、鹿鞭、鹿血、哈蟆油、鲫鱼等。《乾隆用药底簿》记载，宫廷中的鹿茸丸、全鹿丸都有补肾健脾、强身健体的作用。治疗跌打损伤、风寒湿痹、肢体疼痛等疾病时，多用全蝎、僵蚕、土鳖虫、地龙、蝼蛄、蜈蚣等。清代宫廷将满族传统使用动物药的习俗和做法延续下来，运用得更加精细和灵活，在许多治疗方剂中都使用动物药。

（一）用僵蚕治疗中风后遗症

康熙年间，治疗镶黄旗食阿思哈尼哈番倓硕色中风，左半身不遂，神气昏愦，痰壅气堵，汤水难咽病症时，用祛风化痰汤。组成："橘红一钱，半夏一钱（制），茯苓一钱，南星五分（制），僵蚕五分，石菖蒲八分，天麻一钱，防风一钱，当归八分，生甘草三分。引用生姜三片，竹沥五分。"（《清宫医案集成》23页）

（二）用羚羊角、僵蚕治疗痰热上冲、气闭作抽

乾隆年间，治疗定贵人痰热上冲、气闭作抽之证，所用清热化痰汤中使用动物药羚羊角、僵蚕。组成："瓜蒌三钱，半夏二钱，钩藤三钱，天麻一钱五分，竹茹三钱，羚羊角一钱五分，桔梗二钱，麦冬四钱，橘红三

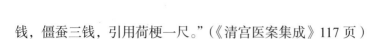

钱，僵蚕三钱，引用荷梗一尺。"（《清宫医案集成》117页）

（三）用动物药龙骨、麝香治疗胃热牙宣、风火牙痛

清雍正年间，"口齿科医士臣朱文媖方固齿白玉膏（治风火牙痛、胃热牙宣）：定粉二钱，五色龙骨二钱（煅），珠子二钱（煅），麝香一分。共为细末，入黄蜡一两，溶化，候冷，捏成饼，摊于连四纸上，剪成条贴患处。"（《清宫医案集成》39页）

（四）用羊胫骨灰治疗龋齿牙病

清道光年间，用玉骨散治疗皇后的下门牙色黑、上有蛀孔的龋齿牙病。组成："羊胫骨灰五钱（煅），石膏六钱，升麻一钱，生地三钱，胡桐泪一钱五分，黄连一钱，胆草五分，共为极细末。"（《清宫医案集成》305页）

（五）用山甲、全蝎、蚯蚓治疗耳闭

光绪皇帝耳闭外治方："延胡索一钱，山甲一钱（炒），全蝎一个（去毒），蚯蚓鲜三条、干四条（去皮），百草霜二钱，猪脂拌冰片五分。共研细面，葱汁调和，绵裹成捻，纳耳中，日一换。五月十六日忠勋谨拟。"（《清宫医案集成》281页）

（六）用鹿茸、鳖甲治疗脾胃气虚

清光绪年间，慈禧太后患脾胃气虚，不宜进汤药，御医用益气固肠丸调理。组成："……鹿茸六分，党参一钱……鳖甲一钱……"（《清宫医案集成》432页）

三、满族传统矿物药在清代宫廷中的应用

满族民间使用矿物药，内服或外用治疗常见病。满族早期常用的矿物药有：朱砂、雄黄、石膏、炉甘石、滑石、硼砂、元明粉、火硝、白矾、胆矾、寒水石、食盐、青盐等。清代宫廷中经常使用矿物药，并将一些矿物药根据病情需要制成不同的剂型，内服或外用，如"吹用""搽牙"治疗茧唇、口齿疾病等。

（一）用滑石、辰砂治疗茧唇

雍正年间，宫廷御医钱斗保、王炳议用上茧唇方：辰砂益元散一钱，

蜂蜜二钱，调搽治疗茧唇。辰砂益元散方的组成："辰砂益元散一料，滑石末六两（水飞），粉甘草末一两，辰砂末五钱（水飞），共合一处研匀。"（《清官医案集成》36页）

（二）用矿物药配制绛雪散方治疗口齿病

口齿科张隆的绛雪散方："硼砂一钱，火硝三分，胆矾二分，石膏一钱，寒水石一钱（风化），硝四分，冰片二分。共为细末，吹用。"（《清宫医案集成》38页）

（三）宫廷中使用矿物药的方剂

搽牙散："石膏一两（煅），青盐三钱，甘松二钱（去土净），细辛五分，滑石一两，生矾一钱，共为细末。"（《清宫医案集成》43页）

和肝化饮汤："制香附三钱，木香一钱，大腹皮三钱，厚朴二钱，川郁金三钱，茯神三钱，当归二钱，白芍二钱（酒炒），焦三仙六钱（制），甘草七分。引用荷梗一尺，朱砂面二分冲服。"（《清宫医案集成》429页）

第七节　满族传统药物与中药、西药结合

清代康熙、乾隆皇帝被后世称为明智之君，清代帝王积极主张遵循祖训和传承满族传统医药文化，应用满族传统医药，重视和接受先进事物，积极学习中医药学并吸取西方医学技术，使满族传统医药与中药、西药结合，推动清代宫廷医学的发展。

清康熙年间，清代宫廷应用西药。康熙皇帝学习西方医学知识，并积累了应用西药的一些经验。清宫医案记载了康熙皇帝自己用西药金鸡纳霜（奎宁）治疗疟疾的经验，指导患疟疾的江宁织造曹寅用金鸡纳霜治疗疟疾。康熙皇帝曾朱批："治疗朕之咳嗽、吐痰之硫黄药制作得如何？""用西洋大夫裕吴实之冰糖达摩方无效。""再若有好药方，问后具奏下房。"康熙皇帝详细了解满族民间药物"硫黄"、中药"金银香花"与"西洋大夫所带之温密德喇噶刚地之花露"相结合炮制的药物制剂。清宫医案记录了康熙年间满族民间药物、中药与西药相结合治病，用西药西白噶瓜那

（满语音译名）和西洋大夫的山胡芦治便血，用德里雅噶（满语音译名）兼茵陈五苓汤加减治伤寒发黄之症，用"德里雅噶""如勒白白尔拉都"（满语音译名）治脾胃虚弱呕吐、胸胁腹痛之症等。

康熙皇帝研究西方人体解剖学，命法国传教士巴多明用满文翻译一部人体解剖著作，赐名为《钦定骼体全录》，康熙年间还组织撰辑了西药专著《西洋药书》。清代太医院医学馆中的高等班，学习西医课程，兼学中医，证明清代宫廷医学具有中医药、满族医药与西医学相结合的特点。

一、满族传统药物与中药、西药相结合，创新药物剂型

康熙皇帝用硫黄治咳嗽、吐痰，将硫黄与中药、西药相结合使用，"制成大约重一钱左右扁圆形之药丸"，创新药物剂型，成为片剂药物的雏形。

清宫医案记载："康熙四十六年二月日，康熙皇帝有关咳嗽病治疗方药之朱批：治疗朕之咳嗽、吐痰之硫黄药制作得如何？朕每年逢大寒季节仍有咳嗽症，今又复发，用西洋大夫裕吴实之冰糖达摩方，但朕服后未见效，再若有好药方，问后具奏下房。"（《清宫医案全集》18页）

"羌国中、王道华、和世亨谨奏：遵旨。经询问西洋大夫，在医治咳嗽病中，尚有好药方乎？张诚告曰：好药方尚有，然中国药中，经识别种类，有硫黄花药，甘草膏子。因此两种药在治疗咳嗽及肺胸等疾病方面很有功效，故前已制作。俟春夏之时，看到各种花木、草籽之时，是否可以作治咳嗽之好方制药，方能决定，等语。再，为除咳去痰所做硫黄花药，已于初七日制成，取名为肺胸舒丸。此药在制作时，用硫黄花粉二钱，金银香花八分（此花加工工艺与硫黄花一样），甘草膏子六钱，冰糖粉四两五钱，将此四种药与西洋大夫所带之温密德喇噶刚地之花露，拌于甘草露中，搅拌成糊状，制成大约重一钱左右扁圆形之药丸，计四十七丸。朱批：所说金银香花，据查，在《本草纲目》中，并无此名，有金银藤，或是金银藤花吧！又，所说温密德喇噶刚地之药，是否就是阿芙蓉，密樵，查清。张诚等又告曰：此药在医治由感冒引起咽喉堵塞感，咳吐清痰，及由咳嗽引起之各种肺胸等疾病，均有疗效，很好。对治疗哮喘、瘆病亦有

益。此药一日可服二至三次，每服一丸，将药放入口中，使之化完服下。大约服后八日，方可觉察药力之功效。故谨将肺胸舒丸二十四丸呈上。再，将龙涎香一两、冰糖一两、麝香一钱五分，三种药研成很细粉状，用一斤玉泉酒露搅拌之，置于银制胆瓶中，再用一个银制胆瓶将口盖封，固定在热炭上，用微火煮三天三夜，将药过滤后，可得龙涎香露九两五钱。张诚等又告曰：此药亦适用于补心健脑，心者，乃运血之器官也；脑者，乃生气之器官也。因此，此药有健脑补心之功效。故服后可补气血两亏者，使之健壮，提精补神，加强消化，保元温阳，身心舒畅。不论身体强弱，均可服。倘平安无恙，亦有养身之效。服饮此露时，合六滴至十二滴烧酒，或合于治心脏病之各种露汁、茶水同服。无论何时，或温或寒，均可服饮。然不可使之达到热的程度，若热时，龙涎香就失去药力矣。等语。朱批：知道了。丰强何如矣？"（《清宫医案全集》18 页）

康熙皇帝咳嗽用硫黄制药，取名肺胸舒丸，此药在《黄帝内经》《伤寒论》等经典医著或经方中均无记载。用硫黄治咳嗽，应来自东北满族民间用药，我国北方地处寒冷，民间多用温热性药物治病，如人参、鹿茸等。《本草纲目》记载，硫黄"秉纯阳之精，赋大热之性，能补命门真火不足"，多用于治疗皮肤科疾病、虚寒泻痢、大便冷秘、阳痿。满族用硫黄治疗咳嗽的机理有待进一步研究。

二、康熙皇帝用西药金鸡纳霜（奎宁）治疗疟疾

康熙皇帝曾患疟疾，服金鸡纳霜治愈。在《燕京开教略》《康熙传》中均有记载。康熙皇帝懂医道，总结自己得疟疾服用金鸡纳霜的经验，指导朝臣使用金鸡纳霜治疗疟疾。

清宫医案记载："康熙五十一年七月十八日，臣李煦跪奏，江宁织造臣曹寅于六月十六日来至扬州书局料理刻工，于七月初一日感受风寒，卧病数日，转而成疟，虽服药调理，日见虚弱。臣在仪真视挚，闻其染病，臣随于十五日亲至扬州看视。曹寅向臣言：我病时来时去，医生用药不能见效，必得主子圣药救我……若得赐药，则尚可起死回生，承蒙天恩再造。康熙皇帝朱批：尔奏得好。今欲赐治疟疾的药，恐迟延，所以赐驿马星夜

赶去。但疟疾未转为泻痢，还无妨。若转了病，此药用不得。南方庸医，每每用补济，尔伤人者不计其数，须要小心。曹寅肯吃人参，今得此病，亦是人参中来的。金鸡纳霜即奎宁，专治疟疾。用二钱末，酒调服。若清了些，再吃一服。必要住的，住后或一钱，或八分，连吃二服，可以除根。若不是疟疾，此药用不得，需要认真。万嘱，万嘱，万嘱，万嘱！"（《清宫医案全集》19 页）

三、满族传统药物与中药、西药的合理应用

（一）用"西白噶瓜那"和西洋大夫的山胡芦治便血

清宫医案记载，康熙皇帝经常赐良方给群臣治病："康熙年间，臣胤祉等谨奏，为奏闻苏玛拉奶奶有病事。本月二十九日，苏玛拉奶奶召我等曰……今我便血腹内绞痛难忍，尔等急速奏报，则圣主定赐良方。"（《清宫医案全集》17 页）

"朱批：尔等详问大夫，若可服用西白噶瓜那，圣主赐奶奶一种草根，拌以鸡汤服饮，若大夫说不可，即停。西洋大夫处有山胡芦，若可服用，于和什恨处取用。"（《清宫医案全集》17 页）

据查，"西白噶瓜那"是西药的满语译音名，治疗消化道疾病。西洋大夫用山胡芦治病。满族传统的治疗方法是："圣主赐奶奶一种草根，拌以鸡汤服饮。"用草根治疗腹痛、便血，应该是满族民间传统的治疗方法，这种"草根"是何物待考证。"一种草根，拌以鸡汤服饮"，具有满族药膳的特点。

（二）"西白噶瓜那"加和胃理脾汤治元气素虚兼饮食暑湿、复伤胃气

"太医院御医大方脉臣李颖滋、臣刘声芳谨奏：康熙四十五年六月二十一日，奉三贝勒、四贝勒传看信郡王恙，系元气素虚，又兼饮食暑湿，复伤胃气，以致泻痢坠重，肠鸣不思饮食，四肢浮肿，精神恍惚，年老病久，下痢紫红血水，其属不宜，其病十分重大。臣等议讨圣药西白噶瓜那救治。"（《清宫医案全集》24 页）

（三）"德里雅噶"兼茵陈五苓汤加减治伤寒发黄之症

"康熙四十三年六月十二日，太医院大方脉大夫金延昭谨启……镶黄

旗二等侍卫井四勒病，原系伤寒发黄之症，已经七日，才讨大夫疗治，耽延日多，毒势甚盛，以至斑疹不透，呕吐泄泻，作渴谵语，其病重大。前已启过。头一次大夫用汤药救治，恐力微小，讨德里雅噶二副救治，与他服后，惟有斑疹渐透，诸症仍前，呃逆泄泻甚频，大夫仍讨德里雅噶二副，兼用加减茵陈五苓汤救治无效，发黄甚盛，鼻口出血衄血，虽为红汗，恐上厥下竭，第三次仍讨德里雅噶二副，兼用加减茵陈退黄汤救治，亦无效，其病情十分重大。谨此启闻。"(《清宫医案全集》24 页)

（四）用"德里雅噶""如勒白白尔拉都"治脾胃虚弱呕吐、胸胁腹痛之症

"太医院御医大方脉大夫刘声芳谨奏：康熙四十四年五月二十五日，奉三贝勒、八贝勒传看保寿阿哥病，原系脾胃虚弱呕吐、胸胁腹痛之症，头迷身软，懒吃饮食，有时胃肋攻痛，呕吐气短。大夫王培、李颖滋用过德里雅噶、如勒白白尔拉都，呕吐已止，头迷身软好些，腹胁有时尚痛，饮食懒少，脾胃仍虚。大夫同李颖滋议用如勒白白尔拉都兼和胃理脾汤调治。再看再奏，谨此奏闻。"(《清宫医案全集》21 页)

保寿阿哥的病情类似急性胃炎，用和胃理脾汤温胃健脾对症。据查，医案中"德里鸦噶""如勒白白尔拉都"二药，应是治疗急性胃炎的西药满语译音名。

（五）服"德里鸦噶"及渗湿和中汤治疗湿热气滞伤脾之症

"太医院右院判加四级臣刘声芳、御医加四级臣李德聪谨奏：康熙四十九年五月十九日，奉旨看内阁大学士张玉书病，系湿热气滞伤脾之症，中脘胀满，按之微痛，四肢浮肿，恶心懒食，小水短赤，大便微溏，六脉弦数，年老病大。服德里鸦噶及渗湿和中汤，中脘胀痛渐减，便溏已止。臣等议仍用德里鸦噶兼渗湿和中汤调治。谨此奏闻。"(《清宫医案全集》29 页)

（六）用"德里雅噶"兼实脾饮加减治疗脾肺虚寒喘胀之症

"太医院御医加四级臣李德聪、史目臣霍桂芳谨奏：康熙四十九年六月二十一日，奉诚亲王、雍亲王、敦郡王传看理藩院右侍郎莴良病，系脾肺虚寒喘胀之症，以致气喘自汗，胸胁胀满，难以仰卧，面目四肢浮肿，

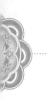

大便不实，六脉绝至不现，其病重大，恐一时虚脱。臣等议用德里雅噶兼加减实脾饮，竭力救治。谨此奏闻。"

"加减实脾饮：茯苓二钱，陈皮一钱，白芍一钱（酒炒），白术一钱（土炒），薏苡仁二钱（炒），桑皮一钱，大腹皮一钱，木瓜一钱，桂枝七分，泽泻七分，葶苈子七分，引用姜皮三片。"（《清宫医案全集》29 页）

据查，"德里雅噶""西白噶瓜那""如勒白白尔拉都"是当时治疗胃肠道疾病的西药，皇帝朱批详问大夫可否服用"西白噶瓜那"，可见清初宫廷基本用药是满族医药、中医药、西医药相结合。

清代，随着西方医学在我国日益广泛深入的传播，大量传道士来华，西方列强逐步对中国进行文化侵略。清朝政府阻止西方文化、科技（包括医学知识）的传入，但有识之士还是勇于接受西医。由于西方医学观念的传入，受西方解剖生理医学的启发，清代京城名医王清任（公元 1768—1831 年），经过四十几年不断到坟地、野外或刑场去观察尸体脏器，在道光十年（公元 1830 年）著成《医林改错》一书，在京刊行。《医林改错》纠正了古人许多不正确的观点，发现了人体神经系统特别是脑神经的作用，尽管还有一些错误，但这是清代医学界的进步，也是我国医学的成就。中国故宫博物院现存的反映清末学习引进西医学的人体解剖模型、天平、显微镜、消毒器具及部分西药等宝贵的历史文物，证明了西医进入中国的史实。

清代，随着政权的稳定和巩固，社会的进步和经济的繁荣，满族与各民族文化融合，促进了满族医药的逐步形成和学术发展。满族传统医药进入清代宫廷，丰富的医学实践使满族医药在清代宫廷快速传承和发展。清代宫廷连续二百多年的医案、大量的宫廷医学史实和资料，证明了满族传统医学伴随满族统治政权的建立进入清代宫廷，随着清代帝王的重视，宫廷医学人才济济，优越的基础条件，多民族医药经验交融，使满族传统医药遵循中医学理论并不断完善。满族千百年来从实践中总结和验证的传统医学一直在延续，满族传统医药中独特的养生保健理念和方法、防治疾病技术、膳食调理、治疗慢性病和老年病的经验等，在不同历史时期发挥了相应的作用，丰富了祖国医学，成为祖国传统医学的重要组成部分。

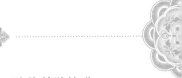

　　清代宫廷医案为我们研究满族医药提供了详实的史料。随着科学的进步、社会经济的发展和人民生活水平的提高，随着医学模式的转变，医学科学研究的重点已开始从临床医学逐渐转向预防医学和康复医学，传统的养生保健得到更加迅速的发展。在加强和提高个体养生保健，医学模式和健康理念转变的同时，在力争实现"人人享有基本医疗卫生服务"战略目标的今天，应当整理研究满族传统医药在宫廷中的传承和发展过程，挖掘满族医药精华，让满族传统医药更好地为人民健康保健服务，为促进社会和经济发展做出应有的贡献。

参考文献

［1］陈可冀.清宫医案集成［M］.北京：科学出版社，2009.

［2］脱脱.金史［M］.北京：中华书局，1975.

［3］额尔德尼.中国第一历史档案馆，中国社会科学院历史研究所译.满文老档［M］.北京：中华书局，1990.

［4］富育光.图像中国满足风俗叙录［M］.济南：山东画报出版社，2008.

［5］陈可冀，李春生.中国宫廷医学［M］.北京：中国青年出版社，2009.

［6］刘培.养生文化简史［M］.南昌：百花洲文艺出版社，2009.

［7］安双成.汉满大辞典［M］.沈阳：辽宁民族出版社，2007.

［8］陈永龄.民族词典［M］.上海：上海辞书出版社，1987.

［9］李时珍.本草纲目［M］.北京：中国书店出版社，2011.

［10］屈维英.皇家医事［M］.北京：国际文化出版公司，2007.

［11］刘祖贻，孙光荣.中国历代名医名术［M］.北京：中医古籍出版社，2002.

［12］任锡庚.太医院志［M］.石印本.1916.

［13］梁峻.中国古代医政史略［M］.呼和浩特：内蒙古人民出版社，1995.

［14］曹仁虎.清朝通志［M］.杭州：浙江古籍出版社，1988.

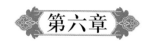

第六章

满族传统疗法、养生保健及常见病治疗

满族先人长期居住在我国北方气候寒冷的长白山地区和黑龙江流域，以原始渔猎、农耕为生，由于当地冬季长、夏季短，气候寒冷，生活环境艰苦，所患疾病多与北方气候条件和生活方式密切相关。中医经典《素问·异法方宜论》指出："北方者，天地所闭藏之域也，其地高陵居，风寒冰冽。其民乐野处而乳食，藏寒生满病……"[1]精辟阐述了北方易患疾病和成因。满族在生产生活实践中积累了很多适应生存环境、养生保健和防治北方常见病的经验和方法。在金代，女真人对医药知识已有一定的认识，清代满族医药更多地吸纳了中医药理论及北方其他少数民族的医药经验和医疗技术。满族传统疗法、养生保健及常见病治疗经验在东北满族民间世代传承。

第一节　满族传统疗法在民间的应用

满族传统疗法是满族千百年来在长期顺应自然、抗病减灾、生产生活的实践中积累和总结的预防和治疗疾病的技术和方法，主要是利用北方当地冰雪、温泉、动植物药材资源防治疾病。满族传统疗法，有满族家族世袭的治病经验，有延续的满族民俗，有历代满族萨满使用并传承下来的治疗方法。满族传统疗法内容丰富、世代传承，主要有冰雪疗法（冰敷法、雪疗法）、火热疗法（火燎、热烘、热熨、气熏）、洗浴疗法（海水浴、温泉浴、药浴、蒸泡）、外治法（药物外敷、药物涂抹、放血、虫吸吮）、针灸疗法、徒手疗法（搓擦按摩、正骨法）、酒疗法（酒喷、酒搽、药酒）、躲避法等。这些防治疾病的方法都是利用当地的自然条件资源，使用方法简单易行，可操作性强，便于掌握和传承，具有明显的地域性和民族性，许多疗法至今仍在北方民间流传使用。

一、冰雪疗法

冰雪是满族居住地的特有自然资源，冬季气候寒冷，北方冰雪随处可见，满族先人长年与冰雪相处，对冰雪有深刻的了解，熟悉冰雪的作用，这是满族创造冰雪疗法的基础，因此，冰雪疗法是满族特有的一种预防保健和治疗方法。冰雪疗法包括冰敷法和雪疗法。

（一）冰敷疗法

满族独特的冰敷疗法，取材是冰，在冬季时取冰直接使用，或将冬季采取的冰放在地窖里储存起来，以备天气转暖时使用。满族使用冰治疗疾病历史久远，早期是用冰敷方法治疗瘟疫所致的高热不退。当时的用法是将冰块装入柳编篓中，放在病人身体四周来降温，之后发展为使用冰袋置于病人的头部、胸部，给"出天花"或其他原因引起高热的病人降温。肌肉损伤引起的红肿热痛初期，用冰敷法止痛。早期曾用动物膀胱盛冰，外敷在跌打损伤处，可缓解病痛。满族的冰敷方法很多，可以用来治疗脏腑内热、身体发热、昏厥、跌打扭伤疼痛、皮肤出血、轻度烫伤肿痛、皮肤热疹、蚊虫叮咬瘙痒。在现今的医疗中，冰敷方法仍有使用，如用冰袋（或冰帽、冰水、液氮）冷敷，缓解运动扭伤引起的肌肉疼痛，或为高热患者进行物理降温。研究表明，低温有助于降低细胞需氧量，冰敷之初促进毛细血管收缩，减少出血，抑制炎症反应，可使神经末梢的敏感性降低而减轻疼痛。冷敷后期，血管继而扩张，可以降低体温，有助于高热神昏的患者康复。头部降温，对脑外伤、脑缺氧的治疗有很好的帮助。满族对冰的使用，除治疗疾病和保健以外，还用于夏季食用、避暑、食物保鲜、防腐。

（二）雪疗法

满族先人集聚地冬季较长，一年中大部分时间都是冰雪覆盖。雪疗法来源于满族萨满的祭祀活动，萨满文化认为雪是"神"，并对"雪神"进行拜祭，因此认为雪可以疗伤治病。满族萨满有时会用雪搓搽的方法为人治病。因为方法简单，自然成为满族民间常用的治疗方法。满族雪疗法是用北方冬季白雪为原料，所用的雪以常年不化、雪色洁白、没有污垢为上品。满族民间取洁净的冬雪，施术者用揉、搓、按等方法，按摩全身或洗面，治疗身体损伤。经过长期的反复应用，满族民间认为白雪有活血润肤、抗寒强身的功效。满族治疗肢体轻度冻伤的常用方法，就是用白雪缓慢轻度搓擦身体冻伤部位至发热，冻伤就可慢慢地缓解或痊愈。此外，还可用于治疗温热病之身体发热、痈疮疖肿、跌打损伤或红肿疼痛等。满族除了用雪作为医疗保健的材料外，满族民间还把雪当食品食用，即取雪直接食用或化水饮用，或加工制成菜肴等。民间多用雪掩埋、储存食物（如猪肉等易变质或需要储存时间较长的食物）。至今，满族民间使用雪治病的方法还在流传应用，雪仍然是满族民间喜爱的资源。

二、火热疗法

满族的火热疗法来源于满族萨满，萨满文化将火视为"火神"祭拜。萨满在祭祀活动中时常用到火，萨满跳神有时用火，认为火可以治病，火热疗法成为萨满治病的一种手段。满族先人集聚地是在我国寒冷的北方，冰冷严寒、恶劣的气候环境造就了满族先人成为善于使用火的民族。满族民间将萨满以火为基本条件的治病方法不断完善和创新，形成了满族民间丰富多彩的火热疗法。经过世世代代的传承，满族传统的火热疗法有许多种，至今仍然常用的有火燎法、热烘法、热熨法、艾灸、艾熏等。

（一）火燎法

火燎法是满族萨满早期治病的形式之一，满族萨满将干燥的艾叶或狼毒草等草药做成束状手持，点燃后在病人身体周围环绕，用其烟火祛邪除病，或将艾叶、狼毒草等草药堆起燃烧，让烟火烘烤患风寒病症的疼痛部位。后期在满族民间发展为用艾叶灸或狼毒草灸腰腿、关节疼痛等部位，治疗北方常见的各类风寒湿等病症。实践证明，火燎法有散寒祛湿、温经止痛的功效。

（二）热烘法

热烘法主要用于治疗风寒感冒、发热恶寒、周身关节疼痛。地炕、火炕、火墙、火炉是北方满族的几种主要取暖方式。北方满族有睡火炕的习俗，患感冒、风寒腰腿疼痛时就躺在火炕上，在病人身上盖厚棉被、厚衣物等，利用火炕的热度烘热全身，促使病人发汗，散寒退热，解除病痛。现今，地炕、火炕、火墙、火炉仍是满族北方民间常用的取暖方法，热烘法已成为民间简便常用的方法。但体质虚弱、患慢性病的老年人、感觉障碍、长期卧床或有偏瘫症状的病人慎用此法，以免出汗过多和发生烫伤。

（三）热熨法

热熨法是北方少数民族地区治病经常使用的局部治疗方法。满族民间热熨法的取材是沙土、盐、米等。方法是：将沙土、盐、米等加热后，装入口袋或直接置于身体某一个部位或患处热敷，用来治疗疾病。满族早期曾有用火烧烤新鲜湿润的柳枝，使其截断面流出液汁滴在患处，治疗野兽、毒虫抓破或咬伤而致红肿疼痛的原始热疗法。满族传统的热袋熨疗法就是将大粒盐炒热后装入布袋，覆盖患处，治疗病痛。后期还创新了热袋中的加热材料，如在热袋中除了用大粒盐以外，根据不同的疾病加入不同的药材，常加入酒、香附、葱等治疗风寒湿引起的腰腿关节痛、虚寒性肚腹疼痛、慢性腹泻等寒湿引起的病症。实践证明，热熨法具有散寒通络和良好的止痛效果，满族民间常用于治疗局部的风寒湿痹，也可用于治疗外伤疼痛等。现代医学研究证明，用盐和酒热敷的主要作用是扩张血管，加快血流速度，改变局部循环和营养状况，恢复皮肤、肌肉等组织的功能，同时能起到保暖、解痉、镇痛的作用。满族热熨疗法在实践过程中不断发展，方式方法和取材越来越多。例如，根据病人的病情不同，选用多种药物组合后制作热熨器具进行热熨，操作简单；或使用葱、麸、砖、石等制作热熨器材进行热熨。目前，现代科技将电、光、磁等技术应用到热敷疗法中，扩展了热熨法的使用范围和热熨法的治疗效果。热熨疗法有一定的舒筋活络、散瘀止痛、散寒祛湿、止痛止泻等功效，对虚寒性肚腹疼痛、

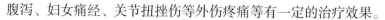

腹泻、妇女痛经、关节扭挫伤等外伤疼痛等有一定的治疗效果。

（四）艾灸法

满族艾灸是由满族使用艾火烟熏驱邪避瘟的方法演变而成，满族是最早使用艾灸保健疗伤的北方民族之一。《黄帝内经》中说："北方者，天地所闭藏之域也，其地高陵居，风寒冰冽。其民乐野处而乳食，藏寒生满病，其治以灸炳。故灸炳者，亦从北方来。"[1]在女真早期，满族将艾蒿制成艾绒后，用艾灸的方法治疗北方地区常患的风寒湿痹。满族使用艾灸治疗疾病，发展到金代已经很普遍了，在宫廷中更是有许多人会用艾灸来疗伤治病。满族艾灸与中医艾灸类似，但用药、用法有所差异。满族常选用多年风干陈蒿（去蒿杆）制作艾条，除艾蒿以外，还常选用狼毒草、爬山松等草药制作艾条，治疗风湿痹证。满族艾灸用量较大，以患者穴位、关节、患处发热或汗出为度。艾灸的功效主要是温经止血、温阳散寒、祛风除湿、通络止痛。《本草纲目》记载："艾叶，气味苦，微温，唔多。主治：灸百病，可作煎，止吐血下痢，下部䘌疮，妇人漏血，利阴气，生肌肉，辟风寒，使人有子，作煎勿令见风。""艾火主治：灸百病，若灸诸风冷疾，入硫黄末少许，尤良。"[2]使用艾灸治病疗伤在满族民间很常见，有些地区将五月初五称作"药香节"，这一天清晨要采集艾蒿制作"灸艾子"，还有将采集的新鲜艾蒿悬挂在屋檐下或门窗上来辟邪的习俗。

（五）热气熏蒸疗法

满族热气熏蒸疗法，是将药物放在煎煮容器中，烧热至产生蒸汽，用药物的蒸汽熏蒸患处或全身，使其发汗，达到祛除寒湿的治疗目的。满族早期热气熏蒸疗法是将艾叶、狼毒草等药物放在锅内煎煮，利用煎煮药物的蒸汽熏蒸患处，使药气进入身体患部，起到散寒、解毒的效果，治疗痈疮肿毒、风寒湿痹。目前已将热气熏蒸疗法用于常见病的治疗或养生保健。

三、洗浴疗法

洗浴疗法是满族利用自然资源进行医疗保健的方法之一。洗浴疗法包括温泉浴、海水浴、药浴等。

（一）温泉浴

长白山地区温泉众多，资源丰富。温泉浴疗法是满族民间利用北方地下温泉水洗浴来治疗疾病和养生保健的方法。温泉，满族称为"汤泉"，洗温泉称"坐汤"，利用汤泉洗浴治疗疾病的方法称"坐汤"疗法。满族温泉疗法历史悠久，在《金史》中已有文字记载。清代自努尔哈赤时期开始，至康熙年间，温泉浴疗法在宫廷中盛行，在民间流传。温泉中含有多种对人体有益的矿物质，水温适宜，温泉浴具有放松身心、缓解或解除疲劳、舒经活血、消肿镇痛、抗毒止痒等医疗保健作用，可以治疗各类风湿痹证、皮肤病和北方常见的慢性病。此外，由于温泉的浮力较大，可以较好地抵消人体的重量，利于偏瘫等行动困难的患者在温泉中进行康复治疗。现今，在满族温泉洗浴疗法的基础上，还发展有药浴、药汤浸泡、熏蒸等多种方法。温泉洗浴已经成为公认的具有一定医疗作用和养生保健功能的自然疗法。

（二）海水浴

海水浴是满族利用海水洗浴进行医疗保健的方法。康熙皇帝十分熟悉海水浴的医疗保健作用，对海水浴疗效的评价非常肯定。康熙皇帝曾将洗海水浴赏赐给有功的大臣享用。清宫医案中记载了康熙皇帝朱批用海水浴治疗大臣疥疮病。"康熙四十九年十一月初三日，江宁织造通政使臣曹寅的请安奏折朱批：知道了，惟疥不宜服药，倘毒入内，后来恐成大麻风症，出（除）海水之外，千万不能治，小心小心，土茯苓可以代茶饮，常常吃去亦好。"[3]海水中含有大量的氯化钠等无机盐和微量元素，海水的浮力大，人在海水里游泳或浸泡，可促进血液循环，增加机体的抗病能力。海水浴可以达到运动健身和治疗皮肤病的作用。

四、外治法

满族外治法是使用药物在身体外部治疗疾病的方法。由于满族是一个游牧、渔猎民族，满族先民的生存环境和生产生活方式决定了他们应对疾病需要简单方便、应急作用好的方法，因此，外治法也是满族常用的治病方法。满族外治法主要有：药物外敷和药物涂抹疗法、放血疗法、血敷疗

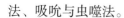

法、吸吮与虫噬法。

（一）药物外敷和药物涂抹疗法

满族使用药物外敷和药物涂抹疗法，主要针对蛇虫咬伤、跌打损伤、疥疮痈肿、风寒湿痹。用法：主要是针对不同的病情，将采集的新鲜动植物药材直接使用或捣烂，或取汁外敷，或涂抹于患处，以治疗疾病。

（二）放血疗法

满族放血疗法，是指用针或刀等器具刺破人体穴位或病患部位并放出瘀血的方法。有用针刺舌下青筋放出瘀血的方法，也有用针刺破皮肤，然后在针刺部位拔火罐放出瘀血的方法，称拔"血罐"法。满族放血疗法具有活血化瘀、消肿止痛、泻热解毒等作用，主要用于治疗跌仆损伤、痈疮肿毒、气滞血瘀、高热癫狂等病症。

（三）血敷疗法

血敷疗法是用新鲜动物的血或肉敷于患处治疗疾病的方法，是满族历史上早期的治疗疾病的方法。血敷疗法主要用于治疗痈疮肿毒、外伤等。治疗疮痈脓肿溃烂时，具体方法是先将溃烂处清理干净，再用新鲜动物的血或肉敷于患处，直至患处愈合。血敷法有祛瘀生新、消肿止痛的作用。现在这种治疗方法已经很少使用。

（四）吸吮与虫噬法

吸吮与虫噬法也是满族历史上早期的一种治疗方法。吸吮法是用嘴或昆虫吸出病人患处的毒汁和瘀血治疗疾病的方法。主要用于被毒蛇虫咬伤、疔疮肿毒等病情危急时使用的救急方法。吸出病人患处的毒汁和瘀血，可以起到除掉毒液、缓解病情的作用。满族利用水蛭有吸食其他动物血的习性，将活水蛭放在病患处，让水蛭来吸吮病人身上的毒汁、瘀血、脓汁等以治疗疾病。现今，只有在特殊情况下才会使用这种方法。

五、针灸疗法

满族针灸是满族诸多治疗方法中的一种，是满族医药的组成部分。满族针灸疗法与满族历史和满族萨满文化密切相关。满族先人在长期的生产生活中积累了简单的医疗知识，普遍使用艾灸治疗北方因寒冷引起的常见病，如腰腿疼痛、腹痛、背痛等。满族针灸与满族历史和满族萨满文化密切相关，早期萨满在为人消灾祛病时除了给病人使用一些自己采集、加工的药物外，为了提高治疗效果，有时还会使用一些简单的火燎、热熨、热灸等方法治疗疾病。满族在艾灸治疗疾病的基础上发展了满族针灸，满族民间多用针灸疗法治疗疾病。

在医学史上，满族针灸与满族历史一样几经起伏波折。满族针灸从满族萨满医药时期开始，从满族民间的一种传统治疗方法，发展到金代。金代满族非常重视针灸，无论是在宫廷还是在民间，满族针灸理论与临床应用很普遍，"金人"与针灸的关联有很多文字记载。清代宫廷中御医用针灸为满族帝王治病，针灸在民间广为应用。针灸疗法经历了由形成、发展到逐渐兴盛的漫长过程，清代后期由于满族帝王昏庸，封建政权衰落，针灸从宫廷中淡出，一些宫廷针灸技法流落到民间。

针灸疗法起源于中国，距今已有近两千年的历史，因此针灸疗法并非满族特有的疗法，满族针灸多是在中医针灸理论的指导下进行的，但满族针灸与传统中医针灸还是有不同之处，满族在长期应用实践中形成了自己的用针方法。满族针灸具有一定的特点，主要表现在选穴精，取穴少，针法多，针具粗，用针长，得气快，针感强。早期满族针刺用针比较粗且较长，材质也多为银针，现今已改为合金制成的针，但长针居多。

近年来，通过查阅文史资料和进行民间调查走访，结果表明，满族针灸技法目前在东北地区和一些满族集聚地仍在传承应用。清道光年间，针灸疗法被清代宫廷严格禁止使用以后，有些回到民间的宫廷针灸医生，将针灸治疗技术带到满族民间，促进了满族针灸在民间的传承。例如，满族医生边成章，祖孙三代均为医生，其中大儿子边宝钧对针灸尤为精通，其孙子边增智，著有《气化探源》一书，在经络气化方面做出了论述。在满族祭谱中也有类似的记载，《吴氏我射库祭谱》记载，二十世纪二三十年代在黑龙江地区下游，吴姓萨满"自悟七十二穴道，头三十六穴，上下身各十有八要穴。均人生大穴，通经、通气血、通穴道。催神附晕厥，头有秘穴；不孕不生，附耻有解穴；重屙不醒，运针荣血。"[4]扎针（针灸）是东北民间常用的治疗方法之一。东北民间俗语说："扎针、拔罐子，不好也去一半子。"据传在东北满族民间有冬季隔衣针刺的说法，因为北方冬季寒冷，仅用烧火炕方式取暖，屋内温度很低，脱衣针灸病人会因寒冷而引发其他疾病，也就有了隔衣针刺的说法。吉林省伊通满族自治县民间的萨满那某运用满族针灸疗法在民间治病，所用针具比其他针灸医生用的长而粗，且曾做过隔衣针刺，其治疗效果还有待考证。满族针灸疗法在民间仍有存在，由于满族习俗和传承方法及医疗环境和条件等原因，满族针灸疗法的传承人已经越来越少，急需加大力度整理研究满族针灸疗法，为人民群众预防医疗和健康保健服务。

六、徒手疗法

徒手疗法，是指不借用其他器具，只用医生的双手为病人治病和保健的一种方法，各个民族都有自己的徒手治疗方式。

满族的徒手疗法包括搓擦、按摩、正骨等多方面。搓擦、按摩技法主要针对机体患病处或疼痛点或穴位，采用搓、按、揉、刮等手法，有时会配合揪、捏、捶、拍打等，使皮肤局部充血，经络疏通，主要用于治疗跌打扭伤、风湿痹痛等经络瘀滞引起的病患，或用于通经活络、消除疲劳的健康保健。正骨疗法主要源于满族先民的游牧、渔猎活动和社会战乱等，经常发生骨折、跌打损伤等病患，由于当时医疗条件所限，徒手正骨疗法是满族治疗骨伤病患的主要方法。满族正骨疗法主要有手法修复、白酒按压揉搓或拍打、使用桦树皮或夹板绑缚固定等，正骨治疗后，用药物外敷或服用药物以增强疗效。满族还积极吸纳蒙古族、汉族的正骨经验，完善并充实了本民族治疗骨伤疾病的能力和水平。清代产生了诸如爱新觉罗·伊桑阿、德寿田等很多正骨名医。清代的《医宗金鉴》一书对正骨疗法做了比较详细的记载。

七、酒疗法

酒在满族社会生活中占有很重要的地位。满族酿酒的历史悠久，史料记载，女真人嚼米酿酒，饮能至醉。满族是最早用酒作医疗保健的北方少数民族之一，满族的酒疗法主要有喷酒法、酒搓（搽）法和制作药酒等。

喷酒法是指治疗者将酒或药酒含在口中，然后用力将酒或药酒从口中快速喷向病人的患病部位，再加以揉搓或拍打，起到治疗或保健作用。喷酒法有舒筋通络、活血止痛的功效。喷药酒时，要根据不同的病患，选用不同的药物配制不同功效的药酒。常见的喷酒疗法主要用于治疗跌打扭伤、伤筋断骨、痈疮肿毒、神昏不语等病症。在治疗跌打损伤或伤筋断骨时，先向受伤部位喷酒，或将酒点燃后，再用手蘸酒行搓、捋、拉等手法。跌打损伤或正骨治疗时经常使用喷酒法。

　　药酒涂搽法是根据不同的疾病，配制相应的药酒，或将药物用酒调和作外敷药使用。药酒涂搽法主要用于治疗跌打损伤等外伤疾病。

　　药酒保健疗法是用药物配制不同保健功能的药酒，口服药酒达到健康保健目的的方法。满族十分精通配制各类药酒，药酒的制作方法十分简单，饮用方便，能见到明显的效果，很受满族百姓的喜爱。满族常用的药酒种类主要有保健功能的药酒和有治疗功能的药酒。满族配制药酒的方法是：首先选用酿制的白酒，再将要泡制的药物清洗干净，控干水分后，将药物放进装酒的容器中，酒要浸过药物，一般浸泡一个月后饮用。所泡药酒可长时间饮用，也可间断饮用。保健类药酒所用的药物主要是长白山地区盛产的人参、鹿茸、鹿鞭、鹿尾、虎骨、熊胆、灵芝草、五味子、天麻、不老草等满族传统的道地药材。药酒是早期满族猎户常备之物。满族饮用药酒的习俗历史久远，自女真部落时期就有茱萸酒、菊花酒，清朝宫廷和满族民间还有不同用途的黄酒、汤子酒、松苓酒、松花酒、红兰酒等。现今，国家保护野生动物的骨骼和内脏，虎骨、熊胆都已经不再使用，一般选用资源丰富的药用动植物泡制药酒。

八、躲避法

　　躲避法是满族先民防治疾病的方法。满族早期对于用各种治疗方法无效的患者，多将其送到山沟等清静处治疗。清代初期，满族应对天花传染病流行时，采用了躲避的预防方法，或称"避痘法"。天花这种传染病的传染速度快，传染力大，死亡率极高，满族早期对天花传染病还没有预防和治疗方法，因而产生了极大的恐惧。躲避法是满族早期采取的躲避传染病疫区的一种方法。满族先人已有用到深山老林躲避疾病或将病人隔离的方法，清代采用躲避天花的避痘法确有效果，这种原始防病方法起到了一定的防范和控制传染源的作用。清初皇太极曾颁令"凡往避痘处所免用仪仗"，以便使人尽快远离疫区，避免被天花传染。清朝为了避天花传染，除了到深山远处避痘外，宫廷还指定或修建了多处"避痘处"，就连诸贝勒大臣也有"避痘处"。明隆庆年间（公元 1567 ～ 1572 年），我国发明了为小儿接种人痘的鼻苗法，用来预防天花。康熙年间曾要求推广接种人痘法，乾隆年间已经有大量官宦和有条件的富裕人家开始种痘，降低了天花流行传染给人们造成的危害，但避痘的做法仍然延续使用。满族还有许多传统疗法蕴含在满族生活和民俗中，本章不一一列举。

第二节　满族传统养生保健

满族传统养生保健源于满族世世代代与大自然和疾病抗争实践中所积累和总结的养生保健知识和经验，与满族历史文化和习俗紧密相连。满族传统养生保健的物质资源主要是长白山自然资源和动植物药材。养生保健的方式方法主要与满族的生产生活和居住的地理环境密切关联，包括居住、饮食、服饰、婚育、运动健康等诸多方面。满族充分利用居住地的自然资源治疗疾病和养生保健，现今，许多行之有效的养生保健方法和经验仍在民间流传。

满族传统养生保健历史久远，满族先人早在在氏族部落时期就对预防保健有了一些认识和了解。为了抵御冬天的寒冷气候，满族先人将身体裸露部位涂上动物脂肪，防止冻伤，这种方法一直流传到现代。北方地区农村还有用"猪胰子"（将猪的脂肪加碱熬制，做香皂用）的家庭。《后汉书东夷列传》记载，满族先人肃慎人、挹娄人时期，"好养豚，食其肉，衣其皮。冬以豚膏涂身，厚数分，以御风寒"。随着历史的发展和社会的进步，满族人学习和运用中原地区的农耕、养殖、酿酒等生产技术，生产生活物资逐渐丰富，为满族传统养生保健的形成和发展提供了条件。清代满族传统养生保健的内容更加丰富，方式方法更多，在满族生活和习俗中随处可见，满族贵族更是极其重视养生保健，太医院的御医专门负责满族宫廷皇家贵族的养生保健，满族宫廷各种形式的养生保健都很完善，清代多位皇帝、皇妃要亲自过问自己的养生保健事宜。清代是满族传统养生保健发展的鼎盛时期，满族传统养生保健经验为现代进行科学养生保健提供了借鉴。

一、满族居住与服饰习俗中的养生保健

满族自古崇尚自然，因长期生活在气候寒冷的北方，满族先人顺应自然，创造了可以抵御寒冷的居住和生活方式。《金史》中记载："黑水旧俗无室庐，负山水坎地，梁木其上，覆以土，夏则出随水草以居，冬则入处其中，迁徙不常。献祖乃徙居海古水，耕垦树艺，始筑室，有栋宇之制，人呼其地为纳葛里。纳葛里者，汉语居室也。自此遂定居于安出虎水之侧矣。"[5]满族先人多居住树屋或洞穴，随着历史的发展，满族民间居住方式逐渐变化，出现了地窨子（土窝棚）、马架子（用树干做的简易房）、泥草房、口袋房、四合院等。其中，"满族老屋"最具代表性，其为茅草土坯房，门窗向南朝阳，房顶为厚厚的茅草，屋墙为土坯加内外抹草泥，室内三面搭火炕、砌火墙，有很好的防寒保暖作用，睡火炕又能很好地消除疲劳，缓解北方常见的风湿腰腿疼痛。无论满族民间居住建筑是哪一种形式，都是以能够抵御北方寒冷潮湿气候、预防寒冷潮湿引发的疾病发生为主，反映出满族顺应自然、因地制宜的居住习俗，这个习俗至今在北方寒冷地区农村的村民中仍有沿用。富育光在《图像中国满族风俗录》一书中指出："满族居室住宅尤其注重防寒冷问题，因此形成了满族特有的居住习俗。满族的居住习俗，是满族先人经过几千年的实践才形成的。"[6]

满族早期服装是用动物皮毛等自然材料制成衣帽连体或衣裤连体的服装，这种服装防寒保暖性能好，能很好地预防冻伤的发生。靰鞡鞋是满族特有的鞋子，它是用牛皮或猪皮、马皮制作，鞋口打眼，用皮条作鞋带，鞋底连帮，穿时里面蓄靰鞡草，既保暖又耐磨。靰鞡草是东北特有的多年生草本植物，透气防潮保暖，将干靰鞡草用木棒捶打柔软后放入靰鞡鞋

中，可防止脚的冻伤。《黑龙江述略》中记载："土人著履，曰乌拉，制与靴同，而底软，连帮而成，或牛皮，或鹿皮，缝纫极密，走荆棘泥潭中，不损不湿，且亦耐冻耐久，市有专肆。力食者，入冬皆依赖之，价亦不昂。"满族的居住方式和服装、鞋帽可抵御北方严寒的气候，适应生产生活的需要，有效地预防了因气候寒冷潮湿而引起的风寒湿痛等北方常见疾病的发生。

二、满族饮食习俗中的养生保健

满族饮食习俗中蕴含着大量的养生保健知识和内容。满族入住中原以后，不断吸纳汉族和其他少数民族的饮食文化，逐渐形成了具有满族特色的饮食习俗。满族民间百姓的饮食习俗主要源于适应北方居住环境和生产生活的需要，满族饮食的加工制作简单，营养丰富，耐饥饿，便于储藏。满族民间菜肴多用大锅炖煮的方式，食用动物肉类的方法也多是白水煮或制作炖菜，如白肉血肠、猪肉炖粉条、小鸡炖蘑菇或满族火锅、酸菜、冻豆腐等大豆制品。主食有蒸的黏饽饽、黏豆包、年糕、八珍糕、腊八粥、萨其玛等面粉制品或高粱米、苞米楂豆饭等。这些满族特色食物都有一定的保健作用。

1644 年，满族入住中原以后，满族饮食更加注意养生保健，满族宫廷御膳房加工制作各种汉族精美膳食和满族传统饮食。满族宫廷御膳是由满族传统饮食和汉族饮食精华相结合而制成，最具有代表性的是加工和食用方法都十分考究的满汉全席。满汉全席中有各类养生保健菜品，使用东北地区盛产的众多山珍野（海）味和名贵药材加工制作。例如：林蛙汤、清蒸林蛙、参芪炖白凤、山珍蕨菜、松树猴头蘑、煨鹿筋、长春鹿鞭汤、冰糖核桃、冰糖山楂、蜜丝山药等。这些具有养生保健功能的食品至今仍在广泛传承，也是东北地区饮食中的精品菜肴。

三、满族婚育习俗中的养生保健

满族婚育习俗中的内容很多，在满族妇女孕期，分娩、"坐月子"、哺乳、婴儿护理、教育等诸多的婚育习俗中，蕴含了大量的预防保健知识。

例如：妇女在妊娠期间不能多吃酱和过咸过盐的食物，防止影响孕妇和胎儿的健康（因北方满族农家有爱食用自家酿制的大豆酱的习惯）。孕妇不能坐锅台、窗台、磨台，不能参加丧事等过劳或过激的活动，防止孕妇发生意外。孕妇分娩时，满族早期是采用"落草"的方式生产，即在火炕上铺谷草，孕妇在谷草上生产，称"落草"。谷草松软、保暖，孕妇在谷草上生产，在当时的条件下是比较卫生的方式。满族婴儿有睡"悠车"的习俗，民间俗称"养活孩子吊起来"。睡"悠车"是指将婴儿放在用木板（早期是用桦树皮为材料）制作的类似船型的箱斗中，再用绳子将"悠车"挂在屋顶木梁上，推动后类似秋千来回悠荡。睡"悠车"可以避免蚊虫叮咬，保护婴儿的安全，促进睡眠。满族对受惊吓的婴儿有"叫一叫""律一律"的习俗，用抚摸和语言安抚的方式为受惊吓的孩子实施心理和身体的抚慰疗法。

四、满族健康保健运动

满族健康保健运动广泛存在于满族生活中，如东北秧歌、走百病、抓嘎拉哈、翻绳、滚铁环、赶羊、踢毽子、抽冰嘎、堆雪包、冰雪雕、打雪战、跑冰鞋、滑冰车、冰爬犁、雪地走、踢形头、冰嬉等健身运动。冰嬉俗称跑冰鞋，有抢等、抢球、转龙射球等多种方式。满族民间盛行的冰嬉活动在满族入关以后被带到宫廷中，乾隆年间被称为"国俗"。清代常举行冰嬉活动，皇帝有时还亲自参与并观看八旗兵的冰上演练。满族创造的适合在北方气候寒冷环境中进行的健康保健运动，集健身与娱乐为一体，因地制宜，简便易行，民众广泛参与，对提高百姓健康、预防疾病发挥了重要作用。东北大秧歌目前仍在东北地区广泛流行，深受民众的欢迎和喜爱，参与人数众多。

五、满族利用地域资源养生保健

满族居住的我国北方，地域辽阔，物产丰富，盛产各种山珍野菜和植物浆果以及众多的动植物药材。满族是善于利用地域资源的民族，很早就学会了利用这些资源的本领，除为生产生活所需外，也用于医疗保健。

（一）利用药用动植物资源养生保健

满族利用野生动植物资源养生保健和防治疾病的方法很多，按季节食用各类山珍野菜、野果，服用长白山的特产药材补益调理身体等。例如，春季会采摘和食用蕨菜、山芹菜、刺老芽、小根蒜等，夏秋季节有松蘑、榛蘑、黄蘑、桔梗等菌菇，秋季会食用软枣子、山里红、山梨、榛子、核桃、松子等野果或果仁。满族喜欢食用的这些山野菜、浆果、菌菇，同时也是常用的药材，药食同源，有很好的养生保健功效。例如，蕨菜可以清热滑肠，降气化痰，利水安神，现代研究蕨菜有一定的防癌作用。桔梗菜有宣肺利咽、止咳祛痰平喘的作用。长白山特产的人参、灵芝、五味子、鹿茸、鹿筋、鹿鞭、鹿尾等泡酒饮用，可以补肾生精、强身健体、舒筋活络，治疗腰膝酸软、风寒湿痛、筋骨麻木、阳痿早泄等。用人参、黄芪炖鸡肉来调理脏腑，补气养血，有利于病体虚弱者恢复健康。用鹿胎、鹿血、哈蟆油（田鸡油）治疗妇女早产、失血过多、久病虚痨损伤、不孕不育、更年期综合征等。现代研究证明，满族常用的人参、黄芪、五味子、鹿茸、哈蟆油（田鸡油）等山珍野果和药材均有提高机体免疫力、增强自身抗病能力的作用，对心脑血管疾病和癌症有辅助治疗功效。

（二）利用冰雪保健

冰雪保健是满族传统养生保健的常用方法。满族居住的北方地区寒冷，多冰雪，在长期与大自然抗争的过程中，逐渐发现和掌握冰雪的医疗保健作用并能合理利用。满族崇敬白雪，认为白雪是大自然赐予的有灵性的物质，可以去除污秽，消灾祛病。当下完大雪后，满族民众会用干净的白雪洗脸，可以给人带来好运气。满族还在大雪过后进行雪地运动，如滑雪爬犁、堆雪人或打雪仗等户外活动。满族利用雪治病的方法也很多，除了用雪搓擦冻伤部位治疗冻伤外，民间还用雪为发热病人擦身降温，饮用雪水清胃热、解心烦，给酒醉的人饮用雪水解酒，用白雪给婴儿擦身祛病。冬雪化水具有清热败火解毒的功效，古人也早有用之。《本草纲目》记载："腊雪，气味甘冷无毒。主治：解一切毒，治天行时气瘟疫，小儿热痫狂啼，大人丹石发动，酒后暴热，黄疸，仍小温服之。洗目退赤，煎茶煮粥，解热止渴。宜煎伤寒火喝之药。抹痱亦良。"[7]冰是满族生活中最常见也是最常用到的养生保健材料，满族除了用冰冷藏食物或做"冰敷疗法"外，还用它来养生保健。冰的功效见于《本草纲目》："夏冰，气味甘冷无毒。主治：去热烦，熨人乳石发热肿，解烦渴，消暑毒，伤寒阳毒，热甚昏迷者，以冰一块置于膻中良，亦解烧酒毒。"[7]

满族民间有冬季吃冻梨或冰块的习惯，可以消胃火，祛心火，解燥热，或使用"药冰"以"冰敷"脏腑，清热泻火。"药冰"是满族创造的医疗保健品，可根据不同的需要选用不同的药物熬成汤剂，然后将药液冻制成"药冰"使用。满族制作"药冰"的方法和过程很简单，选用的药物大多是一味药或2～3味药。"药冰"的保健功能主要是清热祛火，治疗多种燥热病症，如口干舌燥、食欲不振、心烦郁闷、胃肠积热、大便干燥、便秘、夏日中暑、心悸眩晕、醉酒等。冰雪疗法是满族利用当地冰雪资源进行养生保健和治疗疾病的宝贵经验积累，满族的冰雪疗法具有明显的地域性和北方民族特点。

（三）利用温泉洗浴保健

满族很早就认识到洗温泉的医疗保健作用，温泉浴也是满族十分喜爱的养生保健方式。温泉洗浴养生更是受到满族皇帝的喜爱和推崇。清代朝廷陆续修建了赤城汤泉行宫、遵化汤泉行宫和昌平州小汤山汤泉行宫等多处温泉洗浴场所。清朝雍正、康熙、乾隆都有温泉洗浴的经历。清宫医案中记载了康熙同皇太后去汤泉行宫"坐汤"（洗温泉）的经过。"康熙五十六年十二月初七日，窃奴才前阅京抄，知皇太后圣躬偶尔违和，即具折请安，尚未奉到批折，蚁忧正切彷徨。今京抄内又开：'万岁拟二十日赴汤山坐汤，因连日太后欠安，未曾起驾。'"[8]温泉浴是满族宫廷皇族常用的养生保健方法，也是满族民间的养生习俗中很简便的一种方式。据现代科学检验，长白山地区的温泉中含有多种对人体有益的矿物质，在适宜水温的作用下，温泉浴可以放松身心，缓解或消除疲劳，舒筋活络，活血化瘀，消肿镇痛，抗毒止痒等。

满族传统养生保健方法还有许多蕴含在满族日常生活和习俗中，有待于整理研究。满族传统养生保健为民族的健康和繁衍发挥了重要的作用，对研究现代养生保健方法具有很好的参考价值。

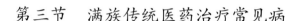

第三节　满族传统医药治疗常见病

满族医传统药是满族先人为了适应生存条件，经过世世代代的不断实践和传承，逐渐积累的宝贵财富，具有自己本民族的特点，许多已经融入满族民俗中，在北方民间延续。满族传统医药有北方地区医药的特点，其与中医药在采集、炮制和使用方面有许多不同之处。满族选用药材，因地制宜，就地采集，即时使用，多用鲜活药材。用药配方多以单味药、验方、偏方居多，主要有汤剂、药酒、药膏、散剂、丸剂、代茶饮等，使用方法主要有内服、外用，尤其善用外治法，或内服、外用相结合的综合疗法。满族养生保健喜爱用生长在长白山地区的动植物药材，善用药膳疗法，包括使用有治疗和保健作用的山珍野菜和动物器官。满族传统医药在防治北方常见病和多发病方面经验丰富，防治因气候寒冷引发的慢性呼吸系统疾病、消化系统疾病、各类风寒湿痛等疗法众多，治疗痈疮肿毒、跌打损伤、蛇虫咬伤等疾病方法独特。有许多满族传统疗法、养生保健、防治北方常见疾病的验方和偏方在民间广泛流传和使用。现今，东北地区民间用满族传统医药治疗常见疾病，习以为常，已经成为祖国传统医学的一部分。在满族集聚地，吉林、辽宁、黑龙江民间流传的治疗常见病的偏方、验方丰富多彩，简便实用，举不胜举。根据查阅相关资料及课题组深入东北民间满族集聚地调研，搜集了满族传统医药治疗常见病的方药，现列举如下：

一、呼吸系统疾病

满族先人居住在我国北方，天气多寒冷，容易着凉，感受风寒。多出现头痛、发热、咳嗽、鼻流清涕或鼻塞不通等症。

（一）感冒

1.风寒感冒

治疗因外感风寒引起的发热畏寒、头痛、咳嗽、咽痛、鼻塞不通或鼻流清涕、全身不适、关节疼痛等外感风寒证。

（1）取新鲜东北贯众（或干品）适量，水煎服，也可用贯众加醋和白糖煮水口服，每日2～3次。外感风寒、头痛、鼻塞不通或鼻流清涕症状明显者，另用北细辛（民间满语音名：那勒赛浑）全草干品研细末，少许吹入鼻中。

（2）取野葱（满语音名：ungge）适量，水煎服，每日2～3次。或用香菜根15g，生姜3片，水煎服。

2. 风热感冒

治疗因外感风热引起的发热头痛、咳嗽痰黄、咽喉肿痛、关节疼痛、小便黄赤、尿痛等外感风热证。

（1）用鲜山菊花（民间满语音名：波吉力依勒哈）适量水煎，每次50mL，每日2次。

（2）用鲜薄荷（民间满语音名：法尔萨）适量水煎，每次50mL，每日2次。咽喉肿痛、口干、目赤症状明显者，加大力子（民间满语音名：阿巴胡查打）水煎服；头痛明显时，可用大力子鲜茎叶捣烂外敷太阳穴处。

（3）用马莲草根或全草，煮水口服。或用牛蒡子10g，薄荷10g，水煎服。

（4）治疗风热感冒、肺热咳嗽、痰多黏稠时，用山薄荷15g，红姑娘20g，前胡20g，瓜蒌15g，桔梗15g，马兜铃15g，水煎服，每日2～3次。

3. 防治感冒的吉林省民间验方[9]

（1）藿香10g，佩兰20g，薄荷4g，水煎服，连服3～5剂。

（2）板蓝根10g，贯众10g，野菊花10g，水煎服。

（3）葱须10g，白菜根15g，生姜3g，红糖20g。水煎取汁，睡前一次服下，服后盖被取微汗，或将葱须换为葱白，水煎服。

（4）萝卜叶、白矾各适量。用法：将干萝卜叶煮熟，加白矾捣烂，用其擦前胸、后背、腋窝、手心和脚心，直至皮肤发热为止。

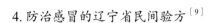

4.防治感冒的辽宁省民间验方[9]

用升麻 5g，葱白 5 根，荆芥 5g，水煎服。

（二）急慢性咳嗽

1.急性咳嗽

用野罂粟（别名：米壳）水煎服。

2.肺热咳嗽

用蛇胆 1 个，温水冲服。

3.风寒咳嗽

用白萝卜 200g，大蒜 2 头，大葱 2 棵，山楂片 10g，甘草 10g，水煎服。

4.慢性咳嗽

（1）狼油 200g，鹅蛋 7 个。将鹅蛋用狼油炸熟食用，每次 1 个，一日 2～3 次。

（2）百合 50g，蜂蜜适量。将百合加蜂蜜适量，蒸熟，一日分 4 次服用。

（3）用陈皮 15g，白萝卜 20g，水煎服。

（4）用石韦 100g，冰糖 100g，水煎服。

（5）用龙葵 50g，桔梗 15g，甘草 10g，水煎服。

（6）用陈皮 10g，芹菜根 50g，红糖 50g，水煎服。

（7）用冬瓜子 15g，研为细末，加适量红糖，一日 2 次，开水冲服。

5.治疗咳嗽的吉林省民间验方[9]

（1）慢性咳嗽：用枇杷叶 15g，百部 10g，陈皮 10g，生姜 3 片，水煎服；用炙黄芪 50g，桔梗 20g，薏苡仁 20g，天门冬 20g，白果（去壳）15g，水煎服；用百合 15g，桔梗 15g，贝母 20g，五味子 20g，苏叶 10g，水煎服。

（2）风寒咳嗽：用紫苏 10g，桔梗 5g，陈皮 5g，甘草 5g，水煎服。

（3）痰湿咳嗽：用半夏 15g，茯苓 15g，生姜 15g，陈皮 15g，炙甘草 5g，瓜蒌皮 10g，水煎服。

（4）痰热咳嗽：用鱼腥草 10g，枇杷叶 5g，薄荷 3g，甘草 3g，水煎服。

（5）肺燥咳嗽：用桑叶 10g，杏仁 10g，贝母 5g，栀子 5g，梨皮 5g，水煎服。

（6）阴虚咳嗽：用天门冬 25g，生地黄 20g，沙参 20g，水煎服。

（三）慢性气管炎、哮喘

慢性气管炎、哮喘是东北地区尤其是边远山区和农村的多发病，是严重影响身体健康和生产的北方常见慢性病，满族民间积累了大量治疗慢性气管炎的方法和经验。

1. 用五味子治疗

（1）用北五味子（民间满语音名：孙扎木炭）50g，加水煮鸡蛋 6 ～ 8 个，每日吃鸡蛋 1 ～ 2 个，入冬开始食用。

（2）五味子、白矾各等分，研细末，开水冲服，或用煮熟的猪肺蘸药末食用，每日 1 ～ 2 次。

2. 用蟾蜍治疗

（1）将鸡蛋装入蟾蜍（民间满语音名：蛙克山）腹内后，用泥将蟾蜍包裹，放入瓦罐中或炉火上焙烧，在鸡蛋焙烧熟后，取出鸡蛋食用，每次 1 个。

（2）将蟾蜍去头、皮和内脏，焙干后研成细末，用等量的猪胆汁与面粉混合后，将其炒松后研细粉，将蟾蜍粉与猪胆面粉按 7:3 的比例调拌均匀，饭后用温开水冲服，每次 2 ～ 3g，每日 3 次，连续服用 20 天。

（3）取冬眠期蟾蜍 1 只，将白矾 15g、大枣 1 枚塞入蟾蜍口内阴干，再将蟾蜍焙干并研成细粉，每次温开水冲服 2 ～ 3g，每天 1 ～ 2 次，连续服用 30 天。

3. 治疗咳嗽、气喘

（1）用满山红根（民间满语音名：拿尼库热）适量，水煎服，每日 2 ～ 3 次，每次 50mL；或用满山红叶适量，暴马子 15g，三颗针 15g，水煎服，每天 2 次。

（2）用石韦 100g，煎煮成药液，加入冰糖 100g，煎煮成石韦冰糖药液，每次口服 10 ～ 20mL，每天 2 ～ 3 次。

（3）将天天果 500g 放入白酒中浸泡，白酒要漫过天天果，浸泡 30

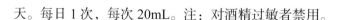

天。每日 1 次，每次 20mL。注：对酒精过敏者禁用。

（4）用老乌眼子 100g，加水 500mL，浸泡 24 小时后服用药液，每次 10mL，每天 2 次。

（5）用暴马丁香花或果（民间满语音名：依涅厄殿）适量，水煎服，每天 2 ～ 3 次，每次 50mL，连续服用 30 天。

（6）用灵芝草（民间满语音名：沙炳阿参）适量，冬季泡酒饮用，每天 30 ～ 50mL。

4. 治疗慢性气管炎之发热咳嗽、痰多气喘

（1）用杏仁、桔梗（民间满语音名：捋车）各 15g，五味子 10g，水煎服，每日 2 次。

（2）用鲜马齿苋（民间满语音名：叶洛少给）煮水，去渣留汁，加蜂蜜冲服。

5. 治疗慢性气管炎之咳嗽、黄痰量多

用黄精、知母、玉竹（民间满语音名：昂弟库热）各等分，水煎服。

6. 治疗慢性气管炎之咳嗽

（1）用土贝母水煎服。

（2）取蛇胆少量，温水冲服。

（3）午后低热、干咳、咳血时，用萝卜子水煎服。

（4）用野百合花（民间满语音名：昂达哈）或根茎，加冰糖适量煮食。

（5）用成熟的挂金灯（别名：红姑娘）直接食用，或食用经过冷冻后的成熟挂金灯，每次 5 ～ 10 个，根据病情确定服用次数。

（6）西红柿 1500g，米醋 500mL，白糖 500g。将西红柿切片，与醋、糖共装入罐内，贮放 1 周后取出，一次服 2 汤匙，每日 3 次。

7. 治疗慢性气管哮喘

（1）小西瓜 1 个，冰糖 30g，蜂蜜 30g。先在瓜蒂处切一刀，挖出少量瓜瓤，将冰糖、蜂蜜放入瓜内，再将切去的瓜顶盖上，放在大碗里，连碗一起置砂锅中蒸 1 小时，一日吃 1 个西瓜，连服 7 天。

（2）用蚯蚓（民间满语音名：波屯）干燥品研成细粉，用温开水冲

服，每次 5g，每日 2～3 次。

（3）取桦树汁（五月上旬采）180mL，每次 60mL，每日 1 次。

（4）猪肺子 1 副，五味子 100g，白矾 100g。先将猪肺煮熟，切碎，再把后两味药研为细粉，用猪肺蘸药粉吃，每次 10g，每日 2 次，温开水送服。

（5）白萝卜汁 300mL，红糖 30g。将上药共炖沸，每日 2 次。

（6）手掌参 20g，百合 20g，大枣 20g。水煎取汁，早、晚饭前服。

8.治疗慢性气管炎的吉林省民间验方[9]

（1）干咳者，用生地黄 25g，茯苓 15g，沙参 15g。将上药水煎取汁，加蜂蜜适量调匀，每日 2 次。

（2）痰多者，用全瓜蒌 1 个，杏仁 10g，蜂蜜 30g。先用水煎前两味药，取汁，再加蜂蜜调匀，每日 2 次。

（3）有黄痰者，取猪（或羊）胆汁、黑豆各适量。将黑豆浸泡于猪或羊胆汁中，待泡胀后焙干，研粉，装入胶囊中，每粒重 0.5g，每日 1 次，每次 2 粒，温开水送服。

9.治疗慢性气管炎的辽宁省民间验方[9]

苹果 1 个，鸡蛋 1 个，白糖 30g。将苹果挖一个洞，装入鸡蛋和白糖，蒸熟后食之，每日 3 次。

10.治疗慢性气管哮喘的吉林省民间验方[9]

（1）以咳嗽为主时，用鸭梨 1 个，贝母 5 粒。将梨去核，装入贝母，蒸熟后食用，每次 1 个，每日 3 次。

（2）将小猪睾丸 2 枚焙焦存性，研为细末，每次 10g，每日 2 次，黄酒冲服。

（3）白酒 500mL，冰糖 500g，核桃仁 500g。将上药混匀后置容器中，密封 15 天后，饮用药酒，每次 10～15mL，每日 3 次。

（四）肺痨（肺结核）

1.干咳，痰中带血，午后低热

（1）用夏枯草水煎浓缩成膏，将青蒿、鳖甲磨成细粉后，与夏枯草膏调和，制成黄豆粒大小的药丸，口服。

（2）用蚂蚁菜鲜茎叶（民间满语音名：叶洛少给）捣汁，加蜂蜜后煮水，每次服 20～30mL，每日 2 次，连服 30 天。

（3）咳血者，用鲜百合花或鲜百合根茎加冰糖煮水，每日食用；或将玉竹、黄精煮熟，每日食用。

2. 肺虚气喘，体虚乏力

（1）用獭肝（人工饲养水獭的肝）煮熟食用。

（2）用龟板、鳖甲煎煮，或用龟板胶冲服。

（3）治疗肺虚气喘，用黑木耳加冰糖煮水食用。

（4）取鲜牛蒡根适量，水煎后，用黄酒送服。

（5）绿豆、海带各等量，白糖适量。将药物共研细末，每日 3 次，每次 15g。

3. 治疗肺结核的吉林省民间验方[9]

（1）款冬花 20g，紫草 20g，百部 20g，乌梅 3 个，生姜 3 片，水煎服。

（2）川贝母、白及、百合各等量。将药物共研细末，每日 2 次，每次 5g。

（3）白矾 40g，儿茶 50g，水煎服，每次 3g。

二、消化系统疾病

满族长期居住在山区和沿江地区，受寒冷潮湿的居住环境和生活条件的影响，时常发生消化系统疾病。对这方面疾病的预防和治疗，满族也积累了许多药物治疗和食物调理的方法和经验。

（一）胃肠道疾病

1. 胃寒气滞疼痛

（1）将黑胡椒加入汤菜中食用。

（2）用高良姜、砂仁、木香、枳实各适量，水煎服。

（3）用野茴香适量，水煎服。

（4）用苏叶 15g，生姜 10g，香菜 3g，水煎服。

（5）用生姜切丝，加红糖煮水饮用。

（6）白胡椒 15g，米醋 60mL。将白胡椒研为细末，与米醋调匀，每日 3 次。

（7）炒杏仁 15g，白胡椒 5g。将药共研细末，每次 6g，每日 3 次，开水冲服。

（8）猪肚子 1 个，胡椒粉 10g，花椒粉 5g，食盐少许。将猪肚子洗净，装入胡椒粉、花椒粉及适量食盐，置锅内炖熟，于 2～3 日内服完。

2. 胃痛胃胀，胃脘不适，食欲不振

（1）用韭菜适量，洗净，捣烂取汁，每次服 10mL，每日 2～3 次。

（2）鲜猪苦胆 1 个，黄豆适量。将黄豆装满猪胆内阴干，再取出黄豆并炒黄，研细面，每次 10g，每日 2～3 次，温开水送服。

（3）鲜核桃 300g，白酒 500mL。将核桃捣烂，放入白酒中浸泡 20 天后服药酒，每次 10～15mL，每日 3 次。

（4）腹胀嗳气打嗝时，用萝卜（民间满语音名：木耳萨）煮汤食用。现在多用于腹部手术或产后，可促进肠道排气。

（5）用山里红煮水口服，可治疗肉食过多而致的消化不良。

（6）用新鲜园枣子（民间满语音名：奇尔库恒克）加红糖煮水或直接口服，可治疗消化不良、食欲不振。

（7）用猴头蘑或蕨菜（别名：猫爪子）煮水食用，或用大力子茎叶水煎服，可治疗消化不良。

（8）用蜂蜜口服，每顿饭前服 1 汤匙（约 15mL），可治疗胃痛反酸。

（9）用川椒 10g，绿豆 15g，水煎服，可治疗胃痛反酸。

3. 治疗胃寒气滞的辽宁省民间验方[9]

（1）小茴香 15g，生鸡蛋 1 个（去壳）。先将小茴香炒黄，研为细末，再同鸡蛋调匀，煎饼食用。每日 1 剂，连服 2～3 剂。

（2）取烟袋油少许，涂敷于长强穴处。

4. 口渴，多食，多饮，多尿

用新鲜黄柏（民间满语音名：勺浑炭古）50g，煮水 100mL，每日 2 次。

5. 肠炎、痢疾

（1）取蚂蚁菜鲜茎叶适量煮熟食用，或将新鲜蚂蚁菜捣烂，过滤药

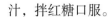

汁，拌红糖口服。

（2）将大蒜（民间满语音名：蒜达）烤熟食用，也可直接口服。

（3）用野罂粟全草水煎服，每日2次。

（4）用天仙子（别名：莨菪子）50g，水煎服，每日2次。

（5）用刺梅根（民间满语音名：卡库特）或刺梅果水煎服。

（6）用鲜紫花地丁全草100g，水煎服，每日2次。

（7）用苦参50g，水煎成100mL后，加红糖，分2次冲服。

（8）用柞树皮、黄柏、小檗各150g，加水煎至150mL，每次服30～50mL，每日2次。

（9）用李树根皮50g，水煎服；或用蒲公英50g，白糖适量，水煎服；或用木耳10g，红糖、白糖各适量，煮熟后一次服用。

（10）鲜车前草100g，鸡蛋1个。将药物共炒熟，当菜吃。

（11）鲜大蓟100g，糖适量。将鲜大蓟捣烂取汁，加糖后服用，每日3次。

（12）用鲜仙鹤草根150g，鲜马齿苋80g，鲜白头翁根80g，加水煎至药液300mL，每次服100mL，每日3次。

（13）用陈小麦100g，煮粥食用。

（14）用黄瓜蒂15g，白糖适量，水煎服。

（15）用冻豆腐适量，焙干后研细末，红痢加白糖，白痢加红糖，开水冲服。或加黄酒适量煮熟服。

6. *治疗痢疾的吉林省民间验方*[9]

（1）用黄连5g，地榆30g，水煎服。

（2）用干姜5g，白术10g，白头翁10g，水煎服。

（3）黄柏、黄芩、石榴皮各等量。将药物共研细末，每次5g，每日3次，开水冲服。

（4）用山楂50g，红糖50g，红茶10g，水煎服。

（5）黄柏10g，白芍5g，木香5g。将药物共研为末，每次5g，每日4次，开水冲服。

（6）用红芸豆适量，白芸豆花适量，鸡蛋1个，水煎取汁，每日

3次。

（7）用白头翁、秦皮各 10g，黄柏 15g，水煎服，每日 2 次。

7.治疗痢疾的辽宁省民间验方[9]

鸡冠花 1 朵，鸡蛋 2 个。水煎鸡冠花，取汁，打入鸡蛋，煮熟后一日分 2 次口服。

8.腹泻

（1）鸡蛋 1 个，白矾 1.5g。将鸡蛋煮熟，取蛋黄与白矾共研为末，一次服下。

（2）取大蒜 5 头，将其烧熟后，酌情食之。

（3）取黄瓜叶适量，将其晒干，研为细末，每次 10g，每日 2 ～ 3 次，米汤送服。

9.治疗久泻不止的辽宁省民间验方[9]

取煮熟的鸡蛋黄 3 个，用小铁勺将鸡蛋黄烤热，每日分 2 次服食。

（二）慢性肝炎或胆囊炎

1.慢性肝炎或胆囊炎肝区疼痛

（1）用熊胆粉（汁）温水冲服，每次 5mL。野生熊胆已被禁用，现多用猪胆代替。

（2）用黄花菜加冰糖煮食，每日 1 次。

2.慢性肝炎

（1）灵芝 250g，五味子 200g。将药物焙干，共研细末，每次 10g，每日 3 次，开水送服。

（2）用长白云芝（别名：木鸡）煮水，每次服 50 ～ 100mL，每日 2 ～ 3 次。现已有商品药，即“复方木鸡颗粒”，主要成分有云芝、核桃楸皮、菟丝子、山豆根等，可用于防治肝癌等。

（3）将活泥鳅鱼放清水中养 1 天，排净肠内杂物，次日取出，用文火烤成焦酥状，研为细末，每次 10g，每日 3 次，开水送服。

（4）用芹菜根 30g，香菜根 30g，鸡蛋 1 个，鲜姜 3 片，水煎取汁，每日 3 次，吃鸡蛋并服药汁。

（5）用垂盆草 100g，五味子 100g，水煎取汁，一日分 3 次服用。

（6）用紫丁香 150g，白糖 30g，水煎服。

3. *治疗肝病的吉林省民间验方*[9]

（1）青黛 5g，明矾 30g。将药物共研细末，每次 2g，每日 3 次，开水送服。

（2）用车前草 20g，蒲公英 20g，大枣 10 枚，茵陈 10g，水煎服。

（3）用茵陈 25g，栀子 15g，黄柏 15g，水煎服。

4. *治疗肝硬化的辽宁省民间验方*[9]

绿豆 6 粒，赤小豆 3 粒，朱砂 0.1g。将前两味药焙干，共研细末，再与朱砂混匀，均分为 3 份，每次 1 份，每日 2 次，加白糖调服。

（三）吐血

1. *常用方法*

（1）用朱砂末配蛤粉和匀，温黄酒调服。

（2）玫瑰花瓣 100 朵，白糖 100g。将玫瑰花瓣水煎，加入白糖调匀，分 6 次口服，每日 2 次。

（3）刺猬皮 50g，莱菔子 10g。上药共研细末，每次 10g，每日 1 次，开水冲服。

2. *治疗吐血的吉林省民间验方*[9]

（1）用焦栀子 10g，黄柏 10g，炒蒲黄 10g，水煎服。

（2）用鲜景天叶 50g，红糖 25g，水煎服。

（3）用百草霜 18g，每次取 9g，每日 2 次，红糖水送服。

（四）大便干燥

1. *大便干燥症状较轻者*

（1）口服蜂蜜不加水，每次 10mL，每日 3 次；或将蜂蜜炼成膏状，加入少量食盐，搅拌均匀，每次口服 10mL，每日 2 次。

（2）用火麻仁捣烂，温水冲服；或用松子油口服，每次一汤匙，每日 2 次；或直接食用松子仁，每次 50g。

2. *大便干燥较严重者*

用芒硝（民间满语音名：山木瑞奋）25g，温开水冲服，或配伍甘草、生地黄等药物共同使用。

3. 老年人大便干燥

桃仁 10g，松子仁 10g，郁李仁 10g。将上药同大米适量共煮熟，酌情食用。

4. 大便干燥的外治方法

（1）用生地黄、当归、火麻仁研磨成细粉，加蜂蜜调制成栓剂，放入肛门内，可以帮助通导大便。

（2）将肥皂削成枣核大小的栓剂，塞入肛门内，可以帮助通导大便。

（五）便血或痔疮

1. 便血

（1）用黄芩 10g，黄柏 10g，水煎服。

（2）用鸡冠花 100g，将其炒焦，研为细末，每次 10g，每日 3 次，温开水冲服。

（3）用蒲黄炭 15g（民间满语音名：沃无吉哈），温开水冲服。

（4）用地榆 50g，水煎服。

2. 痔疮出血

（1）将刺猬皮焙干，研细末后用香油调和，外涂痔疮处。

（2）用锉草（民间满语音名：木车日贺）烧制成炭，研为细末，用香油调和，外敷痔疮处。

（3）用黑木耳 10g，贝母 12g，苦参 15g，水煎服。

（4）用木槿花 25g，水煎服。

（5）蜗牛 1 只，冰片 1g，薄荷 1g。将上药共捣如泥，外敷患处。

3. 治疗痔疮、痔疮便血的吉林省民间验方[9]

（1）血见愁 5g，血余炭 10g，带籽莲房 40g，鸡蛋 5 个，猪大肠头 1 付。将前三味药共研细末，兑入鸡蛋液中，搅拌均匀，装入猪大肠头内，煮熟，分 4 次食用，每日 2 次。

（2）用土炒白术 10g，地榆炭 10g，炮姜 5g，炙甘草 5g，水煎服。

（3）用赤小豆 10g，茯苓 10g，地榆 10g，槐花 10g，侧柏叶 10g，水煎服。

（4）用五倍子 5g，槐花 10g，地榆 10g，水煎服。

（5）鱼腥草 30g，苦楝根皮 30g，芒硝 30g，马齿苋 30g。将上药用水煎汤，熏洗患处。

4. 治疗内痔、外痔的辽宁省民间验方[9]

（1）用地骨皮 60g，水煎取汁 300mL，熏洗肛门，每日 2 次。

（2）地龙 50g，槐角 50g。将上药水煎取汁，熏洗患处，每日 1～2 次。

三、泌尿系统疾病

1. 肾虚引起的腰膝酸软、乏力

（1）将林蛙和鸡蛋共煮熟，不可多加盐，每日食用林蛙和鸡蛋各 1 个。

（2）直接食用覆盆子鲜果，或用覆盆子煮水食用，每日 1 次，每次一汤碗。

（3）用覆盆子干果与枸杞果、人参等滋阴补肾的药物共同泡酒，每日少量饮用。

2. 肾虚引起的阳痿、早泄

（1）用人参、鹿茸泡酒，每日少量饮用。

（2）用淫羊藿泡酒，每日服 30～50mL；或用淫羊藿 50g，水煎成 200mL，分 2 次口服。

（3）用公蛾焙干，研细末，黄酒或温水冲服。

（4）用野豆角适量，煮熟后食用。

3. 慢性肾炎、尿路感染

（1）用黄花菜或薇菜煮熟，每日食用。

（2）用冬瓜皮 100g，白菜根 100g，水煎服。

（3）用玉米须 100g，水煎服。

（4）鸡蛋 1 个，白胡椒 4 粒。将白胡椒纳入鸡蛋内，蒸熟食之，每日 1 次。

（5）将活地龙捣汁过滤后口服，每次一汤匙。

（6）葵花秆 200g，鸡蛋 3 个。将上药用水煮熟，一日分 3 次食蛋并服药汁。

（7）用鲜马齿苋煮水，过滤出药汁，在药汁中加蜂蜜调和后冲服。每次 50mL，每日 2 次。

（8）用鲜刺儿菜水煎服，每次 50mL，每日 2 次。

（9）将活蚯蚓数条洗净，捣烂后加水过滤，再将蚯蚓水液煮开，每次服 50mL，每日 2～3 次。

（10）用浮萍、金钱草、石韦各适量，水煎服；或用鲜车前草（或车前子）各适量，水煎服。

（11）用活林蛙（民间满语音名：朱蛙里）煮水，并放入等数量的鸡蛋，煮熟后一起食用。

（12）黄豆面 50g，醋 50mL。先将黄豆面炒熟，再加入食醋调匀，每日 2 次，开水冲服。

（13）用萱草 10g，水煎服。

（14）将食盐 250g 炒热，布包后热熨小腹。

（15）取大蒜 1 头，将其捣烂，敷脐上。

4. 治疗泌尿系统疾病的吉林省民间验方[9]

（1）主治急性肾炎、肾盂肾炎：用野菊花 20g，赤小豆 20g，马齿苋 20g，女贞子 20g，萹蓄 15g，车前草 15g，水煎服。

（2）主治急性肾炎、尿血：用石膏 25g，瞿麦 15g，天花粉 15g，车前子（布包）50g，水煎服。

（3）主治腹水：蝼蛄 7 只，蟋蟀 5 只。将上药用香油炸焦后，研为细末，每日 2 次，黄酒冲服。

（4）主治膀胱炎：用萹蓄 50g，竹叶 10g，水煎服。

5. 治疗尿路感染的辽宁省民间验方[9]

用苏叶 50g，杏仁 50g，水煎服。

四、心脑血管疾病

（一）高血压

1. 用活蚯蚓 5～8 条，洗净后切成小段，加入 1～2 个鸡蛋炒熟，需少加盐，每日或隔日食用 1 次。

2.用天麻煮水，作茶饮用，或研细末，温开水冲服。

3.用山菊花泡水，作茶饮用。

（二）心悸、气短

1.用鹿心（或猪心）煮熟食用。

2.猪心 1 个，朱砂末 1g。将朱砂末放入猪心内，加水炖熟，酌量食猪心并喝汤，每日 2 次。

3.将五味子根和鸡肉一起加水炖熟，吃鸡肉并喝汤，每日 2 次。

4.将新鲜小根蒜洗净（满语音名：niyanara），直接食用或用干品煮水饮用。

（三）惊痫

1.用蜈蚣、全蝎（民间满语音名：黑夜涉）各等份，研细末，每日 2 次，每次服 2 ～ 3g。

2.用朱砂（民间满语音名：鹅瑞烟滚）5g，研细末，放入猪心内，将猪心蒸熟，每日适量食用猪心。

（四）神经衰弱，失眠健忘，偏头痛

用酸枣树根（民间满语音名：朱浑瘦勒），煮水口服。

（五）中风后遗症

用天麻适量，研细末，黄酒冲服；或用天麻泡酒，每日少量饮用。

五、骨科、外科疾病

满族是一个游牧民族，满族先人长期狩猎，与野兽为伍，定居农耕以后，简陋的生产生活条件，使他们在治疗骨科、外科疾病时，多就地取材，用鲜活药材口服、外敷涂药、热敷或用作食疗，简便有效。

（一）跌打损伤

1.腰腿扭伤

（1）用土三七鲜茎叶（民间满语音名：贝兰拿旦）捣烂，外敷损伤处。

（2）用马尿骚（民间满语音名：那热特）50g，水煎服，每日 2 次。

（3）用鲜天葵子根适量，捣如泥状，外敷患处。

（4）用凤仙花 100g，水煎服，每日 2 次。

（5）用拉拉秧 100g，水煎服，每日 2 次。

（6）用线麻根适量，煮水口服。

（7）栀子 50g，红花 50g。上药共研细末，黄酒或温开水送服，每次 10g，每日 1～2 次。

（8）用土三七适量煮鸡蛋，食用鸡蛋及汤液，每日 2 次。

（9）用山丁子 50g，水煎服，每日 2 次。

2. 骨折

（1）骨折正骨复位后，用焙焦的黄瓜籽研细末，黄酒冲服。

（2）骨折伤处无破溃者，将黄瓜籽研为细末，用凡士林调成软膏状，外敷患处，隔天换药 1 次。

3. 外伤出血

（1）用马勃粉（民间满语音名：克库尼担嘎逆）外敷出血处。

（2）用棉花烧灰，外敷出血处。

（3）将万年青（别名：卷柏）烧炭后，外敷出血处。

（4）用蒲棒粉炒制成炭，外敷出血处，或用蒲棒粉水煎服。

（5）用白鲜皮适量，研为细末，外敷患处。

（6）牛胆汁（或猪胆汁）100g，生石灰 100g。将上药调拌均匀，晾干后研为细末，外敷伤口止血，或用鸡蛋清调糊，涂红肿伤处。

4. 治疗跌打损伤的辽宁省民间验方[9]

（1）用鲜五加皮叶 50g，捣烂后敷患处。

（2）用茜草适量，研为细末，用香油调匀，外敷患处。

（3）用牵牛花藤 50g，水煎服。

（4）用黄柏适量，研为细末，外敷患处。

（5）红辣椒 50g，黄豆 60g。将上药用水煎汤，浸洗患处。

（6）用牛角粉适量，每次 2～5g，黄酒冲服，每日 2 次；或将牛角粉加适量水调成糊状，外涂患处，每 2 天换药 1 次；或将牛角粉用水煎煮，趁热熏洗患处，每日 1 次。

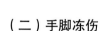

（二）手脚冻伤

1. 轻度冻伤

（1）冬季用干净的白雪轻轻地搓擦冻伤部位至皮肤发热。

（2）将独头蒜捣烂，外敷患处。

（3）用桑寄生适量，食盐少量，水煎取汁，熏洗患处。

（4）用樱桃果汁适量，涂抹伤处，一日数次。

（5）用黑胡椒适量，捣碎后用开水冲泡，熏洗患处。

（6）用松子油脂外涂患处。

2. 冻伤处红肿或疼痛者

（1）取红辣椒（鲜品或干品均可）或辣椒秧煮水，用温水浸泡患处。

（2）用干茄秧煮水，浸泡患处。

（3）用霜打过的茄子、花椒煮水，熏洗患处，每日 1 次。

3. 冻伤处发炎溃烂者

用黄柏研为细粉，撒在溃烂处。

（三）烧烫伤

1. 轻度烫伤

用鸡蛋清或东北大豆酱外涂患处。

2. 患处红肿、皮肤未破者

（1）将食用盐加水，1:5 稀释成淡盐水，清洗患处。

（2）用獾子油外涂患处。

（3）用香油外涂患处。

（4）将蜂蜡用豆油熬煮成膏，清创后涂药膏。

（5）用生地榆适量，焙干后研为细末，用香油调涂患处。

（6）取黄柏适量，研为细末，用鸡蛋清调涂患处。

（7）取仙鹤草根适量，研为细末，用香油调涂患处。

（8）用老松树皮烧成炭，研为细末，香油调成糊状，清创后外敷患处，如有渗出或化脓时可直接涂撒干粉。

3. 治疗烧烫伤的吉林省民间验方[9]

（1）白芷 100g，紫草 100g，忍冬藤 100g，蜂蜡 35g，冰片 3g，香油

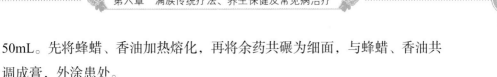

50mL。先将蜂蜡、香油加热熔化，再将余药共碾为细面，与蜂蜡、香油共调成膏，外涂患处。

（2）大黄25g，陈石灰25g。将上药置锅内共炒，待大黄变黑、石灰变红后取出，筛去石灰，再将大黄研为细粉，外撒患处。

（四）臁疮腿

1. 取癞蛤蟆1只，去掉内脏，将黑胡椒7粒、鲜姜1片装入去掉内脏的癞蛤蟆腹中，用瓦罐焙干后，研为细末，用香油调和，涂抹患处。

2. 用熊油（现在多用羊油）外涂患处，用纸包裹，5～7天更换一次。

3. 盐水清洗患处后，将蛋膜贴于疮面上，外用纱布和绷带加压包扎，隔日更换一次。

（五）骨髓炎

1. 用鲜毒芹根捣烂，鸡蛋清调成糊状，隔香油浸过的油纱布外敷患处。

2. 用黄烟叶适量，水煎取汁，熬成烟膏，外敷患处。

3. 蛇皮、刺猬皮各等份，焙焦后研为细末，用鸡蛋清调和，外涂患处。

（六）疖疮肿毒

1. 疖疮肿毒未溃烂

（1）用线麻根（民间满语音名：沃楞）捣烂，外敷患处；或用线麻根水煎服。

（2）用鲜地丁捣烂，外敷患处。

（3）用鲜蒲公英捣烂，或熬煮浓缩成膏，外敷患处。

（4）将东北大豆（黄豆）用水泡软后捣烂，或患者用口咀嚼后，再将黄豆泥摊在辅料上，外敷患处，隔日更换一次。

（5）用狼毒草捣烂或浓缩成膏，外敷患处。

（6）用刺菜适量，捣烂后外敷患处，每日换药1次。

（7）用鲜马齿苋适量，加少量白矾，共捣烂，外敷患处。

（8）用鲜野菊花适量，捣烂取汁内服；亦可捣成泥状，外敷患处。

（9）用山胡萝卜煮熟食用。

（10）用山苏子适量，水煎服。

（11）用仙人掌适量，去皮刺，捣烂后外敷患处。

（12）用鲜木耳、红糖各适量，共捣如泥，外敷患处。

2. 治疗疖疮肿毒的辽宁省民间验方[9]

（1）用鲜牵牛花、松树脂各等量，共捣如泥，外敷患处。

（2）绿豆面50g，蜂蜜150g，米醋40mL。将绿豆面炒成黑灰色，用米醋、蜂蜜调成黑膏状，摊于纱布上，当中留孔，外敷患处。

3. 治疗疮痈、疖肿成脓（已破溃）的黑龙江省民间验方[2]

（1）用黄芩、黄连、黄柏各等量，共研为细粉，撒疮口处。

（2）生乳香15g，生没药15g，乌贼骨15g，雄黄10g，冰片5g。将上药共研为细粉，撒患处，外敷凡士林纱布。

（七）杂症

1. 腿抽筋

用活蚯蚓1条，胡黄连5g，水煎服。

2. 蚊虫咬伤

（1）用鲜马齿苋捣烂，外敷咬伤处。

（2）用鲜紫花地丁捣烂，外敷咬伤处；或用鲜紫花地丁水煎服。

（3）用鲜天南星捣汁，外涂咬伤处。

（4）用线麻根煮水口服。

3. 蛇虫咬伤或蜂蜇伤

用斩龙草鲜品（民间满语音名：西厄里汗）捣烂，外敷患处，或用全草水煎服。

4. 毒蜂蜇伤

用鲜葫芦叶适量，捣烂取汁，外涂患处。

5. 疯狗咬伤

用雄黄（民间满语音名：阿梅混）适量，研为细末，用醋调和，涂抹伤口处。

附：风寒湿痹

风寒湿痹引起的腰腿关节疼痛是北方地区的多发病。满族适应气候条件，就地取材，在治疗这些疾病方面有许多方法，既有口服药物的治疗方法，也有外治方法，如外敷、熏洗、热熨等。

1. 风寒湿痹的内治方法

（1）用黄柏（民间满语音名：勺浑炭古）、鲜苍术各等份，水煎服。

（2）用虎骨（民间满语音名：塔什哈）加人参、鹿茸、天麻、枸杞子、灵芝等泡酒，每日服 25mL。注：虎为国家一级保护动物，虎骨已严格禁止使用，现用鹿骨、狗骨代替。

（3）用走马芹（民间满语音名：达乌里当归）水煎服。

（4）用刺玫根、北五加、透骨草水煎服。

（5）用北五加皮或透骨草水煎服。

（6）用暴马子水煎服。

（7）用冬青（杨树、桦树、榆树均可）水煎服。

（8）用山葡萄藤煮水，每日当茶饮。

2. 风寒湿痹的外治方法

（1）将食盐（民间满语音名：山木瑞奋）炒热，装入布袋中，贴敷患处。

（2）用生姜、葱籽各等份，共捣烂，炒热后外敷患处。

（3）艾灸（民间满语音名：崔哈）足三里或患处。

（4）用爬山松（民间满语音名：阿叉）煮水熏洗患处，或将爬山松熬煮成膏，贴敷疼痛处。

（5）土蜂窝 1 个，独头蒜 1 头，花椒 50g，生姜 100g。将上药用水煎汤，熏洗患处。

（6）花椒、葱根、蒜瓣各等份，用水煎汤，熏洗患处。

（7）将鲜北细辛全草捣烂，外敷患处。

3. 治疗痹证的吉林省民间验方[9]

（1）木瓜 100g，白酒 1000mL。将木瓜泡入酒中，7 日后服药酒，每次 25mL，每日 2 次。

（2）覆盆子根 30g，穿山龙 30g，白酒 1000mL。将前两味药泡入白酒中，7 日后服药酒，每次 15mL，每日 2 次。

（3）龙芽楤木根皮 100g，白酒 50g。将龙芽楤木根皮泡入白酒中，7 日后服药酒，每次 20mL，每日 2 次。

（4）萹蓄 300g，鸡蛋 7 个。将上药共煎煮，一日分 2 次食蛋喝汤。

六、皮肤科疾病

（一）荨麻疹

1. 内治法

（1）用白鲜皮、防风、苦参各等份，水煎服。

（2）将鲜芦荟榨汁口服。

2. 外治法

（1）取百部 100g，用白酒浸泡 10 天，取药液擦患处。

（2）用艾叶、野菊花、干大蒜秆各等份，水煎取汁，擦洗患处。

3. 治疗荨麻疹的辽宁省民间验方[9]

用苦葫芦灰 6g，地肤子 6g，水煎服。

4. 治疗荨麻疹的吉林省民间验方[9]

用桑树枝 15g，柳树枝 15g，桃树枝 15g，杨树枝 15g，槐树枝 15g，水煎服，亦可煎汤外洗患处。

（二）皮肤瘙痒

（1）用苦参或野韭菜（满语音名：sifamaca）煮水擦洗患处。

（2）用蛇皮、白鲜皮、苦参、防风各等份，煮水擦洗患处；或用单味蛇皮焙干，研细末，用醋调和，擦洗患处。

（3）将地龙研成细粉，每次 5g，晚上睡觉前用温开水送服。

（4）取烟叶适量，水煎取汁，擦洗患处。

（三）湿疹

1. 外治法

（1）取适量鲜杏树枝条，用火烧烤树枝条一端，取另一端渗出之液体，外涂患处。

（2）用雄黄（民间满语音名：阿梅混）研末，水稀释后涂擦患处。

（3）用黑木耳适量，焙焦，研为细粉，外撒患处。

（4）活蚯蚓 3 ～ 4 条，白糖少量。将蚯蚓洗净，加入白糖，取渗出液搽患处。

2. 内治法

用山菊花或野韭菜（满语音名：sifamaca）水煎服。

3. 治疗湿疹的吉林省民间验方[9]

（1）黄柏 30g（研末），蓖麻油 120mL。将上药共调匀，外涂患处。

（2）苦参 15g，黄柏 10g，明矾 15g。将上药用水煎汤，外洗患处。

（四）各种癣症

1. 手癣

将适量鲜蓖麻叶捣烂，每日多次擦患处。

2. 脚癣

（1）将大粒盐（民间满语音名：山木瑞奋）加入热水中溶化，用盐水泡脚。

（2）将适量枯矾放入水中溶化，浸泡双脚。

（3）用米醋泡脚。

（4）用野茴香煮水，浸泡双脚。

3. 头癣

（1）苦参适量，猪苦胆 1 个。将苦参水煎后去渣，加入猪苦胆调匀，搽洗患处。

（2）将山豆根研为细粉，用鸡蛋清调成糊状，外涂患处。

4. 全身癣

用白酒、白糖各适量，调和至白糖完全溶化，用酒糖液擦拭患处。

5. 治疗牛皮癣的吉林省民间验方[9]

红花 15g，碱面 30g。用 150mL 水将上药浸泡 24 小时，取药液涂抹患处，每日 1 次。

七、妇科疾病

（一）月经不调、崩漏

1.痛经

用艾叶、生姜水煎，加红糖冲服。

2.经期腹痛，经血过多

用仙鹤草、益母草各等份，水煎服；或用新鲜仙鹤草、新鲜益母草单味水煎服；或用益母草熬制益母草膏口服。

3.经期小腹冷痛，腰痛

用小茴香子水煎服。

4.月经后期，气虚乏力

用党参、黄芪各等份，水煎服。

5.崩漏

用血见愁（民间满语音名：申给沙奏）鲜茎叶煮鸡蛋，每日食用2个；或用乌梅炭适量，水煎服。

6.闭经

老母鸡1只，黄芪、山楂各适量。去除鸡内脏，洗净，装入药，炖烂后食用，用量酌定。

7.癥瘕积聚，腹痛

用万年青适量，水煎服，每日3次。

8.血虚

用鹿血煮熟，或制成鹿血糕口服。

9.治疗月经不调、痛经、崩漏的吉林省民间验方[9]

（1）月经不调：熟地黄15g，黄花菜15g，当归10g，水煎服。

（2）痛经：用地骨皮15g，玄参15g，生地黄15g，水煎服；或用月季花15g，益母草15g，水煎服。

（3）崩漏：取丝瓜30g，将其焙黄，研末，每次10g，每日2次，黄酒送服；或用鸡冠花15g，生白芍15g，莲房35g，贯众炭20g，甘草5g，水煎服。

（二）乳腺炎

1. 内治法

（1）用鹿角研末，水煎服，每日 2 ～ 3 次；或用鹿角托盘研为细末，温水冲服。

（2）用桦树皮（内皮）水煎，当茶饮。

（3）用鲜牛蒡子（或干品）水煎，当茶饮。

2. 外治法

（1）用蒲公英、鲜葱头、野菊花各等份，捣烂后外敷患处。

（2）用鲜土三七适量，捣烂后外敷患处。

（3）取天仙子适量，捣烂，用醋调成糊状，外敷患处。

3. 治疗乳痈的吉林省民间验方[9]

（1）用金银花 15g，甘草 10g，连翘 10g，丹皮 5g，水煎服。

（2）鲜蒲公英 15g，白矾 5g。将上药捣烂，加白酒适量调匀，外敷患处。

4. 治疗乳痈的辽宁省民间验方[9]

（1）百合 50g，白糖 12g。将上药共捣为泥，外敷患处。

（2）用猪苦胆 1 个（用胆汁），白芥子粉 10g，金银花 15g，蒲公英 10g，水煎取汁，分 2 次趁热服下，首次服药后，盖被发汗（微汗出即可）。

（三）孕产期病症

1. 习惯性流产

用菟丝子与大枣水煎服。

2. 产后腹痛

（1）用刺猬胆 1 个，黄酒冲服，每日 2 次。

（2）用鹿胎加红糖煮熟后食；或将鹿胎焙干，研细末，加入红糖，温开水冲服。

3. 产后气血亏损，气虚体弱

（1）取人参（民间满语音名：奥乘达）或黄芪适量（或同时使用），装入鸡膛内炖煮，待鸡肉煮熟，食用鸡肉和汤。

（2）用林蛙（民间满语音名：朱蛙里）煮鸡蛋，每日服用 1 次。

（3）用人参、大枣煮水口服，吃大枣。

（4）取鹿胎或猪胎适量，加水煮熟食用；或食用鹿血羹及鹿茸羹。

（5）用黑木耳（满语音名：sanca）加红糖煮熟食用，每次一小碗。

（6）取哈蟆油少量，用水煮，每日口服。

4. 产后乳汁不足

（1）用鲫鱼（民间满语音名：翁郭顺）、鲇鱼（民间满语音名：嘎牙鱼）、鲶鱼或猪蹄煮汤食用。

（2）将萱草根与猪蹄一起炖熟，吃肉喝汤。

5. 治疗妊娠呕吐的吉林省民间验方[9]

（1）小鲫鱼1条，砂仁3g，黄豆粉适量。将砂仁研末，鲫鱼去内脏，塞入砂仁粉，再用豆粉封口，放在碗内，上面加盖小碗，蒸熟即成。每日1条，连服4日。

（2）用黄芩5g，白术10g，竹茹10g，水煎服。

6. 治疗产后乳汁不通或不足的吉林省民间验方[9]

（1）猪蹄2只，豆浆250mL（或豆腐100g），葱白1根，黄酒50mL，酱油适量。将上药加水炖熟，酌情服食。

（2）豆腐120g，红糖30g，米酒30mL。先将豆腐与红糖加水适量煮沸，再加入米酒，趁热服下。

八、儿科疾病

（一）小儿消化不良

1. 常用方法

（1）将活马蛇1条（民间满语音名：猫瑞梅赫）放入生鸡蛋中，用泥浆包裹或用纸糊，将鸡蛋放入火中烧熟后食用。

（2）用高粱米二遍糠麸，去壳，炒香，冲服或制片口服。

（3）用柞树皮煮水泡脚或水煎服。

2. 治疗小儿消化不良的吉林省民间验方[9]

（1）将红高粱炒黄，研细末，每次15g，每日3次，温开水送服。

（2）用榆树钱（榆树种子）10g，水煎服。

（二）小儿百日咳

1.常用方法

（1）用鲜白屈菜 50g，煎成药水 50mL，加冰糖适量，每日分 2 次口服。

（2）紫皮蒜 6 瓣，白糖 100g。将紫皮蒜、白糖加水煮熟，口服汤液，每日 3 次，每次一汤匙。

（3）用带根芹菜捣汁，加少量食盐，隔水加温，早、晚各服一小杯，连服 3 日。

2.治疗小儿百日咳的吉林省民间验方[9]

（1）鸡蛋 1 个，平贝母 3g。先将平贝母研成细粉，鸡蛋开一个孔，再将贝母粉装入蛋内，外用湿纸封闭蒸熟，早、晚各服 1 次。

（2）用鱼腥草 30g，绿豆 100g，冰糖 40g，水煎服，每日 1 剂，分 2 次服，连服 3 ～ 4 剂。适用于肺热型小儿百日咳。

（三）小儿惊风

1.常用方法

（1）将蝎子用鲜薄荷叶包裹，然后用小火烤薄荷叶至蝎子烤熟，之后将烤熟的蝎子捣碎，酌量分次口服。

（2）栀子 30g，面粉 30g，鸡蛋 1 个，带须葱白 3 根。将上药捣烂，敷脐部。

（3）全蝎 3g，蜈蚣 3 条。将上药焙焦，研成细末，每次 0.6g，每日 2 次，温开水送服。

2.治疗小儿惊风的吉林省民间验方[9]

（1）活地龙 7 条，生姜 5g，鲜葛根 30g。先将地龙洗净，再与后两味药一起捣烂，加开水适量浸泡，滤取药汁，分 1 ～ 2 次口服。

（2）鸡蛋黄 1 个，龟板 10g，煅牡蛎 10g，阿胶 5g。先将牡蛎、龟板水煎取汁，再把阿胶烊化，兑入鸡蛋黄并调匀，一次服下。

（四）小儿其他病症

1.治疗小儿其他病症的吉林省民间验方[9]

（1）麻疹：①用薄荷 5g，连翘 5g，牛蒡子 5g，蝉蜕 6g，水煎服。咳嗽痰多加杏仁、前胡，呕吐加竹茹。②用鲜紫背浮萍适量，水煎取汁，代茶饮。

（2）水痘：①用金银花 15g，甘草 3g，水煎取汁，代茶饮。②将 30g 食盐溶于 500mL 温水中，洗泡全身，洗时应防止着凉。

（3）遗尿：①五味子 10g，小茴香 3g，猪膀胱 1 个。将上药装入猪膀胱中煮熟，食用膀胱并喝汤，每日 2 次，分 2 日服用，连服数剂。②鸡内金 6g，猪膀胱 1 个。将上药焙干，研为细末，临睡前服 5g，黄酒送服。③煅龙骨粉 25g，米醋 10mL。将上药共调匀，敷脐部。

（4）口疮：①取蜜炙黄柏适量，烘干，研为细粉，撒于患处，每日 1 次。②柿饼霜、蜂蜜各适量。将柿饼霜调入适量蜂蜜，研匀，涂于患处。

（5）白喉：①青果 30g，白萝卜 30g。将上药用水煎，代茶频服。②用山豆根 15g，射干 10g，金银花 10g，桔梗 10g，马勃 5g，水煎服。

2. 治疗小儿脐疮、脐湿的黑龙江省民间验方[9]

（1）五倍子 2g，乌贼骨 2g，冰片 2g。将上药共研细粉，撒在患处。

（2）丝瓜叶 2g，青黛 3g，炉甘石 3g。先将丝瓜叶烧灰存性，再同另两味药共研细粉，撒于患处。

九、五官科疾病

（一）口腔疾病

1. 咽喉炎症

用西瓜霜口服或研细粉，作喷喉用。

2. 咽喉糜烂

用珍珠水飞细粉，温开水冲服，每日 2 次，每次 0.5～1g。

3. 咽喉肿痛

（1）用红姑娘、山豆根、桔梗、牛蒡子各等份，水煎服，每日 2 次。

（2）用马勃水煎服。

（3）用马莲草水煎服。

（4）用山地瓜秧适量，水煎服，每日 2 次。

（二）痄腮

1. 常用方法

（1）桦树皮、鸡蛋各适量。将桦树皮水煎取汁，制作荷包蛋，每日 1

次，吃蛋喝汤。

（2）用野芥菜（满语音名：takan）水煎服。

（3）用紫花地丁水煎服；或用鲜紫花地丁捣烂后外敷患处。

（4）用麻子（蓖麻子）捣烂，外敷患处。

（5）用鲜品仙人掌去刺捣烂或过滤取汁，用药汁外敷患处。

（6）将老茄子适量焙干，研为细末，加香油调和，外敷患处，每日换药。

（7）用鲜马齿苋加面粉少量捣烂，外敷患处。

2. 治疗腮腺炎的吉林省民间验方[9]

（1）当归 60g，白芷 120g，夏枯草 30g，川芎 20g，桔梗 20g。将上药水煎，代茶饮。

（2）青黛、鸡蛋清各适量。将上药调匀，外敷患处。

（3）雄黄 15g，明矾 12g，冰片 3g。上药共研细末，加 75% 酒精（或醋）适量，调匀，用消毒棉签蘸药涂患处。

（三）瘿瘤瘰疬

1. 用斑蝥（民间满语音名：都给达）捣碎研末，加鸡蛋清调和，外敷患处。皮肤过敏者慎用。

2. 用马蛇子焙干或煮熟食用，每日 1 个。

（四）牙痛

1. 漱口药

（1）用细辛、山豆根、野薄荷各等份，煮水或泡酒，用药液漱口。注：细辛有毒，不可吞咽和口服。

（2）用北细辛全草煎成药水过滤后，用药水漱口，3～5 分钟后吐掉，每日 3～5 次。注：细辛有毒，不可吞服。

（3）用核桃秋树皮适量，水煎取浓汁，含漱口。

（4）用杨树根适量，水煎取浓汁，含漱口。

（5）用独活泡酒，取药酒含漱口，每日数次。

（6）用甘草煮水漱口。

2. 熏药

用北细辛适量，做成香烟，点燃后吸烟入口腔，停留片刻后吐出。

3. 外用药

将西瓜霜、冰片粉混合后，用药粉搽患处。

（五）眼病

1. 红眼病

将大力子鲜茎叶捣烂，外敷太阳穴处，每日更换药物 1 次。

2. 眼干、眼涩

用鲜杏叶煮水口服。

3. 结膜炎

用鲜野菊花捣烂，外敷眼睑上，每日 1 次。

4. 目痛流泪

用熊胆汁滴眼，每日 2 ～ 3 次（注：熊为国家一级保护动物，严格禁止打杀和取胆。现在熊胆已经不使用，可用猪胆代替）。

（六）中耳炎

1. 将鸡蛋煮熟，取出鸡蛋黄，焙烤出油，用卵黄油外涂患处。

2. 用香油涂抹患处，每日 2 次。

3. 用黄柏、青黛各等量，研为细粉，取少量药粉吹入患耳内，每日 1 次。

4. 将细辛、冰片按 5:1 研为细粉，取少量药粉吹入患耳内，每日 1 次。

（七）鼻出血

1. 用白茅根适量，水煎服。

2. 用鲜小蓟适量，捣烂取汁口服。

十、其他

（一）驱绦虫、蛔虫

1. 驱绦虫

（1）用南瓜子仁（民间满语音名：那三恒克）口服。

（2）用狼牙草根适量，去皮后研为细末，制成片剂或丸剂。空腹服用，每次 50g。注：小儿每公斤体重用药 1g。

2. 驱蛔虫

用厚朴、枳实、大黄、使君子、瓜蒌仁、苦楝皮各适量，水煎服。

（二）治疗中暑

1. 用绿豆煮水口服。

2. 口服西瓜，用西瓜皮煮水饮用。

3. 用山楂加冰糖煮水后冷藏，或制作药冰口服。

（三）预防或缓解醉酒

饮酒前或醉酒后，用葛花煮水，加糖口服；醉酒后用葛花、生姜各适量，水煎服。

（四）驱蚊虫

用艾蒿、青蒿、百部燃烧，烟熏室内。

（五）治疗疟疾

用斑蝥（民间满语音名：都给达）、雄黄、麻黄、朱砂各等量，研为细末并混合均匀，置于膏药上，贴于头颈第2骨节处。注：皮肤过敏者慎用。

满族传统医药治疗北方疾病的历史久远，内容丰富。满族传统疗法根植于民间，世代传承至今。一些满族民间确有疗效的验方已经被研究开发，如降血压、降血脂的药物等。这些民间验方的研究开发产生了巨大的经济和社会效益。发掘、整理研究和开发满族传统医药，对保障人民群众的健康和防治疾病有着十分重要的意义。

参考文献

［1］黄帝 . 崔应珉，王淼译 . 黄帝内经素问［M］. 郑州：中州古籍出版社，2010.

［2］李时珍 . 本草纲目［M］. 北京：中国书店出版社，2011.

［3］陈可冀 . 清宫医案集成［M］. 北京：科学出版社，2009.

［4］崔勿娇，刘彦臣 . 满族医药文化概述［M］. 长春：吉林人民出版社，2006.

［5］脱脱 . 金史［M］. 北京：中华书局，1975.

［6］富育光 . 图像中国满足风俗叙录［M］. 济南：山东画报出版社，2008.

［7］李时珍 . 本草纲目［M］. 北京：中国书店出版社，2011.

［8］陈可冀 . 清宫医案集成［M］. 北京：科学出版社，2009.

［9］张海玉 . 中国民间单验方［M］. 北京：科学出版社，1994.

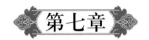

第七章

满族常用药物

第一节　概　述

　　满族先人生活的长白山地区和黑龙江流域药用动植物资源极其丰富，目前有资料表明仅长白山区有药材资源近千种[1]。满族世世代代使用的地产药物有 300 多种，具有明显的地域性。满族使用药物的经验源于满族人民千百年来在长期的生产生活、抵御自然灾害、应对野兽、战乱、治病减灾的实践经验，世代传承，维护了民族的健康，具有公认的实用性和科学性。

　　满族传统药物蕴含在满族传统文化习俗中，与满族特有的宗教信仰、生活方式、民间习俗融合，决定了满族传统药物具有满族民族文化的特色。满族先民崇尚自然，在北方恶劣、寒冷的环境中以游牧、渔猎为生。满族先民相信天地万物皆有神灵，神灵与他们的生产生活、健康和疾病息息相关。满族先人信奉萨满文化，依靠萨满消灾祛病。历史早期，满族萨满主要由部落或氏族头领担当，满族萨满使用满族先人积累的防治疾病方法、药物知识和经验并传承，使满族传统医药与萨满医药和满族文化习俗相互融和。

　　公元 1115 年，女真人在北方兴起，在建立"金"地方政权以后，女真人对药物有了更多的认识，并从药物多方面的功能加以利用。《金史》中记载了大量女真时期的药物和这些动植物药材在金代经济、政治和社会

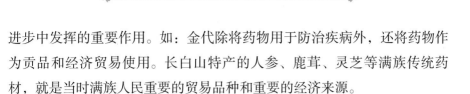

进步中发挥的重要作用。如：金代除将药物用于防治疾病外，还将药物作为贡品和经济贸易使用。长白山特产的人参、鹿茸、灵芝等满族传统药材，就是当时满族人民重要的贸易品种和重要的经济来源。

满族医药文化与汉族、蒙古族、朝鲜族医药文化长期交融，特别是满族传统药物中有许多药物与中药为同一药物并有相同点，但满族传统药物在用法、用量及利用药物功能主治等方面与中药又有不同之处，满族药物的常用方式是单味药使用，有的逐渐发展成为验方，使用药味多时也仅有两三味药。所用药材就地采摘，即时使用，以鲜活为主，使用方法灵活简便，体现了满族传统药物使用的固有特点。如满族将人参、鹿（鹿茸、鹿肉、鹿血、鹿鞭、鹿尾）、林蛙、山野菜、鲫鱼等采集（或捕捉）后，并不进行特殊炮制，只是经过简单加工或煮食，或泡酒或添加到其他食物中烹制食用。满族还会用蕨菜、榛蘑、软枣子等一些山野菜和野果等调理身体、养生保健。

满族先民将在长期的生产生活、抗病减灾、抵御外来侵害的实践中经过历代先人验证的传统药物识别、采集、加工和药物功能等的使用经验进行总结并世代相传，形成满族特有的采集加工和使用方法。如：至今仍在东北民间流传的《采药歌》，用顺口溜的形式传授了如何识别药物，不同药用植物的形状、气味、颜色、药用功能，以及治疗疾病的规律，根据药物基本形态甄别和筛选药物，判断尚未识别的药用植物可能具备的药用功能等，如《采药歌》中说："草木中空，善于治风。叶梗生刺，祛瘀消肿。方梗白茎，寒性相同。气味芬芳，行气止痛。对枝对叶，跌打之用。叶梗有毛，止血止痛。叶里藏浆，可以拔脓。红花圆梗，性属温通。气味辛辣，杀蛇治虫。上山采药，宜有所从。"[2] 此外，东北民间流传的"一年四季都有药，掌握时机及时刨"等采药谚语，将不同药物最适宜的采集时间、地点、药用部位都做了描述，便于采药人掌握和传承。满族传统药物应用经验在北方地区民间流传广泛，所治疾病多以北方多发病和常见病为主，如冻伤、风湿痹证、骨外伤、疮疡、肺部疾病等。课题组在走访调研中发现，现在还有许多民间满族老人能讲出几个自己曾经用过或听前辈讲述过的治疗北方常见病的灵验偏方或养生保健验方。现在吉林省仍流传着满族萨满"百草歌诀"[2]，其包含满族萨满曾使用过的将近百种满族传统药物的应用经验、药物功能作用、治疗疾病的方法等内容。一些乡村医生也会使用一些民间验方、偏方或是前辈传承下来的秘方为百姓防治疾病或养生保健。满族传统药物在治疗北方常见病、多发病方面具有明显的优势，尤其是满族先人的养生保健经验已融入满族生活习俗之中，在不经意中发挥着作用。

本章满族传统药物的内容，源于《辽史》《金史》《本草纲目》《清宫医案集成》等多部具有代表性的历史文献和现代医药书籍，我国古代、现代、宫廷、民间有文字记载及口口相传的满族医药信息，通过调研了解到的满族传统药物在满族民间的应用和传承情况，最后进行系统的整理和总结。本章列入的满族传统药物以满族常用药物为主，对尚未能考证药名的药物、目前已经不常使用的药物、被国家禁止使用又无替代品的药物、资料信息缺失太多的药物等不作介绍。若满族传统药物与中药是同一药物，则主要介绍满族传统药物的识别、采集、加工、炮制和使用方法，对于满族传统药物与中药和其他民族使用药物的不同之处，文中不作逐一比较。

本章共介绍满族民间常用传统药物270余种，每味药物根据药用植物的根及根茎类、茎类、果实类、种子类、花叶全草类、动物药、矿物药、菌类及其他等进行分类。按照"满文""民间满语音名""别名""来源""主要产地""功能主治""满族民间应用""现代研究""按语"逐项介绍。需要说明的是，有些药物相关资料收集得还不完整。"满文"是满族语言专家提供的已查到的满族传统药物的满文药名，没有提供药物满文药名的还有待于继续考证。"民间满语音名"列举了部分药物在满族民间的称谓，来源于民间调研和有关文献资料中的记载。"满族民间应用"是满族传统药物在民间应用的经验总结。此部分内容来源于走访调研了解到的满族民间传统用药的经验，以及查阅相关药物学专著和文献资料的记载，所介绍的药物应用的适应证、方法和使用范围，为研究、开发满族传统药物提供参考。"按语"是编者对满族传统药物的历史、文化、民间应用经验进行简要的评述。通过系统查阅满族历史、文化习俗的文献、资料，提供《金史》或《辽史》中记载的药材产地、使用和贸易等内容，以说明满族传统药物从金时期到清代，从民间到宫廷的应用和传承情况，简要介绍满族传统药物的文化和历史渊源。满族传统药物在满族萨满"百草歌诀"中的用法，具有代表性的满族传统药物在清代宫廷中的应用，部分满族传统药物相反、相畏和药物妊娠禁忌及满族传统药物使用的注意事项等，供参考。本章所述药物的使用方法和治疗功能只作为对药物的多方面了解，所附药用植物、药材饮片的照片为课题组拍摄，仅作为识别药物的参考。

参考文献

［1］严仲铠，李万林.中国长白山药用植物彩色图志［M］.北京：人民卫生出版社，1997.

［2］张凌巍.满族传统医药新编［M］.北京：中医古籍出版社，2011.

第二节　根及根茎类

一、人参

【满文】 orhoda

【民间满语音名】奥�达。

【别名】棒槌、石柱参。

【来源】为五加科植物人参 *Panax ginseng* C.A.Mey. 的干燥根、茎叶、花及果。

【主要产地】野山参主要产自长白山地区，人工种植人参主要产自东北地区，其他地区也有部分栽培。

【功能主治】大补元气，补心益肺，补肾纳气，益智安神，生津止渴。主要治疗心悸气短、头晕目眩、失眠健忘、阳虚气喘、自汗盗汗，或脉大、昏眩、自汗、痰鸣等危重病症。

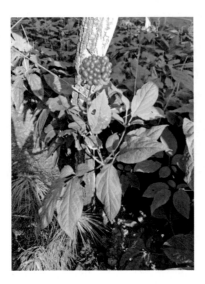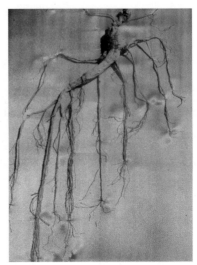

【满族民间应用】

1.用于养生保健，强健身体。北方民间最常用的方法是用人参泡酒饮用，或在酒中加入鹿茸、鹿鞭、枸杞子、不老草、灵芝等药。

2.治疗气脉衰竭，用野山参一味，或配伍五味子、麦冬、甘草水煎服。

3.治疗产后气血虚弱，用人参、大枣煮水饮用，或炖鸡时加入人参，食用鸡肉汤。

4.治疗身体虚弱、体乏无力、肺虚咳喘、胸闷气短等症，用人参加黄芪、五味子等水煎服，或泡酒饮用。

5.治疗阳痿早泄、腰膝酸软、肢体疼痛等症，取适量人参水煎服。

6.护肤养颜，或治疗蚊虫咬伤，用人参浆汁涂抹皮肤。

【现代研究】人参具有抗休克作用；抗疲劳，提高脑力劳动功能；能增强机体免疫功能，治疗各种体虚引起的病证，是癌症治疗中的辅助药物。

【按语】人参是长白山特产之一，别名"棒槌"。人参为关东三宝（人参、貂皮、鹿茸角）之首。满族先人采集人参，使用人参治病，进行人参贸易。满族先人曾向东晋尚书赠送东北人参。唐朝以后，东北的人参通过贸易大量流入中原内地。文字记载较多的是自女真人时期，延续数百年一直将人参作为珍贵的药物和重要的经济贸易商品和朝廷的贡品。《金史》卷二十四记载："辽阳府……产白兔、师姑布、鼠毫、白鼠皮、人参、白附子。"后金时期，人参贸易繁荣，采集人参和人参贸易曾是当时经济发展的重要产业，朝廷还直接参与管理，人参中的红参品种就是在后金时期由努尔哈赤首先发明的。努尔哈赤发明了将鲜人参蒸制成红参的方法，成功解决了鲜人参在贸易的储存和运输中易于腐烂变质的问题。明代满族先人还将人参制成干馏水治疗眼病。人参干馏水是将人参放入炮制容器中加热，不加水，使人参产生药汁，称药汁为乾水。明嘉靖年间，当时朝鲜将女真人称为"野人女真"，朝鲜曾用野人"乾水和清心丸"治病，进野人"乾水凉膈散、至宝丹"治疗朝鲜一大王顽疾。顺治年间，用人参干馏水治疗"骆驼癫疾"病症。满族早期信奉萨满教，将长白山视为神山，满族采参人进山采挖人参称放山，领头人称为把头，进山采挖人参前，采参人要举行拜祭山神的仪式，发现人参后要举行拜祭人参的仪式，之后才能采挖。至今进入长白山采集人参的人仍然保留此习俗。满族对采集人参、加工和炮制人参、储存和保管人参、使用人参的经验丰富，方法众多。满族是最早发明使用蒸制方法加工红参，最早用炖、煎、熬、嚼等多种服食方法治疗病患和养生保健的北方少数民族。延续到清代，满族宫廷对人参的应用更是依赖和推崇至极。满族宫廷使用人参的皇族和王公大臣人数众多，使用人参数量极大。清代宫廷使用人参的方法也很多，有汤剂，有嚼化，有制作各种宫廷御药和药酒，或制作食品中加入人参等多种使用方法。清代宫廷用人参配制"生脉散"（人参、五味子、麦冬），用于治疗危重或濒临死亡之证，将其视为救命之药。

主产于长白山的野山参药效很强，但产量很少。现今长白山区已有大面积的人参种植园。目前人参品种已有很多种，有野山参、移山参、林下种植人参、人工种植园参等。目前使用的人参基本是人工种植的人参，其中以石柱参为最佳。石柱参具有芦长、皮老纹深、须长并长有珍珠疙瘩等类似野山参的特点。石柱参因其原产于辽宁省宽甸满族自治县振江乡石柱子村而得名，亦称柱参、神草。人参制品也很多，有生晒参、红参、糖参、保鲜参、人参蜜饯、人参咀嚼片、人参粉（片）、人参酒等，还有许多礼品参等。生晒参是将人参采收洗净整理后，在阴凉通风处晾干，较鲜人参便于保存；保鲜人参是将鲜人参加入保鲜液处理，便于人参保鲜；红参是经过蒸煮晒干的人参，药性偏于温补，主要用于补气养血，健脾生津；糖参是经过多次灌入糖浆干燥后的人参制品，便于临床使用和保存；人参蜜饯是将人参制成蜜饯片，方便咀嚼或含服。人参的植物全株均可作为保健品和药物使用。例如，人参芦头有一定的催吐作用，人参植物的茎和叶与人参作用相似，但药效不同。人参叶能生津止渴、祛暑、解酒毒，人参叶煮水洗发，有乌发和防脱发的作用。人参花、果可代茶泡饮，有提高机体免疫力的作用。满族民间还将人参制成人参糖、人参膏，将人参果实制成人参子油（称为棒槌子油），用来护肤等。人参在组方使用时，不宜与藜芦和五灵脂同用。《珍珠囊补遗药性赋》中诸药相反例的"十八反歌"说："诸参辛芍叛藜芦。""十九畏歌"中说："人参最怕五灵脂。"凡阴虚火旺、热证而正气不虚者忌服人参。满族民间服用人参有一定的禁忌，如不同时进食萝卜，不饮茶水。

满族崇拜人参，人参是满族世代相传的宝物，不仅是救命的药材，还是补益的珍品，倍受满族人民的喜爱。满族认为人参（野山参）具有灵气，在满族民间有许多关于人参的故事和美丽的传说，至今仍然在传颂，成为满族文化和生活中的重要内容。

二、党参

【民间满语音名】吟音细。

【别名】上党人参、防党参。

【来源】为桔梗科植物党参 *Codonopsis pilosula*（Franch.）Nannf. 的根。

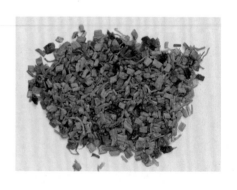

【主要产地】东北、陕西、甘肃等地。

【功能主治】健脾益肺，养血生津，调理脾胃。主要治疗脾肺虚弱、气短心悸、中气不足引起的食少便溏、面黄浮肿、四肢倦怠，因肺气亏虚所致的喘息咳嗽等症。

【满族民间应用】

1. 治疗身体虚弱、畏寒肢冷，用党参煮水饮用。

2. 治疗身体倦怠、食少便溏，用党参配白术、茯苓等水煎服。

3. 治疗肺气虚的喘息咳嗽，用党参与黄芪、蛤蚧等配伍，水煎服。

4. 治疗产后身体虚弱、乳汁不足等，用党参与黄芪炖鸡服食。

【现代研究】党参能调节胃肠运动，抗溃疡，增强免疫功能，有延缓衰老的作用。

【按语】党参又称紫团参，《金史》卷二十六记载："潞州……壶关有抱犊山、紫团参、赤壤山。""平阳府，产……紫团参、甘草、苍术。"党参的品种有潞城产的潞党参、壶关县紫团山产的党参（称为紫团参）。潞党参和紫团参的质量为佳。在壶关县紫团山，当地还流传有党参姑娘的传说。宋、元时期，党参还曾作为上奉朝廷的贡品。党参也是满族萨满早期使用的药物，满族萨满"百草歌诀"中说："党参补气也补血，参芪专治老年虚。"满族民间常将党参和黄芪配合使用治疗身体虚弱，并取得了良好的效果。明代李时珍的《本草纲目》把党参列入人参条目中。虽然党参与人参不是同一科属的药物，但药物功效略有相似，党参健脾补气作用明显且比较温和，可以作为人参的替代品。党参在组方使用时不宜与藜芦同用，《珍珠囊补遗药性赋》中诸药相反例的"十八反歌"说："诸参辛芍叛藜芦。"

三、北芪

【满文】 𝑠̌uduran šuduran

【民间满语音名】苏杜兰。

【别名】黄耆、黄芪、锦黄芪、二人抬。

【来源】为豆科植物黄芪 *Astragalus membranaceus*（Fisch.）Bge. 的根。

【主要产地】内蒙古、黑龙江、吉林长白山地区。

【功能主治】补中益气，益卫固表，托毒生肌，利水退肿。主要治疗胎动不安、小便不通、白浊等症；肺虚气短，虚喘咳血，久咳气喘不愈，表虚自汗，易感风寒；因中气下陷引起的泄泻、消化不畅、脱肛、内脏下垂；中风后遗症、肢体麻木或半身不遂等。

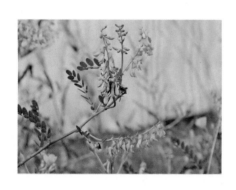 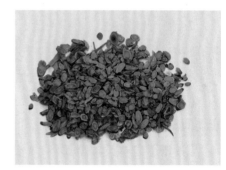

【满族民间应用】

1.治疗肺气虚弱、倦怠乏力或因气血亏虚导致的疮疡溃腐、经久溃腐难敛等症，用北芪煮水或熬制膏剂口服。

2.治疗久病体虚、产后虚弱多汗、乳汁不通或乳少，用北芪和人参炖鸡食用。

3.治疗脾肺体虚、中气下陷引起的泄泻、消化不畅、脱肛、内脏下垂，将北芪与人参、党参、白术、升麻、柴胡配伍，水煎服。

4.治疗肺气虚弱引起的久咳气喘不愈、易感风寒等，将北芪与紫菀、款冬花、杏仁等祛痰止咳平喘之品配伍使用。

5.治疗卫气不固、表虚自汗等，将北芪与牡蛎、麻黄根等收敛止汗药配伍使用。

【现代研究】北芪能促进机体代谢，抗疲劳，促进血清和肝脏蛋白质的更新；有明显的利尿作用；能改善贫血；能升高低血糖，降低高血糖；能兴奋呼吸；能增强和调节机体免疫功能，提高机体的抗病能力；有较广泛的抗菌作用；能增强心肌收缩力；有降血脂、抗衰老、保肝等作用。

【按语】北芪是满族萨满早期使用的药物，北芪的花和籽均可作为保健药物使用。满族萨满"百草歌诀"中说："北芪根专门把气提，花能代茶健心脑，籽能养颜人不老。"满族将北芪视为养生保健补益之佳品，多用于食疗。对于体虚或久病、产后等，常将北芪和人参同时加入到食物中食用，如炖鸡加入人参、北芪。蜜炙北芪主要用于补气健脾。人参、党参和北芪都是补气强身之品，人参的作用强，并且能生津止渴，安神；党参则补气健脾；北芪则补气固表各有所长，日常应用时多配伍或替代使用。北芪的成熟种子称为沙苑蒺藜，有补肾固精、养肝明目的功效，用于治疗肾虚阳痿、遗精、早泄、小便频数、腰痛、耳鸣、妇女带下。

四、甘草

【满文】 jancuhūri orho

【别名】甜草。

【来源】为豆科植物甘草 *Glycyrrhiza uralensis* Fisch. 的根茎。

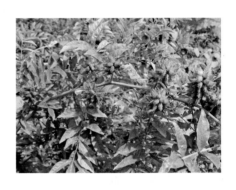

【主要产地】内蒙古、新疆、甘肃等地。

【功能主治】补脾益气，清热解毒，祛痰止咳，缓急止痛，调和诸药。主要治疗心慌、胸闷气短、头晕目眩、咳嗽痰多、倦怠乏力、四肢挛急、脘腹疼痛、热毒疮疡、咽喉肿痛。

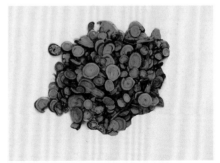

【满族民间应用】

1. 治疗心慌、胸闷气短、头晕目眩等心气衰弱之证，用甘草配伍人参、黄芪、五味子等补益心气药，水煎服。

2. 治疗咳嗽气喘、痰多、胸闷等肺部疾病，用甘草单味或配伍桔梗、贝母、百合、半夏等宣肺止咳药，水煎服。

3. 治疗脘腹和四肢挛急疼痛，用甘草配伍白芍，水煎服。

4. 治疗热毒疮疡、咽喉肿痛、食物中毒、恶心呕吐，将甘草水煎或泡水服用。

【现代研究】甘草有抗心律失常的作用；有抗溃疡、镇痛作用，有明显的镇咳作用；抗菌，抗病毒，抗炎，抗过敏。

【按语】甘草见于《金史》卷二十四："大同府……产白驼、安息香、松明、松脂、黄连、百药煎、芥子煎、盐、捞盐、石绿、绿矾、铁、甘草、枸杞、碾玉砂、地蕈。""临洮府……产甘草、庵珣子、大黄。"甘草是满族常用的药物之一，可单味水煎服，也可熬药膏服用。甘草在药物配方组合时可以起到协调其他药物的作用，可缓解药性猛烈之品的副作用。生甘草多用于泻火解毒，解药物及食物中毒；蜜炙甘草多用于补中益气。《珍珠囊补遗药性赋》中诸药相反例的"十八反歌"中有"藻戟芫遂俱战草"的记载，甘草在组方使用时不宜与海藻、大戟、甘遂、芫花配伍使用。

五、红景天

【别名】高山红景天。

【来源】为景天科植物红景天 Rhodiola crenulata（Hook.f. et Thoms.）H.Ohba 的根茎或全草。

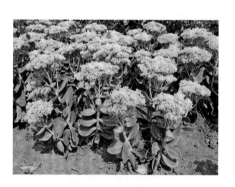

【主要产地】东北地区、西藏等地。

【功能主治】健脾益气，清肺止咳，活血化瘀。主要治疗身体虚弱、倦怠乏力、食欲不振、胃腹不适、精神萎靡、肺热咳嗽、痰多黏稠、咳血。

【满族民间应用】

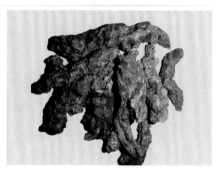

1.治疗脾气虚衰、倦怠乏力、身体虚弱之症，用鲜红景天泡酒饮用，或用干品研细末冲服。

2. 治疗跌打损伤、瘀血疼痛，用红景天地上全草水煎服。

3. 治疗烧烫伤，用红景天全草捣烂外敷。

4. 治疗脾肺虚弱引起的食欲不振、胃腹不适、身体倦怠乏力，用红景天配伍山药、芡实、白术等，水煎服。

5. 治疗阴虚肺热咳嗽、痰多黏稠，用红景天配伍沙参、百合、麦冬、知母等，水煎服。

【现代研究】红景天有类似人参的补益作用，具有抗疲劳、抗寒冷、抗缺氧、延缓衰老、抗病毒、抑制癌细胞生长、治疗高原红细胞增多症等作用。

【按语】红景天在民间有"长生不老草""九死还魂草"之称。红景天主要产自东北长白山地区和青藏高原。高山红景天有较好的保健作用，无毒副作用，无成瘾性，有提高人体免疫力、预防感冒的作用。红景天可单味使用，或与其他药物配伍使用。

六、天麻

【别名】神草、赤箭、定风草。

【来源】为兰科植物天麻 *Gastrodia elata* Bl. 的干燥块茎。

【主要产地】四川、云南、贵州及东北地区。

【功能主治】息风止痉，平抑肝阳，祛风通络。主要用于治疗肢体麻木、头痛眩晕、关节疼痛、四肢拘挛、惊悸、癫痫抽搐、小儿惊风等。

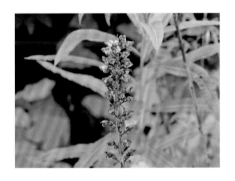

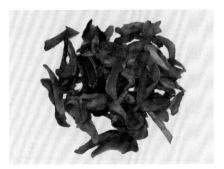

【满族民间应用】

1. 治疗肾虚、腰酸腿疼，用天麻、人参、鹿茸等泡酒服用。

2. 治疗中风、风热头痛、眩晕、

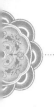

肢体麻木等症，用天麻水煎服，或泡酒服用。

3. 治疗癫痫、惊悸、四肢拘挛、小儿惊风，用天麻水煎服。

【现代研究】天麻水、醇提取物及不同制剂能抑制或缩短实验性癫痫的发作时间。天麻可降低外周血管、脑血管和冠状血管的阻力，有降压、减慢心率及镇痛抗炎的作用。

【按语】天麻见于《金史》卷二十五："东平府……产天麻、全蝎、阿胶、薄荷、防风……"天麻是满族萨满早期使用的药物，满族萨满"百草歌诀"中有"头中有风用天麻，平肝息风又定惊"的记载。天麻的果实称"天麻子"，天麻子及植物的茎叶均可入药。天麻是治疗肝风病证的主要药物，古人将天麻称为定风草，并将天麻视为治风之神药。《本草纲目》将天麻列入肝经气分药，用于治疗诸风掉眩。

七、玉竹

【民间满语音名】昂弟库热。

【别名】萎蕤、葳蕤、山姜。

【来源】为百合科植物玉竹 *Polygonatum odoratum*（Mill.）Druce 的根茎。

【主要产地】东北、华北、华东等地。

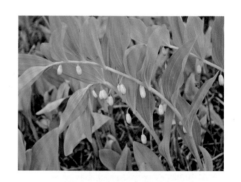

【功能主治】养阴润燥，生津止渴。主要治疗燥热咳嗽、咽干口渴、干咳少痰、咳血、声音嘶哑、痨嗽、胃热伤津、口干舌燥、食欲不振、内热消渴、头昏眩晕、烦热多汗、惊悸。

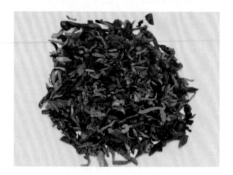

【满族民间应用】

1. 用玉竹作保健食品，可补益气血，常与黄精同用。

2. 治疗咳嗽黄痰量多，将玉竹、黄精、知母等分熬水，口服或蒸熟食用。

3.治疗干咳少痰、咳血、咽干、声音嘶哑，用玉竹配伍沙参、麦冬、地黄、贝母，水煎服。

4.治疗胃热伤津、口干舌燥、食欲不振、消渴，用玉竹配伍石膏、知母、麦冬、天花粉等，水煎服。

5.治疗烦热多汗、惊悸，用玉竹配伍麦冬、酸枣仁，水煎服。

【现代研究】玉竹有促进抗体生成、增强巨噬细胞功能、促进干扰素合成、抑制结核杆菌生长、降血糖、降血脂、缓解动脉粥样斑块形成、强心、抗氧化、抗衰老等作用，可防治高血压病、萎缩性胃炎、黄褐斑等疾病。

【按语】玉竹是满族萨满早期使用的药物，满族萨满"百草歌诀"中说："玉竹专把筋骨壮。"满族民间治疗老年体虚、腰酸腿软时食用玉竹。东北民间常将玉竹当作山野菜和保健品食用。将玉竹、黄精与猪瘦肉同煮食用，可治疗体虚乏力、慢性咳喘。用玉竹、黄精、桑椹蒸熟食用，可治疗脱发或白发。常用的炮制方法：将清洗干净的玉竹蒸至黑褐色，切片晒干，蒸熟后质地柔软而味香甜，经过炮制后的玉竹滋补效果更明显。

八、黄精

【别名】鸡头参、山生姜。

【来源】为百合科植物黄精 *Polygonatum sibiricum* Red. 的根茎。

【主要产地】东北及河北、内蒙古、陕西地区。

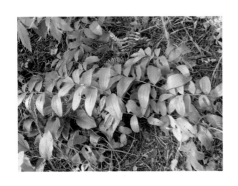

【功能主治】补气养阴，健脾润肺，益肾填精。主要治疗肺燥咳嗽、脾虚乏力、食少口干、困倦乏力、口干食少、大便干燥、消渴、肾亏腰膝酸软、阳痿遗精、耳鸣目暗、白发、体虚羸瘦。

【满族民间应用】

1. 治疗阴虚肺燥、干咳少痰及肺肾阴虚的咳喘，或脾胃虚弱，面色萎黄，困倦乏力，口干食少，大便干燥，用黄精、玉竹熬煮成膏，可经常食用。

2. 治疗肾精亏虚，延缓衰老，可经常食用黄精以补益肾精。

【现代研究】黄精能提高机体的免疫功能，促进淋巴细胞转化作用；有抗结核杆菌作用；对多种致病性真菌有抑制作用；有抗衰老作用。

【按语】因黄精和玉竹的药用作用相似，满族民间在使用黄精时会和玉竹同时使用或相互替代使用。黄精的使用方法多为酒制。酒制黄精的炮制方法：将清洗干净的黄精用黄酒浸润均匀，装入密封容器中隔水炖熟，取出晾干后入药使用。

九、远志

【别名】棘菀、细草、小鸡腿、小草根。

【来源】为远志科植物细叶远志 *Polygala tenuifolia* Willd. 和西伯利亚远志的根。

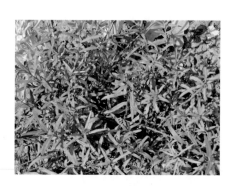

【主要产地】山西、内蒙古、山东、辽宁等地。

【功能主治】宁心安神，祛痰开窍，解毒消肿。主要治疗失眠多梦、健忘惊悸、咳喘多痰、疮疡肿毒、乳房肿痛。

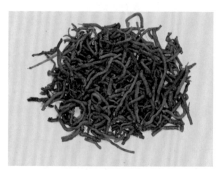

【满族民间应用】

1. 治疗心肾不交引起的失眠多

梦、健忘惊悸、神志恍惚、咳痰不爽，用远志水煎服。

2.治疗疮疡肿毒、乳房肿痛，用远志水煎服。

【现代研究】远志有祛痰、镇静和抗惊厥的作用，利尿，抗水肿，抑菌，抗突变，抗癌，有溶血作用。

十、贝母

【满文】ᠪᡝᡴᡨᡠ bektu

【别名】平贝。

【来源】为百合科植物平贝母 *Fritilaria ussuriensis* Maxim. 或 *Fritillaria cirrhosa* D.Don 的鳞茎。

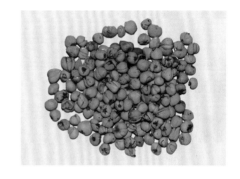

【主要产地】东北地区。川贝母主产于四川、云南、甘肃等地。

【功能主治】清热化痰，润肺止咳，散结消肿。主要治疗肺虚久咳、虚劳燥热、咳嗽痰喘、干咳少痰、阴虚咳痰带血、各种痈肿瘰疬。

【满族民间应用】

1.治疗各种咳喘，贝母为末口服或水煎服，或配伍清肺止咳药使用。

2.治疗虚劳咳嗽、多痰，用贝母配伍沙参、麦冬等，水煎服。

3.治疗痈肿瘰疬，用贝母配伍玄参、牡蛎、蒲公英、鱼腥草等，水煎服。

【现代研究】贝母有镇咳作用，川贝浸膏、川贝母碱均有不同程度的祛痰作用；有解痉、降压作用，能增加子宫张力，抗溃疡。

【按语】贝母是满族萨满早期使用的药物，满族萨满"百草歌诀"中说："清肺化痰找贝母，或三或五把病除。"满族将贝母视为止咳祛痰的良药，常用于治疗慢性肺病咳嗽或小儿咳嗽，满族民间多以鲜贝母煎煮食用，或将干贝母研粉冲服。贝母也是中医治疗小儿肺部疾患的常用药物，如治疗小儿百日咳、小儿咳喘等，将贝母作为首选药物。贝母在组方使用时不宜与乌头同时使用，《珍珠囊补遗药性赋》中诸药相反例的"十八反歌"中有"半蒌贝薂及攻乌"的记载。

十一、桔梗

【满文】 toktoba ilha

【民间满语音名】捋车。

【别名】苦桔梗、道拉基、土人参。

【来源】为桔梗科植物桔梗 *Platycodon grandiflorum*（Jacq.）A.DC. 的根。

【主要产地】东北、华北地区，其他地区也有分布。

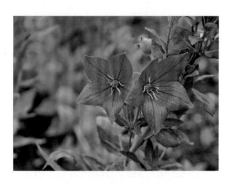

【功能主治】宣肺祛痰，利咽止咳，排脓。主要治疗咳嗽痰多、咽喉肿痛、肺痈、胸闷胁痛、痢疾腹痛、小便不利。

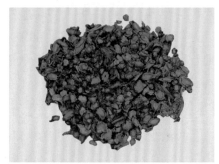

【满族民间应用】

1.治疗胸闷气短、咳喘痰多，用桔梗、杏仁、五味子等分，水煎服。

2.治疗咳嗽痰多、痰色白而稀，用桔梗配伍紫苏、杏仁；咳嗽痰多色黄，用桔梗配伍桑叶、菊花、杏仁；胸闷，用桔梗配枳壳水煎服。

3.治疗咽喉肿痛，用桔梗花煮水口服。

4.治疗肺痈咳嗽、胸痛、咳痰腥臭，用桔梗配伍鱼腥草、冬瓜仁，水煎服。

【现代研究】桔梗有镇咳作用，可增强抗炎和免疫作用；桔梗粗皂苷有镇静、镇痛、解热作用，又能降血糖、降胆固醇，松弛平滑肌；桔梗皂苷有很强的溶血作用。

【按语】桔梗是满族和东北地区民间食用的野菜，熟知其能治疗咳嗽痰喘。桔梗花亦可食用或作药物使用。桔梗是满族萨满早期使用的药物，满族萨满"百草歌诀"中说："桔梗止咳能清肺。"桔梗是满族民间医生治疗北方常见慢性咳喘和咽喉肿痛的常用药物，也是满族很喜爱的保健食品。东北民间百姓将采集来的新鲜桔梗用盐腌制，或将晾干后的干桔梗用水浸泡松软，制成可口的"桔梗咸菜"。至今桔梗仍是东北民间菜肴中的佳品。

十二、芍药

【满文】 šodan ilha

【民间满语音名】丹衣勒哈。

【别名】草芍药、山芍药、木芍药、臭牡丹根。

【来源】为毛茛科植物赤芍 *Paeonia veitchu* Lynch 的干燥根。

【主要产地】全国大部分地区均产。

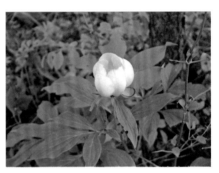

【功能主治】祛瘀止痛，凉血消肿。主要治疗瘀滞经闭、疝瘕积聚、腹痛、血痢、肠风下血、目赤、痈肿、跌打损伤。

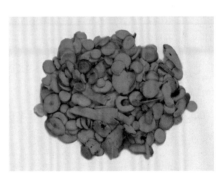

【满族民间应用】

1. 治疗腹泻腹痛，用芍药根煮水。

2. 治疗血热引起的咳血、吐血、便血、妇女经血过多，用芍药配伍牡丹皮、生地黄、白茅根，水煎服。

3. 治疗肝郁胁痛、经闭痛经、癥瘕腹痛、跌打损伤，用芍药配伍当归、川芎、延胡索、柴胡、牡丹皮、桃仁、红花，水煎服。

4. 治疗目赤肿痛、痈肿疮疡，用芍药配伍金银花、天花粉、连翘、栀子、玄参，水煎服。

【现代研究】芍药能扩张冠状动脉，增加冠脉血流量；有抑制血小板聚集作用；有镇静、抗炎止痛作用；有抗惊厥作用；有解痉作用；对多种病原微生物有较强的抑制作用。

十三、半夏

【满文】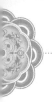 juwajiri orho

【别名】水玉、地珠半夏、老和尚头、老鸹头、地巴豆。

【来源】为天南星科半夏 *Pinellia ternata*（Thunb.）Breit. 的块茎。

【主要产地】东北、华北、四川、湖北、河南、贵州、安徽等地。

【功能主治】燥湿化痰，降逆止呕，消痞散结。主要治疗咳喘痰多、胸脘痞满、胃寒、痰饮呕吐、反胃、头痛眩晕、肢体麻木、痈疽肿毒。

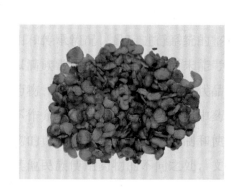

【满族民间应用】

1. 治疗咳嗽多痰、胃寒疼痛，用半夏加生姜煮水口服。

2. 治疗痈疮肿毒、瘰疬未化脓者或毒蛇咬伤，将生半夏捣烂或研细末，用醋调和后外敷患处。

【现代研究】半夏有镇咳、镇吐、抑制腺体分泌、抗生育作用，对胰蛋白酶有抑制作用，抗癌，降压，凝血，促细胞分裂。

【按语】半夏见于《金史》卷二十四："大兴府……药产滑石、半夏、苍术、代赭石、白龙骨、薄荷、五味子、白牵牛。"《金史》卷二十六记载："益都府……产石器、玉石、鲨鱼皮、天南星、半夏、泽泻、紫草。"生半夏是指将采集来的半夏洗净、晾干、切片后直接使用的半夏，生半夏有毒，使用不当可引起口舌咽喉痒痛麻木、流涎、味觉消失，严重者可出现喉头痉挛、呼吸困难、恶心呕吐、胸闷、腹痛腹泻、四肢麻痹、血压下降等严重病变。由于生半夏有毒，多外用，而临床内服药物使用的半夏都是经过炮制后的半夏。由于对半夏的炮制方法不同，可分为清半夏、姜

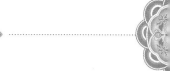

半夏、法半夏等。清半夏是将半夏加白矾浸泡后晾干切片的制品，主要以燥湿化痰为主；姜半夏是将半夏加白矾浸泡后加生姜、白矾熬煮后晾干切片的制品，多用于温中化痰，降逆止呕；法半夏是将半夏加白矾浸泡后加甘草、石灰汤浸透至内无白心后的切片制品，多用于燥湿祛痰，调和脾胃。此外，还有竹沥半夏、半夏曲等制品。如《本草纲目》记载："半夏研末，以姜汁、白矾汤和作饼，楮叶包置篮中，待生黄衣，晒干用，谓之半夏曲。"半夏在组方使用时不宜与乌头同时使用，《珍珠囊补遗药性赋》中诸药相反例的"十八反歌"中说："半蒌贝蔹及攻乌。"孕妇不宜使用半夏，"妊娠服药禁歌"中说，妊娠禁服"半夏南星与通草"。

十四、芎䓖

【别名】川芎、胡䓖、贯芎䓖、西芎。

【来源】为伞形科植物川芎 *Ligusticum chuanxiong* Hort. 的根茎。

【主要产地】四川、江西、贵州、湖北、陕西、甘肃、云南等地。

【功能主治】活血祛瘀，行气开郁，祛风止痛。主要治疗月经不调、痛经、癥瘕腹痛、跌打损伤肿痛、头痛、各类风湿痹痛。

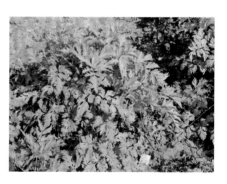

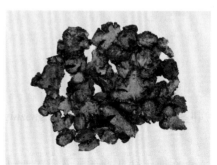

【满族民间应用】

1.治疗妇女经行腹疼痛、胸胁胀痛、癥瘕积聚等症，用芎䓖单味药或组方服用。

2.治疗跌打损伤肿痛，将芎䓖与活血化瘀、通经活络药配伍使用。

3.治疗风湿痹痛、各种血瘀血虚头痛，用芎䓖水煎服。

【现代研究】芎䓖含挥发油、生物碱、内酯类化合物、有机酸、苯酞类化合物 4- 羟基 -3- 丁基苯酞、苯酞衍生物、香草醛、β - 谷甾醇、匙叶桉油烯醇、维生素 A、蔗糖、脂肪油等。芎䓖对中枢神经系统、心血管系统、平滑肌有作用，对某些致病性皮肤真菌有抑制作用，可抑制 DNA 合成及蛋白质和抗体生成。

【按语】芎䓖见于《金史》卷二十六："凤翔府……产芎䓖、独活、灯草、无心草、升麻、秦艽、骨碎补、羌活。""真定府……药则有茴香、零陵香、御米壳、天南星、皂角、木瓜、芎䓖、井泉石。"《本草纲目》中说："芎䓖，血中气药也。肝苦急，以辛补之，故血虚者宜；辛以散之，故气郁者宜之。"临床应用芎䓖时多与当归同用，可达到相互增强疗效的协同作用。

十五、当归

【满文】ᠮᡳ ᡤᡳ dang gui

【别名】大活、朝鲜当归。

【来源】为伞形科植物当归 *Angelica gigas* Nakai 的根。另有伞形科植物当归 *Angelica sinensis*（Oliv.）Diels 的根。

【主要产地】东北地区。

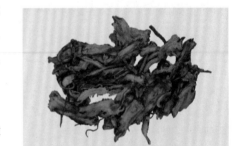

【功能主治】补血活血，调经止痛，润肠通便。主要治疗月经不调、经闭痛经、虚寒腹痛、肠燥便秘、风湿痹痛、跌仆损伤、痈疽疮疡。

【满族民间应用】

1.治疗经闭痛经、风湿关节疼痛、跌仆损伤，将当归片用黄酒喷洒均匀闷致湿润后，再用微火炒干服用。

2.治疗疔毒疮疡、毒虫咬伤，用鲜当归捣烂外敷患处。

【现代研究】当归对子宫平滑肌、心血管系统、血液系统、免疫系统有作用，对中枢神经系统有抑制作用，保肝，抗肿瘤，抗辐射，镇痛，抗炎，平喘。

十六、山胡萝卜

【别名】牛奶子、羊乳、四叶参、轮叶党参。

【来源】为植物桔梗科轮叶党参 *Codonopsis lanceolata*（Sieb. et Zucc.）Trautv. 的根。

【主要产地】东北地区。

【功能主治】益气养阴，解毒消肿。主要治疗体虚乏力、食欲不振、痈疮肿毒、瘰疬、毒蛇咬伤。

【满族民间应用】

1. 治疗瘰疬、肺痈、乳痈、肠痈，用新鲜山胡萝卜根煮熟直接食用，或用干山胡萝卜根水煎服。

2. 治疗产后乳少，用山胡萝卜根水煎服或煮熟食用。

【现代研究】山胡萝卜有抗疲劳作用，能使血压下降、呼吸兴奋，有升高血糖的作用；有止咳作用；对肺炎球菌、甲型链球菌、流感杆菌有抑制作用。

【按语】山胡萝卜是满族萨满早期使用的药物，满族萨满"百草歌诀"中说："山胡萝卜是个宝，肺肠、乳痈离不了。"山胡萝卜根是满族民间十分喜爱食用的山野菜之一，目前长白山地区已经有了人工种植。

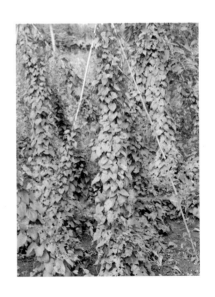

十七、穿龙薯蓣

【别名】穿地龙、狗山药、穿山骨、串山龙。

【来源】为薯蓣科植物穿龙薯蓣

Dioscorea nipponica Makino 的根状茎。

【主要产地】东北、河北、内蒙古、山西、陕西等地。

【功能主治】舒筋活血，止咳化痰，祛风止痛。主要治疗风湿性关节炎、腰腿痛、咳嗽气喘、心跳气短、胸闷。

【满族民间应用】

1. 治疗骨关节疼痛、腰酸腿疼，用穿龙薯蓣单味水煎服或配伍使用。

2. 治疗气虚咳喘，用穿龙薯蓣水煎服。

【现代研究】穿龙薯蓣有镇咳祛痰、平喘作用，对心血管有改善作用，用于治疗甲状腺瘤和甲状腺功能亢进。

十八、延胡索

【别名】延胡、玄胡索、延胡索索、延胡索。

【来源】为罂粟科植物延胡索 *Corydalis yanhusuo* W.T.Wang 的块茎。

【主要产地】浙江、湖北、湖南、江苏。

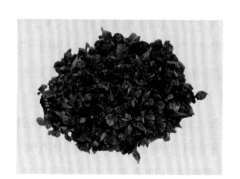

【功能主治】活血散瘀，理气止痛。主要治疗妇女月经不调、经期腹痛等。

【满族民间应用】

1. 治疗妇女月经不调、经期腹痛、产后血虚血瘀腹痛，用延胡索水煎服。

2. 治疗跌打损伤、红肿疼痛，用延胡索水煎服或外用。

【现代研究】延胡索对中枢神经系统、消化系统、心血管系统、垂体 - 肾上腺皮质系统功能有影响，可松弛肌肉。

十九、草乌

【别名】鸡头草、药羊蒿。

【来源】为毛茛科植物北乌头 *Aconitum kusnezoffii* Reichb. 的干燥根。

【主要产地】吉林、辽宁、浙江、湖北等地。

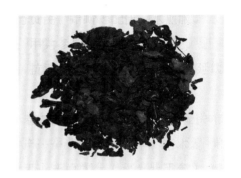

【功能主治】祛风除湿，散寒止痛，祛痰消肿。主要治疗风湿关节疼痛、中风后遗症、喉痹、痈疽疔疮、瘰疬等症。

【满族民间应用】

1. 治疗风湿关节疼痛、中风后遗症，用草乌泡酒饮用。

2. 治疗痈疽疔疮、瘰疬等症，用草乌捣烂外用。

【现代研究】草乌具有较强的镇痛作用。

【按语】生草乌有毒，需要经过严格炮制后才可使用。常用的炮制方法是用醋炒。乌头不宜与贝母、瓜蒌、半夏、白蔹、白及同时使用,《珍珠囊补遗药性赋》中诸药相反例的"十八反歌"中说:"半蒌贝蔹及攻乌。"也不宜与犀角同用,"十九畏歌"中说:"川乌草乌不顺犀。"

二十、附子

【别名】黑顺片、川附子。

【来源】为毛茛科植物乌头 *Aconitum carmichaeli* Debx. 子根的炮制品。

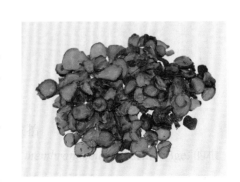

【主要产地】四川、湖北、湖南等地。

【功能主治】回阳救逆，散寒止痛。主要治疗阳气虚脱重症、肾阳不足所致的阳痿滑精、宫寒不孕、腰膝冷痛、夜尿频多、脘腹冷痛、大便溏泻、风寒湿痹、周身骨节疼痛。

【满族民间应用】

1. 治疗风湿关节疼痛、周身骨节疼痛，将附子与桂枝、白术、甘草、桑寄生、独活等组方，水煎服；或用附子配伍其他治风湿药，泡酒饮用。

2. 治疗阳气虚脱重症，用附子配伍人参、干姜、肉桂等，水煎服。

3. 治疗肾阳不足、命门火衰所致的阳痿滑精、宫寒不孕、腰膝冷痛、夜尿频多，用附子配伍肉桂、山茱萸、熟地黄，水煎服。

4. 治疗脾肾阳虚所致的脘腹冷痛、大便溏泻，用附子配伍党参、白术、茯苓、干姜等，水煎服。

【现代研究】 附子有明显的强心作用；有显著的抗炎作用，可抑制肉芽肿形成；有镇痛作用；能增强机体抗氧化能力，具有抗衰老作用。

【按语】 附子见于《金史》卷二十四："辽阳府……产白兔、师姑布、鼠毫、白鼠皮、人参、白附子。"附子因附于乌头母根生长而得名，因炮制方法不同而分为乌头和附子。生附子有毒，一般只作外用，需要经过严格炮制后才可使用。附子不宜与贝母、瓜蒌、半夏、白蔹、白及等组方使用，《珍珠囊补遗药性赋》中诸药相反例的"十八反歌"中说："半蒌贝蔹及攻乌。"附子也不宜与犀角同用，"十九畏歌"中有"川乌草乌不顺犀"的记载。满族民间医生治疗孕妇疾病用药谨慎，一般不使用附子。《珍珠囊补遗药性赋》中"妊娠服药禁歌"记载，妊娠禁用"乌头附子配天雄"。

二十一、东北天南星

【别名】 山苞米。

【来源】 为天南星科植物天南星 *Arisaema amurense* Maxim. 的块茎。

【主要产地】 辽宁、吉林等地。

【功能主治】 燥湿化痰，祛风解痉，外用散结消肿。主要治疗风痰眩晕、中风、癫痫、破伤风、痈疽肿痛、蛇虫咬伤等。

【满族民间应用】

1. 外涂治疗疔毒初期红肿疼痛或蛇虫咬伤，将少量鲜东北天南星捣汁，外涂患处，溃烂者禁用。

2. 治疗中风后半身不遂、肢体麻木、癫痫等症，用东北天南星与相关药物配伍使用。

【现代研究】东北天南星煎剂具有祛痰、抗惊厥、镇静、镇痛的作用。

【按语】东北天南星见于《金史》卷二十六："真定府……产药则有茴香、零陵香、御米壳、天南星、皂角、木瓜、芎䓖、井泉石。""益都府……产石器、玉石、鲨鱼皮、天南星、半夏、泽泻、紫草。"东北天南星也是满族萨满早期使用的药物，主要是外用治疗疔肿疼痛。满族萨满的"百草歌诀"中说："疔疮肿痛天南星，外用一天把病除。"东北天南星生药有毒，炮制后方可使用，并且要严格掌握药量、用法和适应证。将东北天南星用牛胆汁炮制而成胆南星，可治疗痰热抽搐等症。孕妇不宜使用东北天南星，《珍珠囊补遗药性赋》中的"妊娠服药禁歌"有孕妇禁用"半夏南星与通草"的记载。

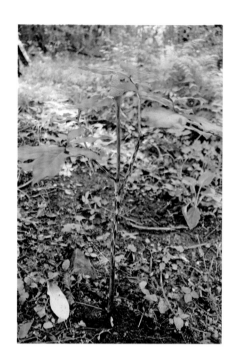

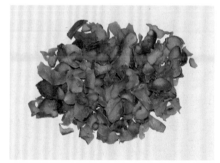

二十二、牛膝

【别名】怀膝、淮牛膝。

【来源】为苋科植物牛膝 *Achyranthes bidentata* Bl. 的根。

【主要产地】河南、四川、云南、贵州等地。

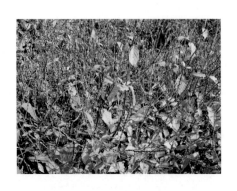 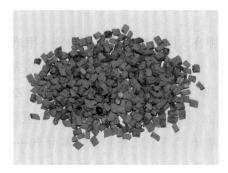

【功能主治】补益肝肾，活血通经。主要治疗肾虚腰膝酸软无力、关节疼痛、瘀血阻滞引起的女性痛经、跌打损伤等。

【满族民间应用】

1. 治疗腰膝酸痛，用牛膝泡酒，或配伍杜仲、续断、补骨脂、独活、桑寄生等泡酒饮用。

2. 治疗妇女经行腹部刺痛、经血色暗量少等症，用牛膝水煎服。

3. 治疗水肿和小便不利等症，用牛膝配伍泽泻、车前子等水煎服。

4. 治疗跌打损伤，常用牛膝配伍活血化瘀药，水煎服。

【现代研究】牛膝具有抗炎、镇痛作用，能提高机体的免疫功能；有明显降低血糖的作用；牛膝总皂苷对子宫平滑肌有明显的兴奋作用；牛膝苯提取物有明显的抗生育、抗着床及抗早孕的作用。

【按语】牛膝是满族萨满早期使用的药物，满族萨满的"百草歌诀"中说："牛膝专把腰眼治。"满族民间把牛膝作为治疗腰酸腿痛时的首选药物。牛膝有引血下行和利水通淋的作用，因此牛膝常被作为治疗下肢疾患的引经药。月经过多者和孕妇应慎用牛膝，《珍珠囊补遗药性赋》中的"妊娠服药禁歌"有孕妇禁用"牛膝薏苡与蜈蚣"的记载。

二十三、骨碎补

【别名】猴姜、碎补、肉碎补、猢狲姜等。

【来源】为槲蕨科植物槲蕨 *Drynaria fortunei*（Kze.）J.Sm.、崖姜 *Pseudodrynaria coronans*（Wall.）Ching 的根茎。

【主要产地】浙江、福建、湖南、广西、山西、陕西、甘肃、宁夏、台湾等地。

【功能主治】补肾强骨，活血止痛。主要治疗肾虚腰腿酸软疼痛、耳聋、遗尿、跌打损伤、骨折。

【满族民间应用】治疗风湿腰腿疼痛、跌打损伤、筋伤骨折，用骨碎补水煎服或泡酒饮用。

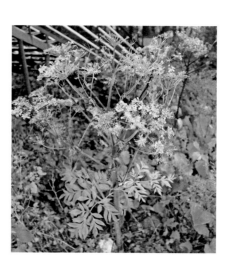

【现代研究】骨碎补可防治链霉素毒性及过敏反应。用于治疗老年肾虚、腰痛脚弱、肾虚耳鸣耳聋、肾虚久泻等肾虚证。

【按语】骨碎补见于《金史》卷二十六："凤翔府……产芎䓖、独活、灯草、无心草、升麻、秦艽、骨碎补、羌活。"现在东北满族民间仍用骨碎补泡酒，强筋壮骨，治疗跌打损伤、腰腿疼痛。

二十四、独活

【民间满语音名】达乌里当归。

【别名】走马芹、大活、川独活等。

【来源】为伞形科植物重齿毛当归 *Angelica pubescens* Maxim. f.*biserrata* Shan et Yuan 的根。

【主要产地】东北地区及四川、湖北、安徽等地。

【功能主治】祛风胜湿，散寒止痛。主要治疗因风寒湿所致的关节

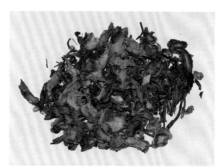

疼痛。

【满族民间应用】

1. 治疗腰腿及关节疼痛，用独活、牛膝、天麻泡酒饮用。

2. 治疗关节腰腿疼痛、痛处不定等症，用鲜独活根煮水口服。

【现代研究】独活有非常显著的止痉挛作用。全草含有毒成分毒芹素和无毒成分毒芹醇。果实含挥发油。植株含欧前胡内酯、异欧前胡内酯、珊瑚菜素、氧化前胡素、香柑内酯、伞形花内酯、金合欢醚。独活对心血管系统有作用，可解痉镇痛，有抗炎作用。研究表明，独活可用于治疗慢性气管炎。

【按语】独活见于《金史》卷二十六："凤翔府……产芎䓖、独活、灯草、无心草、升麻、秦艽、骨碎补、羌活。"满族民间称独活为走马芹，是满族萨满早期使用的药物，满族萨满的"百草歌诀"中说："走马芹止痛把风祛。"满族民间用独活祛风散寒除湿，主要用于治疗风寒偏重的病证。

二十五、羌活

【别名】羌青、羌滑、黑药。

【来源】为伞形科植物羌活 *Notopterygium incisum* Ting、宽叶羌活 *Notopterygium forbesii* Boiss. 或川羌活 *franchetii* Boiss. 的根及根茎。

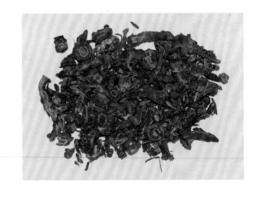

【主要产地】陕西、山西、甘肃、宁夏、青海、四川、内蒙古等地。

【功能主治】散表寒，祛风湿，利关节，止痛。主要治疗风湿关节肿痛、腰腿疼痛。

【满族民间应用】

1. 治疗风湿腰腿疼痛，用羌活单味水煎服，或泡酒饮用，或组方使用。

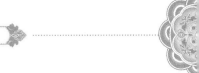

2.治疗外感风寒、发热头痛，用羌活配伍川芎水煎服。

【现代研究】羌活有解热、抗炎、镇痛作用。

【按语】羌活见于《金史》卷二十六："凤翔府……产芎䓖、独活、灯草、无心草、升麻、秦艽、骨碎补、羌活。"满族民间主要用羌活治疗风寒头痛。羌活为祛风胜湿的常用药物，但用量过大易致呕吐，使用时应注意掌握适应证和用量。

二十六、五加皮

【别名】刺五加。

【来源】为五加科植物细柱五加 *Acanthopanax gracilistylus* W.W.Smith 的干燥根皮。

【主要产地】吉林、黑龙江等地。

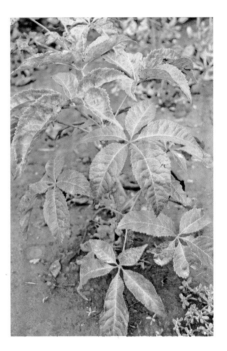

【功能主治】祛风除湿，补肝益肾，舒筋活血。主要治疗腰膝疼痛等风湿痹证，或因肝肾不足引起的筋骨痿软、水肿、脚气等。

【满族民间应用】

1.治疗腰膝疼痛，用鲜五加皮水煎服，或配伍当归、牛膝、地榆、木瓜等使用。

2.治疗因肝肾不足引起的筋骨痿软，用五加皮配伍杜仲、牛膝、龟甲、鸡血藤，水煎服。

3.治疗水肿、脚气，用五加皮配伍茯苓皮、大腹皮、生姜皮、地骨皮，水煎服。

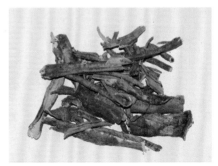

【现代研究】五加皮有抗炎、镇

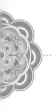

痛、镇静作用，能提高血清抗体的浓度，促进单核巨噬细胞的吞噬功能，有抗应激作用，能促进核酸的合成，降低血糖，有性激素样作用，并能抗肿瘤，抗诱变，抗溃疡。

【按语】五加皮是满族萨满早期使用的药物，满族萨满的"百草歌诀"中说："五加能把筋骨壮，风湿水肿不可少。"满族民间用五加皮泡酒，可补益健身，强筋壮骨，用于治疗风湿肢体疼痛、水肿，效果显著。香五加皮为萝摩科植物杠柳的干燥根皮，主要功能是祛风除湿、强筋壮骨，可治疗风寒湿痹证、心悸气短、下肢浮肿。虽然香五加皮与五加科植物五加皮的治疗作用有相似之处，但香加皮有毒，药量为 3 ～ 5g，应严格掌握用量和适应证。

二十七、秦艽

【别名】大艽、麻花艽、小秦艽、西秦艽。

【来源】为龙胆科植物大叶秦艽 *Gentiana macropylla* Pall.、麻花秦艽 *Gentiana straminea* Maxim.、粗茎秦艽 *Gentiana crassicaulis* Duthie ex Burk. 和小秦艽 *Gentiana dahurica* Fisch. 的干燥根。

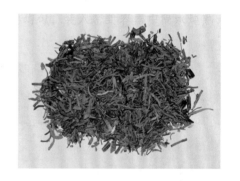

【主要产地】内蒙古、东北、宁夏、河北、陕西、新疆、山西等地。

【功能主治】祛风湿，舒筋络，清虚热。主要治疗风湿痹痛、阴虚发热。

【满族民间应用】

1. 治疗风湿关节、肢体疼痛，用秦艽水煎服。

2. 治疗中风后遗症、半身不遂、肢体麻木，将秦艽与补益气血药组方使用。

【现代研究】秦艽对中枢神经系统、心血管系统、平滑肌、血糖有影响，有抗炎、抗过敏性休克和抗组胺作用。治疗风湿性和类风湿性关节炎，有显著的镇痛、消肿、退热和恢复关节功能的作用。

【按语】秦艽见于《金史》卷二十六："凤翔府……产芎䓖、独活、灯草、无心草、升麻、秦艽、骨碎补、羌活。"秦艽是满族民间的常用药，能祛除风湿，用于治疗风湿关节疼痛、湿热黄疸、骨蒸潮热。

二十八、防风

【别名】北方风、东方风。

【来源】为伞形科植物防风 *Saposhnikovia divaricata*（Turcz.）Schischk. 的根。

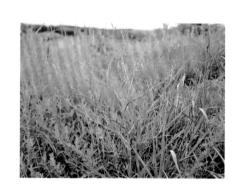

【主要产地】东北及内蒙古东部。

【功能主治】发表祛风，胜湿止痛。主要治疗外感风寒、头痛身痛、恶风寒、发热、咽痛口渴、风寒湿痹、骨节酸痛、风疹瘙痒、破伤风。

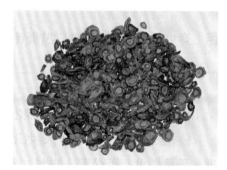

【满族民间应用】

1. 治疗荨麻疹、皮肤瘙痒、风疹、湿疹、癣症，用防风、白鲜皮、苦参水煎服，或用防风煮水，搽洗患处。

2. 治疗风寒感冒，用防风配伍荆芥、羌活、独活等水煎服；治疗发热恶风、咽痛口渴，用防风配伍薄荷、蝉蜕、连翘，水煎服。

3. 治疗破伤风，用防风配伍天麻、天南星，水煎服。

【现代研究】防风有解热、抗炎、镇静、镇痛、抗惊厥、抗过敏作用。

【按语】防风见于《金史》卷二十五："东平府……产薄荷、防风。"防风是满族萨满早期使用的药物，满族萨满的"百草歌诀"中说："防风荆芥加苦参，清热除湿用，专治风疹又止痒。"满族民间用防风清热除湿，治疗风疹及风寒湿痛。炒防风降低了解表功能，临床中多用炒防风止泻。防

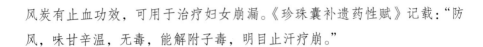

风炭有止血功效，可用于治疗妇女崩漏。《珍珠囊补遗药性赋》记载："防风，味甘辛温，无毒，能解附子毒，明目止汗疗崩。"

二十九、威灵仙

【别名】铁杆威灵仙。

【来源】为毛茛科植物威灵仙 *Clematis chinensis* Osbeck 或东北铁线莲 *C.manshurica* Rupr. 和棉团铁线莲 *C.hexapetala* Pall. 的根及根茎。

【主要产地】东北、西北、华北等地。

【功能主治】祛风除湿，散寒止痛。主要治疗风湿痹痛。

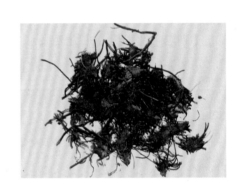

【满族民间应用】

1. 治疗风湿性腰腿关节、肌肉疼痛，用威灵仙根或全草水煎服。

2. 治疗膀胱炎，用威灵仙全草水煎服。

3. 治疗蚊虫咬伤，用鲜威灵仙全草水煎服，或捣烂外敷患处。

【现代研究】草本威灵仙水煎服，可治疗感冒。

【按语】药用威灵仙的来源很多，有毛茛科威灵仙、东北铁线莲、棉团铁线莲、辣蓼铁线莲等多种，菊科植物显脉旋覆花也作威灵仙用，玄参科植物轮叶婆婆那威灵仙很少使用。威灵仙除了常用于治疗风湿痹证外，古方记载威灵仙水煎服或用醋煎服，可治疗骨刺哽喉、疟疾。

三十、八股牛

【别名】白鲜皮、北鲜皮、山牡丹。

【来源】为芸香科植物白鲜 *Dictamnus dasycarpus* Turcz. 的干燥根皮。

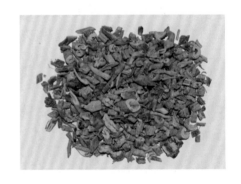

【主要产地】东北、河北、四川、江苏等地。

【功能主治】清热燥湿，祛风解毒。主要治疗湿热疮毒、湿疹、疥癣、风湿热痹、黄疸尿赤。

【满族民间应用】

1. 治疗皮肤癣症、风疹、皮炎、皮肤瘙痒，用八股牛水煎服，或煮水熏洗患处。

2. 治疗湿热黄疸，用八股牛配伍茵陈，水煎服。

3. 治疗风湿热痹，用八股牛配伍苍术、黄柏、薏苡仁，水煎服。

【现代研究】八股牛水浸剂对多种致病性真菌有不同程度的抑制作用，并有解热作用。

【按语】八股牛是满族萨满早期使用的药物，满族民间用八股牛治疗皮肤病及疖疮肿痛，是现今治疗皮肤癣症瘙痒的首选药。满族萨满的"百草歌诀"中有"八股牛治癣又除疮"的记载。

三十一、苍术

【满文】 ﬔﬗﬖ okjihata

【别名】山苍术、枪头菜、北苍术、关苍术。

【来源】为菊科植物北苍术 *Atractylodes chinensis*（DC.）Koidz. 的干燥根茎。

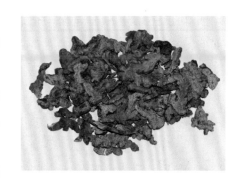

【主要产地】内蒙古、东北三省。

【功能主治】健脾燥湿。主要治疗风湿寒痹证、脘腹胀满、食欲不振、泻痢。

【满族民间应用】

1. 治疗风湿腰腿疼痛，用苍术泡酒饮用。

2. 治疗脘腹胀满、食欲不振、泻痢等症，用苍术配伍健脾消食药，水煎服。

【现代研究】苍术有促进胃肠运动的作用；苍术煎剂能降低血糖，具有排钠、排钾的作用。

【按语】苍术见于《金史》卷二十四："大兴府……药产滑石、半夏、苍术、代赭石、白龙骨、薄荷、五味子、白牵牛。"苍术是满族萨满早期使用的药物，满族萨满的"百草歌诀"中有"燥湿健脾用苍术，风湿痹痛三五株"的记载。满族用苍术健脾燥湿，祛风湿痹痛。东北民间用燃烧苍术的方法驱除晦气、避温疫。

三十二、茜草

【满文】ᡳᠴᡝᡴᡠ ᠣᡵᡥᠣ iceku orho

【别名】伏茜草、挂拉豆。

【来源】为茜草科植物茜草 *Rubia cordifolia* L. 的干燥根及根茎。

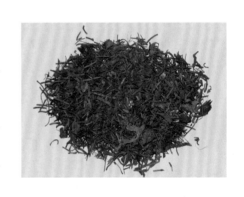

【主要产地】东北及全国大部分地区。

【功能主治】凉血化瘀，止血通经。主要治疗各种出血症、产后腹痛、跌打损伤、风湿痹痛、疮痈疖肿。

【满族民间应用】

1. 治疗跌打损伤、红肿疼痛，用茜草单味泡酒饮用，或用茜草配伍三七、乳香、没药水煎服。

2. 治疗血瘀痹证，用茜草配伍鸡血藤、海风藤、延胡索，水煎服。

3. 治疗腹泻、腹痛，将鲜茜草捣烂，外敷腹部。

4. 治疗各种出血、吐血不止，用茜草水煎服；治疗衄血，用茜草加艾叶、乌梅，水煎服；治疗血热崩漏，用茜草加生地黄、生蒲黄、侧柏叶，水煎服；治疗气虚不摄的崩漏下血，用茜草加黄芪、白术、山茱萸等，水煎服；治疗尿血，用茜草加小蓟、白茅根，水煎服。

【现代研究】茜草有明显的促进血液凝固的作用；茜草煎剂有镇咳和

祛痰的作用；茜草水提取液对金黄色葡萄球菌、肺炎双球菌、流感杆菌和部分皮肤真菌有一定的抑制作用。

三十三、地榆

【满文】 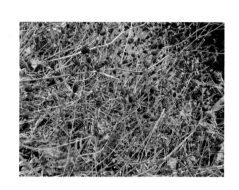 setu

【别名】黄瓜香、鞭枣胡子。

【来源】为蔷薇科植物地榆 *Sanguisorba officinalis* L. 的根。

【主要产地】全国各地均有分布。

【功能主治】凉血止血，清热解毒，消肿敛疮。主要治疗吐血、咳血、衄血、尿血、便血、痔疮出血、血痢、崩漏、疮痈肿痛、湿疹、烧烫伤、蛇虫咬伤。

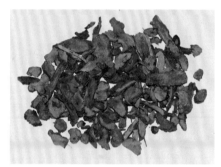

【满族民间应用】

1. 治疗痔疮便血、脱肛等，用地榆水煎服，或将地榆烧制成炭，外涂患处。

2. 治疗烫伤，将鲜地榆叶捣烂外敷，或将地榆烧炭研细末，用麻油调和，外敷烧烫伤处。

3. 治疗疮疡痈肿，用地榆配伍大黄粉、黄连、冰片，研末外敷；或配伍煅石膏、枯矾，研末外掺患处。

4. 治疗湿疹，用地榆煎水浸洗。

5. 治疗出血、血热，用地榆配伍生地黄、白芍、黄芩、槐花，水煎服；治疗内热便血，用地榆配伍槐角、防风、黄芩、枳壳，水煎服。

6. 治疗血热崩漏，用地榆水煎服。

【现代研究】地榆煎剂可明显缩短出血和凝血时间，生地榆的止血作用明显优于地榆炭；对烧伤、烫伤及伤口的愈合有明显的作用。

三十四、东北龙胆草

【别名】胆草根、草龙胆、苦龙胆草、山龙胆等。

【来源】为龙胆科植物龙胆 *Gentiana scabra* Bge.、条叶龙胆 *Gentiana manshurica* Kitag.、三花龙胆 *Gentiana triflora* Pall. 和坚龙胆 *Gentiana rigescens* Franch. 的根和根茎。

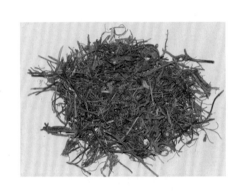

【主要产地】东北及内蒙古、陕西、新疆等地。

【功能主治】清热燥湿，泻肝定惊。主要治疗因湿热引起的发热肿痛。

【满族民间应用】

1.治疗胸胁疼痛、咽干口苦等湿热病证，用东北龙胆草配伍其他药物，水煎服。

2.治疗湿热黄疸、小便不尽疼痛、湿热带下、目赤肿痛，用东北龙胆草水煎服。

【现代研究】东北龙胆草有利胆、保肝、利尿、抗菌作用，对中枢神经系统有作用。

【按语】东北龙胆草是满族萨满早期使用的药物，也是长白山地区的道地药材之一。满族萨满的"百草歌诀"中有"黄疸肝热龙胆草，龙胆专门治肝痹"的记载。东北龙胆草是满族用于治疗肝胆热毒之证的首选药物。中医经典方剂龙胆泻肝汤，主要治疗肝胆实火上逆、胁痛口苦、肝胆湿热下注、小便淋浊等症。

三十五、大黄

【别名】锦纹、生军、川军、蜀大黄、牛舌大黄等。

【来源】为蓼科植物掌叶大黄 *Rheum palmatum* L.、唐古特大黄 *Rheum tanguticum* Maxim. ex Balf. 或药用大黄 *Rheum officinale* Baill. 的干燥根及

根茎。

【主要产地】陕西、甘肃、青海、四川、云南、西藏等地。

【功能主治】泻下攻积，清热泻火，凉血解毒，逐瘀通经，利湿退黄。主要治疗胃肠蓄热、大便干燥等实热病证。

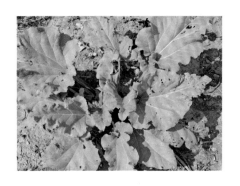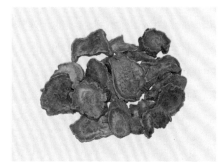

【满族民间应用】治疗痈疮肿毒、红肿胀痛，将大黄捣烂，外敷患处。

【现代研究】大黄中的主要成分蒽醌苷及双蒽酮苷具有致泻作用，游离的蒽醌类成分无致泻作用。大黄有抗菌、抗炎、利胆保肝和抗肿瘤作用。

【按语】大黄见于《金史》卷二十六："太原府……药产松脂、白胶香、五灵脂、大黄、白玉石。""临洮府……产甘草、庵䕡子、大黄。"生大黄有较强的泻下作用，月经期、孕妇、哺乳期妇女应慎用。酒制大黄降低了大黄的泻下药力，增强了活血化瘀和清热化湿的作用。大黄外敷可治疗热毒痈肿、烧烫伤。东北地区还有一种与大黄同为蓼科植物羊蹄根，民间称为土大黄，作用是凉血止血、杀虫止痒除癣，主要治疗咳血、便血等出血病证和疥疮顽癣等。治疗疥疮顽癣，将鲜羊蹄根捣烂，再加猪油调成药膏，外敷患处；或用鲜羊蹄根加醋研磨出药汁，用药汁擦洗患处。治疗头风白屑，用鲜羊蹄根加食盐捣烂，外敷患处。羊蹄根有缓泻通便的作用，大便溏泻者禁用。羊蹄根有毒，要严格掌握适应证和用量。

三十六、黄芩

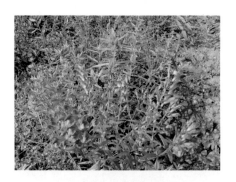

【满文】ᠵᠣᡵᠣᠨ joron

【别名】元芩、山茶根。

【来源】为唇形科植物黄芩 *Scutellaria baicalensis* Georgi 的干燥根。

【主要产地】内蒙古、东北、河北、山西等地。

【功能主治】清热燥湿，泻火解毒，止血安胎。主要治疗肠炎痢疾、外感热病、发热口渴、身热不扬、肺热咳喘、多痰、胸闷、恶心呕吐、泄泻、尿赤便秘、血热便血、妇女崩漏、胎动不安、痈肿疮毒。

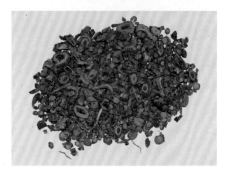

【满族民间应用】

1. 治疗肠炎痢疾，用黄芩配伍白头翁草、马齿苋等，水煎服。

2. 治疗胸闷、恶心呕吐、身热不扬、舌苔黄腻等暑湿证，用黄芩配伍滑石、白豆蔻、通草等，水煎服；治疗痞满呕吐，用黄芩配伍黄连、干姜、半夏等，水煎服。

3. 治疗肺热咳喘、多痰，用黄芩配伍苦杏仁、桑白皮、苏子、半夏等，水煎服。

4. 治疗外感热病、发热口渴、尿赤便秘，用黄芩配伍薄荷、栀子、大黄，水煎服。

5. 治疗血热便血，用黄芩配伍地榆、槐花，水煎服。

6. 治疗痈肿疮毒，用黄芩配伍黄连、黄柏、栀子等，水煎服。

7. 治疗肾虚内热、胎动不安，用黄芩配伍地黄、黄柏、白术、续断、人参等，水煎服。

【现代研究】黄芩有解热、降压、镇静、保肝、利胆、抑制肠管蠕动、降血脂、抗氧化、抗肿瘤等作用；黄芩水提物对前列腺素生物合成有抑制作用。

【按语】黄芩是满族萨满早期使用的药物，满族萨满的"百草歌诀"中说："黄芩专门清肺火。"黄芩是满族治疗肺热的首选药物，主要用生黄芩清热泻火。黄芩经过炮制后的药用功效有所不同，炒黄芩可以降低黄芩的苦寒药性，用于安胎；酒炒黄芩可以增强清湿热的效果；黄芩炭主要用于治疗发热出血症，可止血。

三十七、黄连

【满文】 suwaliyan

【别名】味连、雅连、鸡爪连。

【来源】为毛茛科植物黄连 *Coptis chinensis* Franch.、三角叶黄连 *Coptis deltoidea* C.Y.Cheng et Hsiao 和云连 *Coptis teeta* Wall. 的干燥根茎。

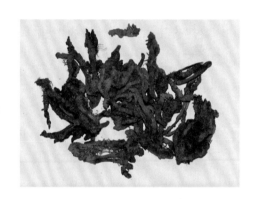

【主要产地】重庆、四川、湖北、贵州、陕西、云南。

【功能主治】清热燥湿，泻火解毒。主要治疗肠炎痢疾、痈疮肿毒、各种发热病证。

【满族民间应用】

1. 治疗口舌生疮，用黄连煮水漱口或饮用。

2. 治疗各种发热病证，用黄连配伍清热解毒药，水煎服。

【现代研究】黄连有抗微生物和抗原虫作用，降血糖，抗血小板聚集，有溶栓作用，抗心肌缺血，抗心律失常，有促进血流动力学作用，对脑损伤有保护作用，抗肿瘤。

【按语】黄连见于《金史》卷二十四："大同府……产白驼、安息香、松明、松脂、黄连、百药煎、芥子煎、盐、捞盐、石绿、绿矾、铁、甘草、枸杞、碾玉砂、地蕈。"黄连、黄柏、黄芩这三味药都是清热解毒燥湿药。治疗发热病，常用黄连以清心火、除烦躁、止呕逆；黄芩以清肺热、安胎为主；黄柏偏重于治疗虚热和除下焦湿热，如小便黄、尿痛等。

三十八、苦参

【别名】苦骨、凤凰爪。

【来源】为豆科植物苦参 *Sophora flavescens* Ait. 的干燥根。

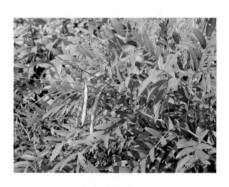

【主要产地】全国各地均产。

【功能主治】清热燥湿，杀虫利尿。主要治疗湿热泻痢、便血、黄疸、湿热带下、湿热引起的发热、湿疹湿疮、风疹瘙痒、疥癣毒疹。

【满族民间应用】

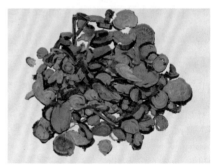

1. 治疗皮肤瘙痒，用苦参煮水擦洗。

2. 治疗湿热泻痢、便血、黄疸，用苦参单味水煎服，或配伍龙胆草、木香等使用；治疗湿热带下，用苦参配伍蛇床子、鹤虱，水煎服；治疗湿疹湿疮，用苦参配伍皂角、荆芥，水煎服；治疗风疹瘙痒，用苦参配伍防风、蝉蜕、荆芥，水煎服。

3. 治疗小便不利、灼热涩痛等症，用苦参配伍石韦、车前子、栀子等，水煎服。

4. 治疗湿疹、风疹，外用苦参、黄柏、蛇床子煎水熏洗；治疗皮肤瘙痒，用苦参、花椒煮汤外搽；治疗疥癣，将苦参、硫黄、枯矾研细末，香油调和，外涂患处。

【现代研究】苦参煎剂对消化道各种菌均有抑制作用，对多种皮肤真菌也有抑制作用。可以治疗急性黄疸性肝炎、细菌性痢疾、慢性溃疡性结肠炎、扁桃体炎、妇科炎症、神经性皮炎、湿疹、烫伤、尿路感染、心律失常、哮喘等，有降压作用。

【按语】苦参是满族萨满早期使用的药物，是满族民间治疗皮肤湿疹、皮肤瘙痒和痢疾的主要药物。满族萨满的"百草歌诀"中有"苦参治癣又止痒，利尿清疮癫疥除"的记载。满族民间主要用苦参治疗疥癣和湿疹瘙痒，有时与黄柏、黄连、黄芩配伍或替代使用。苦参清热治痢的作用与黄连相近，清下焦湿热的作用与龙胆草和黄柏相近。

三十九、白头翁

【满文】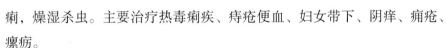 cakūlutu cecike

【别名】毛姑朵花、老婆子花、老公花。

【来源】为毛茛科植物白头翁 *Pulsatilla chinensis*（Bunge）Regel 的干燥根。

【主要产地】东北地区，以及河北、山东、河南、山西、陕西等地。

【功能主治】清热解毒，凉血止痢，燥湿杀虫。主要治疗热毒痢疾、痔疮便血、妇女带下、阴痒、痈疮、瘰疬。

【满族民间应用】

1. 治疗疔疮肿毒、红肿者，用鲜白头翁捣烂外敷。

2. 治疗肠炎痢疾，用鲜白头翁煮水饮用。

【现代研究】白头翁有抗阿米巴原虫、抗阴道滴虫、抗菌、抗病毒、镇静、镇痛及抗痉挛作用。

【按语】白头翁是满族民间治疗肠炎、痢疾的常用药物，鲜白头翁使用剂量较大。研究资料表明，白头翁的药用植物种类较多，毛茛科白头翁还有一定的毒性，使用时要慎重。

四十、百合花根

【满文】𝐛𝐮𝐬𝐞𝐡𝐞 𝐢𝐥𝐡𝐚 𝐢 𝐟𝐮𝐥𝐞𝐡𝐞 busehe ilha i fulehe

【民间满语音名】昂达哈。

【别名】百合根、百合果、山丹。

【主要来源】为百合科百合属植物百合 *Lilium brownii* F.E.Brown var. *viridulum* Baker 的肉质鳞茎。

【主要产地】西北、东北地区。

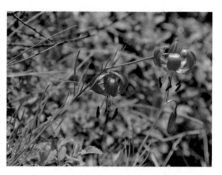

【功能主治】养阴润肺，清心安神，滋补精血。主要治疗因阴虚发热引起的肺热咳嗽、消渴等症。

【满族民间应用】

1. 治疗肺阴虚之燥热咳嗽、痰中带血，用野百合花或根茎煮水，加冰糖适量，水煎服。

2. 治疗热病后期之虚烦惊悸、失眠多梦，用百合花根水煎服。

3. 治疗便秘、小便不利，用百合花根水煎服。

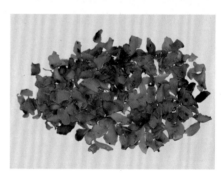

4. 治疗痈肿疮疡、天疱湿疮，用百合花根水煎服。

【现代研究】百合花根有明显的镇咳、祛痰作用；有明显的镇静、强壮、抗癌作用。

【按语】百合花根是满族萨满早期使用的药物，满族萨满的"百草歌诀"中有"百合补阴把肺养"的记载。百合花根是满族民间喜爱的食物，"药食同源"，满族民间用百合花根加冰糖煮食，作为改善咽喉不适、干咳无痰的饮食调理食品。

四十一、知母

【别名】蒜瓣子草、地参。

【来源】为百合科植物知母 *Anemarrhena asphodeloides* Bunge 的干燥根茎。

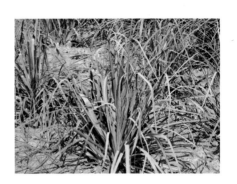

【主要产地】河北、山东、吉林等地。

【功能主治】清热泻火，生津润燥。主要治疗外感发热或因阴虚发热引起的肺热咳嗽、咽喉肿痛、骨蒸潮热、盗汗、心烦、阴虚肠燥便秘、消渴等症。

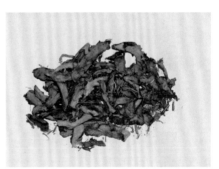

【满族民间应用】

1.治疗咽喉肿痛、音哑，用知母配伍菊花、麦冬，泡水饮用。

2.治疗外感发热、烦渴，用知母配伍石膏，水煎服。

3.治疗虚热型消渴，用知母配伍天花粉、葛根，水煎服。

4.治疗阴虚潮热、盗汗、心烦、肺热燥咳，用知母配伍黄柏、生地黄、贝母、杏仁、莱菔子，水煎服。

5.治疗阴虚肠燥便秘，用知母配伍生地黄、玄参、麦冬，水煎服。

【现代研究】知母浸膏有防治大肠杆菌所致高热的作用；知母皂苷有抗肿瘤作用。

【按语】知母是满族萨满早期使用的药物，满族萨满的"百草歌诀"中说："养髓补阴用知母，又解渴来又去烦。"知母是滋阴除热之品，盐炒知母可增强其滋阴、退虚热的功效，但腹泻或便溏者慎用。

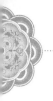

四十二、射干

【满文】 dobiri

【别名】 扁竹、蝴蝶花。

【来源】 为鸢尾科植物射干 *Belamcanda chinensis*（L.）DC. 的干燥根茎。

【主要产地】 湖北、河南、江苏等地。

【功能主治】 清热解毒，消痰利咽。主要治疗咽喉肿痛、外感风热、咽痛音哑、肺热咳喘、痰多而黄。

【满族民间应用】

1. 治疗咽喉肿痛，用射干水煎服；或用射干与清热解毒、生津止渴药配伍，水煎服。

2. 治疗外感风热、咽痛音哑，用射干配伍升麻、甘草、荆芥、连翘、牛蒡子，水煎服。

3. 治疗肺热咳喘、痰多而黄，用射干配伍桑白皮、马兜铃、桔梗，水煎服；治疗肺寒咳喘、痰多清稀，用射干配伍麻黄、细辛、生姜、半夏，水煎服。

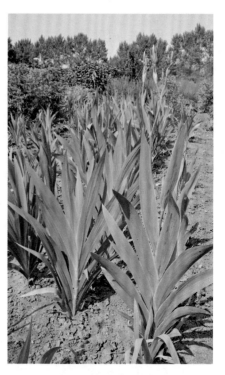

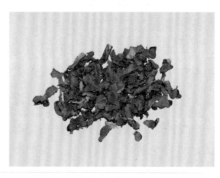

【现代研究】 射干对常见致病性真菌有较强的抑制作用；对外感及咽喉疾患中的某些病毒也有抑制作用；有抗炎、解热及止痛作用；尚有明显的利尿作用。

【按语】 射干是满族萨满早期使用的药物，满族萨满的"百草歌诀"中有"射干消痰治喉痹"的记载。射干是满族治疗咽喉疾患的主要药物，使用时多以新鲜药物为主，习惯与北豆根、野薄荷配伍使用。

四十三、北豆根

【**别名**】山地瓜根、野豆根、蝙蝠葛根。

【**来源**】为防己科植物蝙蝠葛 *Menispermum dauricum* DC. 的根茎。

【**主要产地**】东北地区，以及河北、内蒙古、四川等地。

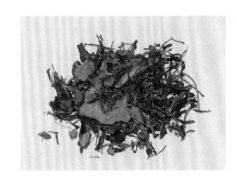

【**功能主治**】清热解毒，祛风止痛利湿。主要治疗咽喉肿痛、肺热咳嗽、疖腮、口疮、齿龈肿痛、泻痢、黄疸、风湿痹痛、痔疮肿痛、蛇虫咬伤等。

【**满族民间应用**】

1. 治疗咽喉肿痛，用北豆根全草煮水饮用。

2. 治疗肺热咳嗽，用北豆根水煎服。

3. 治疗疖腮、口疮、齿龈肿痛，用北豆根全草捣烂外敷。

4. 治疗蛇虫咬伤，用北豆根全草捣烂外敷。

【**现代研究**】北豆根对肠平滑肌有解痉作用，有降压、抗结核的作用，能抑制癌细胞或腹水，具有消炎及镇咳祛痰的作用。

【**按语**】北豆根是满族萨满早期使用的药物，也是满族民间治疗咽喉疾患的主要药物，使用时多以新鲜药物为主，并习惯与射干、野薄荷配伍使用。满族萨满的"百草歌诀"中有"北豆根专门把咽治"的记载。有报道称，服用过量北豆根可引起呕吐、腹泻、胸闷、心悸等轻度中毒症状，应注意掌握适应证和用量。

四十四、白芷

【**别名**】香白芷、异叶当归、浙白芷、滇白芷。

【**来源**】为伞形科植物兴安白芷 *Angelica dahurica*（Fisch. ex Hoffm.）Benth. et Hook.f. ex Franch. et Sav.、川白芷 *Angelica anomala* Lallem.、杭白芷 *Angelica taiwaniana* Boiss. 或云南牛防风 *Heracleum scabridum* Franch. 的根。

【主要产地】东北地区（兴安白芷），四川、山东等地（川白芷），浙江、江苏、台湾等地（杭白芷）。

【功能主治】祛风燥湿，消肿止痛，通鼻窍。主要治疗头痛、鼻塞。

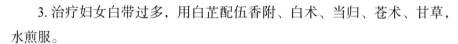

【满族民间应用】

1. 治疗感冒头痛、阳明头痛、牙痛，用白芷煮水口服。

2. 治疗鼻部疾病、鼻塞、流涕等，用白芷配伍辛夷等药，水煎服。

3. 治疗妇女白带过多，用白芷配伍香附、白术、当归、苍术、甘草，水煎服。

4. 治疗疮疡肿痛，用白芷外敷。

5. 治疗蛇虫咬伤，用白芷水煎服，或用鲜白芷捣烂，外敷患处。

【现代研究】白芷有抗炎、解热镇痛、解痉、抗菌、抗癌、抗辐射作用。

【按语】白芷见于《金史》卷二十六："京兆府……产白芷、麻黄、白蒺藜、茴香、细辛。"白芷是满族民间的常用药物，主要用于治疗鼻病、头痛、风湿痹痛。东北民间还将白芷作为烹调菜肴的调味香料使用。

四十五、北柴胡

【民间满语音名】额第阿如特。

【别名】柴草、竹叶柴胡。

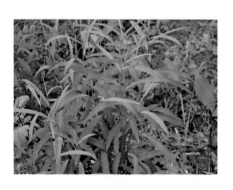
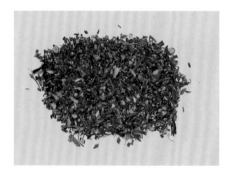

【来源】为伞形科植物柴胡或狭叶柴胡 *Bupleurum chinense* DC. 的干燥根。

【主要产地】东北地区，以及河南、湖北、陕西等地。

【功能主治】解表退热，疏肝解郁，升举阳气。主要治疗感冒、恶寒发热、头身疼痛、寒热往来、胸胁苦满、口苦咽干、目眩；肝郁气滞所致的胸胁或少腹胀痛、情志抑郁、妇女月经失调、痛经；因中气不足、气虚下陷所致的脘腹胀满、食少倦怠、久泻脱肛；疟疾寒热。

【满族民间应用】

1. 治疗感冒、恶寒发热、头身疼痛，用北柴胡配伍防风、生姜、葛根、羌活、黄芩、石膏等药，水煎服；治疗外感发热、头痛、寒热往来、胸胁苦满、口苦咽干、目眩，用北柴胡配伍菊花、薄荷、升麻等药，水煎服。

2. 治疗肝郁气滞所致的胸胁或少腹胀痛、情志抑郁、妇女月经失调、痛经等症，用北柴胡配伍香附、川芎、当归、白芍、白术、茯苓等，水煎服。

3. 治疗脘腹胀满、食少倦怠、久泻脱肛、子宫下垂、肾下垂，用北柴胡配伍人参、黄芪、升麻，水煎服。

4. 治疗疟疾、往来寒热，用北柴胡配伍黄芩、常山、草果等药，水煎服。

【现代研究】北柴胡具有镇静、镇痛、解热、镇咳等中枢抑制作用；有抗肝损伤、利胆、降转氨酶、抑制胃酸分泌、抗溃疡、抑制胰蛋白酶等作用；其煎剂对结核杆菌有抑制作用；还有抗感冒病毒、增强免疫功能、抗肿瘤等作用。

【按语】北柴胡是满族萨满早期使用的药物，满族萨满的"百草歌诀"中说："清理肝火柴胡用。"北柴胡是治疗少阳半表半里证的药物，外感风热、风寒表证，皆可使用。北柴胡是一味虚实两证都可使用的药物，在不同的组方中可发挥不同的作用。石竹科植物银柴胡的根，为银柴胡，作用与北柴胡有所不同，银柴胡有凉血、清虚热的作用，但升散疏肝的作用不如北柴胡明显。

四十六、香附子

【别名】香附米、香头草、莎草根、三棱草根。

【来源】为莎草科植物莎草 *Cyperus rotundus* L. 的干燥根茎。

【主要产地】辽宁、河北、山东、山西、江苏、浙江、江西、福建、湖北、陕西、甘肃、四川、云南等地。

【功能主治】理气解郁，调经止痛。主要治疗气郁引起的胸胁腹痛、月经不调。

【满族民间应用】

1.治疗气郁胸胁、脘腹胀痛、月经不调、经闭痛经、乳房胀痛，用香附子水煎服。

2.治疗寒疝腹痛，用香附子水煎服。

【现代研究】香附子含葡萄糖、果糖、淀粉、挥发油，亦含三萜类、黄酮类及生物碱等，可抑制子宫、雌激素样作用，解痉，促进胆汁分泌，有解热镇痛、降压和强心的作用。

【按语】香附子见于《金史》卷二十六："河间府……产无缝绵、沧盐、蔺席、马蔺花、香附子。"香附子是满族用来疏肝理气、活血调经的常用药物，常与柴胡配伍使用。香附子用黄酒或醋炮制后，可增强疏肝理气、止痛的作用。

四十七、升麻

【别名】绿升麻、鸡骨升麻、鬼脸升麻等。

【来源】为毛茛科植物升麻 *Cimicifuga foetida* L.、兴安升麻 *Cimicifuga dahurica*（Turcz.）Maxim. 和大三叶升麻 *Cimicifuga heracleifolia* Kom. 的根状茎。

【主要产地】东北地区产大三叶升麻和兴安升麻。

【功能主治】升阳，清热解毒，发表透疹。主要治疗各类疹疾和因中气不足引起的脾胃病证。

【满族民间应用】

1.治疗风疹或皮肤瘙痒，用升麻煮水搽洗患处。

2.治疗麻疹透发不畅，用升麻水煎服。

3.治疗热毒斑疹、牙龈腐烂恶臭、口舌生疮、咽喉肿痛、疮疡，用升麻水煎服。

4.治疗久泻脱肛、子宫下垂，用升麻水煎服。

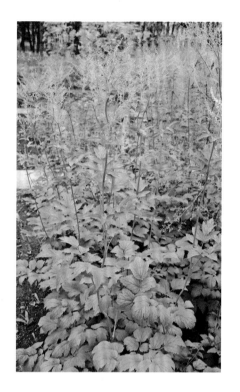

【现代研究】升麻有抗菌、抗炎、镇静、解热镇痛的作用。与其他药配伍使用，可用于治疗产后尿潴留、莨菪类药物中毒、副鼻窦炎、多发性皮肌炎、系统性红斑狼疮、婴幼儿秋季腹泻、痔疮、帕金森综合征等病症。

【按语】升麻见于《金史》卷二十六："凤翔府……产芎䓖、独活、灯草、无心草、升麻、秦艽、骨碎补、羌活。"升麻的主要作用是升举发散，可用于透疹。升麻经炮制后，

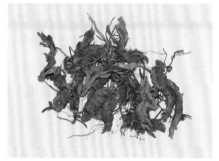

作用有所不同，蜜炙升麻治疗脏器下垂效果更好。

四十八、北重楼

【别名】七叶一枝花、重楼、七叶楼、蚤休。

【来源】为百合科（延龄草科）植物七叶一枝花 *Paris polyphylla* Smith var. *chinensis*（Franch.）Hara 的干燥根茎。

【主要产地】西藏、云南、贵州、广西、江西、福建、陕西、四川等地。

【功能主治】解毒清热，消肿止痛，止咳平喘。主要治疗蛇虫咬伤、痈疮肿痛。

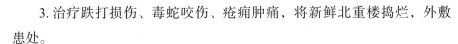

【满族民间应用】

1. 治疗痄腮，将新鲜北重楼捣烂，外敷患处。

2. 治疗扁桃体炎、咽喉肿痛、乳腺炎，用北重楼水煎服。

3. 治疗跌打损伤、毒蛇咬伤、疮痈肿痛，将新鲜北重楼捣烂，外敷患处。

【现代研究】北重楼有抗菌、抗病毒、杀精子、镇静止痛、平喘止咳、抗肿瘤的作用。

四十九、紫草

【满文】 ᠵᠠᠮᡠᡵᡳ ᠣᡵᡥᠣ jamuri orho

【别名】大紫草、紫丹、紫草根、山紫草。

【来源】为紫草科植物新疆紫草 *Arnebia euchroma*（Royle）Johnst.、紫草 *Lithospermum erythrorhizon* Sieb. et Zucc. 或内蒙古紫草 *Arnebia guttata* Bunge 的干燥根。

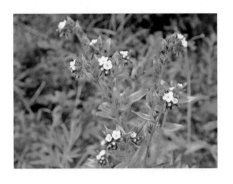

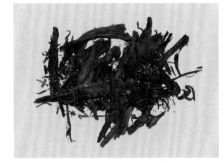

【**主要产地**】全国多地有产。

【**功能主治**】清热凉血活血，解毒透疹。主要治疗疹出不畅、疮疡湿疹、烧烫伤等症。

【**满族民间应用**】

1. 治疗麻疹不透、湿疹，用紫草煮水，搽洗患处。

2. 治疗丹毒、疮疡，用紫草水煎服。

3. 治疗烧烫伤，将新鲜紫草捣烂外敷。

【**现代研究**】紫草有抗病原微生物和抗炎作用；对心血管系统有作用；避孕；抗肿瘤。

【**按语**】紫草是金代使用的药物。《金史》卷二十六记载："益都府……产石器、玉石、鲨鱼皮、天南星、半夏、泽泻、紫草。"满族早期即用紫草治疗疾病，如透疹、解毒，外用治疗烫伤。紫草和升麻都有透疹作用，但紫草性寒，可以清热凉血和解毒，因此多用于血热毒盛的斑疹透发。

五十、芦根

【**满文**】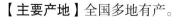 ulhū i fulehe

【**别名**】芦茅根、苇子根。

【**来源**】为禾本科植物芦苇 *Phragmites communis* Trin. 的新鲜或干燥根茎。

【**主要产地**】全国各地均有分布。

【**功能主治**】清热泻火，生津止渴，除烦止呕，利尿。主要治疗尿急、尿频、尿痛、热病烦渴、胃热呕吐、肺痿、肺痈。

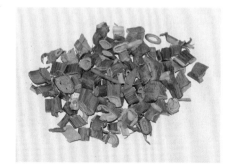

【**满族民间应用**】

1. 治疗热病烦渴、胃热呕吐、噎膈、反胃，用鲜芦根水煎服。

2. 治疗尿急、尿频等小便不利症状，用芦根水煎服。

3. 解河豚中毒，用芦根水煎服。

【现代研究】芦根有解热、镇静、镇痛、降血压、降血糖作用，有雌性激素样作用。

五十一、白茅

【满文】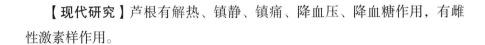šanyan elben

【别名】茅、茅针、茅根。

【来源】为禾本科植物白茅 Imperata cylindrica Beauv. var. *major*（Nees）C. E. Hubb. 的根状茎。

【主要产地】全国各地均有产。

【功能主治】清热燥湿，解毒利尿，祛黄疸。主要治疗肺热咳嗽、淋证、水肿。

【满族民间应用】

1.治疗急性肾炎、水肿、小便不利、尿急、尿痛，用新鲜白茅煮水口服。

2.治疗胃热呕吐、吐血，用白茅水煎服。

3.治疗肺热咳嗽、衄血，用白茅水煎服。

【现代研究】白茅可降低出血、凝血时间，降低血管通透性，缩短血浆的复钙时间，有止血、利尿作用，对福氏、宋氏痢疾杆菌有抑制作用。

【按语】白茅是满族民间常用的利水药物，认为其利水作用平和，并且多使用鲜白茅。白茅的花穗称白茅花，可用于止血，治疗尿血、咳血、鼻出血等。孕妇慎用白茅，《珍珠囊补遗药性赋》中的"妊娠服药禁歌"有孕妇禁用"地胆茅根与蛰虫"的记载。

五十二、泽泻

【满文】jodorho

【别名】水泻、天鹅蛋、禹孙、水车前。

【来源】为泽泻科植物泽泻 Alisma orientalis（Sam.）Juzep. 的干燥块茎。

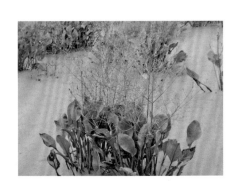
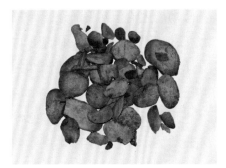

【主要产地】东北地区，以及内蒙古、河北、山西、陕西、新疆、云南等地。

【功能主治】清湿热，利小便。主要治疗湿热淋证、水肿、腰痛。

【满族民间应用】治疗小便不利、浮肿，用泽泻水煎服。

【现代研究】泽泻有降血脂、利尿作用，对肝脏、心血管系统有保护作用，对 H_2O_2 诱导血管内皮细胞损伤有保护作用。

【按语】泽泻是金代使用的药物。《金史》卷二十六记载："益都府……产石器、玉石、鲨鱼皮、天南星、半夏、泽泻、紫草。"泽泻是满族民间治疗水湿病证的常用药物，常与茯苓共同使用，均取其利水渗湿的协同作用。泽泻是中医经典方剂六味地黄丸中的药物组成之一。

五十三、黑三棱

【别名】京三棱、三棱、三棱湖。

【来源】为黑三棱科植物黑三棱 *Sparganium stoloniferum* Buch.-Ham.、细叶黑三棱 *Sparganium stenophyllum* Maxim.、小黑三棱 *Sparganium simplex* Huds. 的块茎。

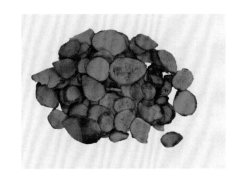

【主要产地】东北地区，以及内蒙古、河北、陕西、甘肃、新疆、江苏、湖北、云南等地。

【功能主治】祛瘀通经，行气止痛。主要治疗气滞血瘀引起的癥瘕积聚、跌打损伤血肿、妇女痛经。

【满族民间应用】治疗妇女瘀血痛经、癥瘕积聚等症，用黑三棱水煎服。

【现代研究】黑三棱对家兔离体小肠运动、大白鼠血液凝固有一定的影响。

【按语】黑三棱是金代使用的药物，《金史》卷二十四记载："朔州……产铁、荆三棱、枸杞。"黑三棱不宜与牙硝等药物同时使用，《珍珠囊补遗药性赋》中诸药相反例的"十九畏歌"说："牙硝难和京三陵。"满族民间对于月经过多者或孕妇，忌用黑三棱。《珍珠囊补遗药性赋》中的"妊娠服药禁歌"有孕妇禁用"三棱芫花代赭麝"的记载。

五十四、慈菇

【满文】 gūbiri

【别名】水萍、燕尾草、剪刀草、水慈菇。

【来源】为泽泻科植物慈菇 *Sagittaria sagittifolia* L. 的球茎。

【主要产地】全国均有分布。

【功能主治】通淋，活血散瘀，清肺止咳。主要治疗淋病、瘿瘤瘰疬。

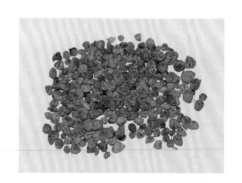

【满族民间应用】

1. 治疗淋病、瘿瘤瘰疬，用慈菇水煎服。

2. 治疗肺热咳嗽、痰中带血，用慈菇水煎服。

【现代研究】慈菇对咳嗽痰血、暑热烦渴、便秘、小儿百日咳、肺虚咳血、慢性支气管炎有作用。目前有报道用慈菇组方治疗肿瘤可收到一定的效果。

【按语】满族主要用慈菇治疗实热性的疮疖肿毒或瘰疬、瘿瘤等，既可内服也可外敷，但孕妇慎用。生慈菇有毒，用药需严格掌握用法、用量和适应证。

五十五、酸枣树根

【满文】 ᡳᠨᡩᠠᡥᡡᠨ ᠰᠣᡵᠣ ᠮᠣᠣ ᡳ ᡶᡠᠯᡝᡥᡝ indahūn soro moo i fulehe

【民间满语音名】朱浑瘦勒。

【别名】酸枣根皮。

【来源】为鼠李科植物酸枣 *Ziziphus jujuba* Mill. 的根皮。

【主要产地】陕西等地。

【功能主治】宁心安神。主要治疗失眠、烧烫伤。

【满族民间应用】

1. 治疗跌打损伤，用酸枣树根水煎服。

2. 治疗风湿关节疼痛，用酸枣树根水煎服。

【现代研究】酸枣树根有镇静、镇痛、抗惊厥作用。

五十六、红骨参

【别名】紫参、毛丹参。

【来源】为唇形科植物四花菜叶丹参 *Salvia plectranthoides* Griff. 的根。

【主要产地】陕西、湖北、云南、四川等地。

【功能主治】祛风除湿，舒筋活络。主要治疗风湿痹证。

【满族民间应用】

1. 治疗风湿腰腿疼痛、筋骨疼痛，用红骨参水煎服。

2. 治疗手足麻木、半身不遂，用红骨参水煎服。

五十七、拳参

【别名】紫参、破伤药、刀枪药、马峰七。

【来源】为蓼科植物拳参 *Polygonum bistorta* L. 的根茎。

【主要产地】东北地区，以及河北、河南、山西、陕西、山东、江苏、湖北等地。

【功能主治】清热解毒。主要治疗痈疮疔肿。

【满族民间应用】

1. 治疗痈疮疔肿，将拳参鲜品捣烂，外敷患处。

2. 治热病惊搐、痢疾、瘰疬，将拳参与清热解毒药配伍使用。

【现代研究】拳参根茎含鞣质、淀粉、糖类、果胶、树胶、黏液质、树脂，有止血消炎的作用。

五十八、手掌参

【满文】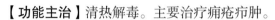 surseri

【民间满语音名】旺拉。

【别名】佛手参、掌参、手儿参。

【来源】为兰科植物手参 *Gymnadenia conopsea*（L.）R. Br. 和粗脉手参 *Gymnadenia crassinnervis* Finet 的块茎。

【主要产地】东北、华北、西北及四川、云南、西藏等地。

【功能主治】补益气血，生津止渴。主要治疗肾虚腰膝酸软、阴虚血热、干咳气喘。

【满族民间应用】

1. 治疗肾虚阳痿、遗精早泄、身冷胃寒，用手掌参水煎服。

2. 治疗乏力、失眠、气短等机体虚弱症，将手掌参煮熟直接食用，或泡酒饮用。

3. 身体虚弱需滋补身体，将手掌参作山野菜直接食用。

【现代研究】手掌参直接作用于肾脏，有止咳祛痰的作用。

五十九、线麻根

【满文】 olo fulehe

【民间满语音名】沃楞。

【别名】白麻根、萱麻根。

【来源】为荨麻科植物苎麻 *Boehmeria nivea*（L.）Gaud. 的干燥根及根茎。

【主要产地】全国大部分地区。

【功能主治】止血安胎，清热利尿。主要治疗咳血、尿血、月经过多、胎动不安、淋病、水肿、痈疮肿毒。

【满族民间应用】

1. 治疗跌打损伤、痈疮肿毒、蛇虫咬伤，将鲜线麻根捣烂，外敷患处。

2. 治疗咳血、吐血、尿血，用线麻根水煎服。

3. 治疗妇女月经过多、崩漏，用线麻根水煎服。

4. 治疗紫癜，用线麻根水煎服。

【现代研究】线麻根对金黄色葡萄球菌有抑制作用。

六十、长白楤木

【别名】东北土当归、牛尾大活。

【来源】为五加科植物长白楤木 *Aralia continentailis* Kitag. 的根及根茎。

【主要产地】东北、华北及陕西、河南、四川、西藏等地。

【功能主治】祛风解表，活血化瘀。主要治疗风寒感冒、胸闷、咳嗽气喘。

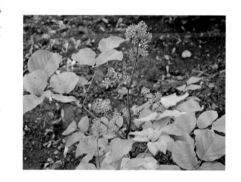

【满族民间应用】

1. 治疗外感风寒，用长白楤木水煎服。

2. 治疗妇女月经不调、痛经、产后瘀血腹痛、癥瘕积聚，用长白楤木水煎服。

【现代研究】长白楤木有镇痛、解热、抗惊厥、抗炎作用。其根含左旋海松酸、左旋栲利烯酸、生物碱、苷类等。

六十一、徐长卿

【别名】石下长卿、钓鱼竿、逍遥竹。

【来源】为萝藦科植物徐长卿 *Cynanchum paniculatum*（Bge.）Kitag. 的根茎或带根全草。

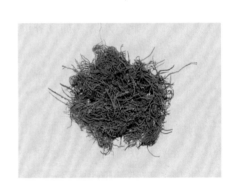

【主要产地】东北、华东、中南、西南及内蒙古、河北、陕西、甘肃等地。

【功能主治】祛风化湿，止痛止痒。主要治疗跌打扭伤、脘腹疼痛、湿疹、皮肤瘙痒、顽癣。

【满族民间应用】

1. 治疗祛风痹痛、腰腿痛、跌打扭伤，用徐长卿水煎服。

2. 治疗蛇虫咬伤，将徐长卿捣烂，外敷患处。

3. 治疗风疹、湿疹、皮肤瘙痒，用徐长卿水煎服。

【现代研究】徐长卿全草含牡丹酚、肉珊瑚苷元、去酰基牛皮消苷元。根含黄酮苷、糖类、氨基酸、牡丹酚等。徐长卿可用于治疗慢性支气管炎，有抑菌及镇痛作用。

【按语】徐长卿可通利小便，防治因晕车晕船所致的呕吐。

六十二、刺儿菜

【满文】ᡥᠠᡨᡠᡴᡡ ᠰᠣᡤᡳ latukū sogi

【别名】千针草、刺儿菜、枪刀菜、刺角菜。

【来源】为菊科植物刺儿菜 *Cirsium setosum*（Willd.）Kitam. 的全草或根。

【主要产地】全国大部分地区。

【功能主治】凉血祛瘀止血。主要治疗肠炎、痢疾带血。

【满族民间应用】

1. 治疗痢疾或大便带血，用刺儿菜水煎服。

2. 治疗痔疮、产后出血，用刺儿菜水煎服。

【现代研究】刺儿菜有止血、抗菌作用，对心血管系统有调节作用。

六十三、山芝麻

【别名】夜来香、月见草。

【来源】为柳叶菜科月见草 *Helicteres angustifolia* L. 的根。

【主要产地】东北地区。

【功能主治】解表清热，消肿解毒。主要治疗肺热咳血、血淋、妇女月经不调、崩漏、白带、水肿。

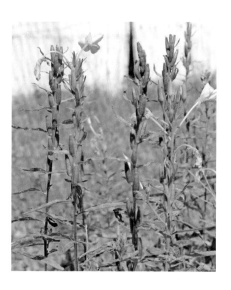

【满族民间应用】

1. 治疗高血压病，用山芝麻水煎服。

2. 治疗痔疮，用山芝麻水煎服。

【现代研究】山芝麻对高脂血症、动脉粥样硬化症、脑梗死、高血压、糖尿病、肾功能不全、胃溃疡等病症均有不同程度的改善或治疗作用。

六十四、刺玫根

【满文】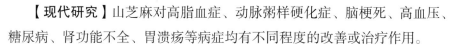 jamu

【民间满语音名】卡库特。

【别名】野玫瑰根、刺莓果根。

【来源】为蔷薇科植物山刺玫 *Rosa davurica* Pall. 的根。

【主要产地】东北、华北地区。

【功能主治】止咳祛痰，止痢止血。主要治疗咳嗽气喘、胸胁胀满、

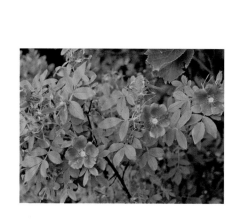

肠炎痢疾、跌打损伤。

【满族民间应用】

1.治疗慢性支气管炎，用刺梅根水煎服。

2.治疗肠炎痢疾，用鲜刺梅根水煎服。

3.治疗妇女月经过多，用鲜刺梅根水煎服。

4.治疗跌打损伤，用鲜刺梅根水煎服。

【现代研究】刺梅根具有止血及广谱抗菌作用。用于治疗经血不止、功能性子宫出血、慢性气管炎、肠炎、细菌性痢疾、胃功能失调、膀胱炎和肾炎等。

【按语】刺玫根是满族萨满早期使用的药物，多用鲜刺梅根治病，有强筋壮骨的作用。满族萨满的"百草歌诀"中有"刺枚根专把筋骨壮，刺枚根专把筋骨强"的记载。

六十五、萱草根

【满语音名】niehe sube

【别名】黄花菜、下奶药、绿葱根、金针菜。

【来源】为百合科植物摺叶萱草 *Hemerocallis plicata* Stapf 的根。

【主要产地】东北地区及云南等地。

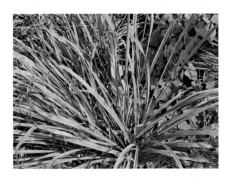

【功能主治】养血平肝，利尿消肿。主要治疗肝肾虚弱引起的头晕、耳鸣、心悸、咽痛等。

【满族民间应用】

1.治疗便血、浮肿，用萱草根水煎服。

2.治疗产妇乳汁不足、乳痛，用萱草根水煎服。

3.治疗肺热咳嗽、咽喉肿痛，用萱草根水煎服。

4.治疗痈疮肿毒，用萱草根捣烂外敷。

【现代研究】研究人员用萱草根正丁醇提取物分离獐牙菜苷、葛根素

3- 甲氧基葛根素、3,5- 二羟基甲苯 -3-O-β-D- 葡萄糖苷、常春藤皂苷
元 -3-O-β-D- 葡萄糖吡喃 -（1-3）-α-L- 阿拉伯糖吡喃基苷 -28-O-
β-D- 葡萄糖吡喃基酯等化合物。

【按语】东北民间将萱草的花蕾称作黄花菜，是满族的保健食品。萱
草根营养丰富，含有多种维生素和微量元素，是东北民间山菜中的珍品。

六十六、狼毒草

【别名】续毒、断肠草。

【来源】为瑞香科植物瑞香狼毒
Stellera chamaejasme L. 的根。

【主要产地】东北、华北、西
北、西南等地。

【功能主治】泻水逐饮，破积杀
虫。主要治疗腹胀水肿、慢性咳嗽
气喘、积聚胀满、虫积。

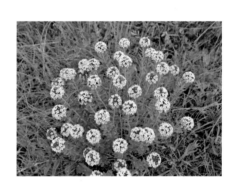

【满族民间应用】

1. 治疗疥癣、瘙痒症、顽固性皮炎，将狼毒草捣烂或水煎浓缩成膏，
外敷患处。

2. 治疗慢性气管炎、咳嗽气喘、腹胀水肿，用狼毒草水煎服。

3. 满族民间用狼毒草煮水喷洒，或将狼毒草掩埋蝇蛆繁殖地，用以杀
灭蝇蛆。

【现代研究】狼毒草可抗肿瘤，对小鼠肝癌、肺癌均有抑制作用。

六十七、爬山虎

【满文】ᡥᡠᠰᡳᠪᠠ ᠣᡵᡥᠣ hūsiba orho

【别名】爬墙虎、常春藤、假葡萄藤。

【来源】为葡萄科爬山虎属植物爬山虎 *Parthenocissus tricuspidata*（Sieb.
et Zucc.）Planch. 的根和茎。

【主要产地】全国大部分地区。

【功能主治】祛风通络，活血解毒。主要治疗风湿痹痛，外用治疗跌打损伤、痈疖肿。

【满族民间应用】

1. 治疗跌打损伤、红肿疼痛，将鲜爬山虎捣烂，外敷患处。

2. 治疗风湿关节疼痛，用爬山虎水煎服。

3. 治疗疖肿，将鲜爬山虎捣烂，外敷患处。

【现代研究】爬山虎中的黏液物质对口腔、消化道有轻度消炎作用。

六十八、牡丹皮

【民间满语音名】穆达衣勒哈。

【别名】丹皮、粉丹皮、条丹皮。

【来源】为毛茛科植物牡丹 *Paeonia suffruticosa* Andr. 的干燥根皮。

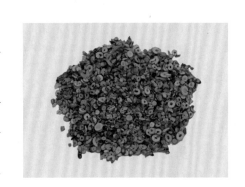

【主要产地】全国各地均有栽培。

【功能主治】清热凉血，活血化瘀。主要治疗阴虚血热引起的各种出血症、阴虚发热、血滞痛经、跌打损伤、痈肿疮毒、骨蒸痨热。

【满族民间应用】

1. 治疗阴虚血热引起的各种出血症，用牡丹皮配伍水牛角、生地黄、栀子、黄芩、茜草，水煎服。

2. 治疗阴虚发热、心烦失眠，用牡丹皮配伍鳖甲、知母、生地黄，水煎服。

3. 治疗痛经，用牡丹皮配伍桃仁、川芎、桂枝，水煎服。

4. 治疗跌打损伤，用牡丹皮配伍红花、乳香、没药，水煎服。

5. 治疗痈肿疮毒初起，用牡丹皮配伍大黄、白芷、甘草、大黄、芒硝，水煎服。

6. 治疗寒湿痹痛，用牡丹皮配伍治风湿药，水煎服。

【现代研究】牡丹皮有抗炎作用；牡丹皮的醇提取物有抑制血小板的作用；牡丹酚有镇静、降温、解热、镇痛、解痉等中枢抑制作用；有抗动脉粥样硬化、利尿、抗溃疡、促使动物子宫内膜充血等作用。

【按语】牡丹皮是清热凉血、活血散瘀的常用药物，牡丹皮炒炭则主要用于凉血止血。《珍珠囊补遗药性赋》中的"妊娠服药禁歌"中有孕妇禁用"牙硝芒硝牡丹桂"的记载。满族民间孕妇用药多慎用牡丹皮。白芍和赤芍也有和牡丹皮相似的清热凉血、活血散瘀的药用功能，可与牡丹皮配伍使用，以取得更好的效果，也可作为牡丹皮的代用品。

六十九、山芹菜

【民间满语音名】禅那木尔。

【别名】假茴芹、明叶菜、蜘蛛香。

【来源】为伞形科植物山芹 *Spuriopimpinnella brachycarpa*（Kom.）Kitagawa 的干燥根。

【主要产地】黑龙江、吉林、内蒙古、河北等地。

【功能主治】祛风散湿，温经止痛。主要治疗虚寒腹痛。

【满族民间应用】治疗食积腹胀、胃肠不适、大便干燥，用山芹菜水煎服。

【现代研究】山芹菜有解热镇痛、抗菌作用。

【按语】山芹菜是东北山区的特产，是满族药食同用的保健食品，是东北民间喜爱的山野菜之一。

七十、薤白

【满文】 maca

【别名】小根蒜、野蒜。

【来源】为百合科植物小根蒜 *Allium macrostemon* Bge. 或薤的地下干燥鳞茎。

【主要产地】全国各地均有分布。

【功能主治】理气宽胸，通阳散结。主要治疗胸痹背痛、胸脘痞闷、咳喘痰多、脘腹疼痛、泻痢后重、白带、疮疖痈肿。

241

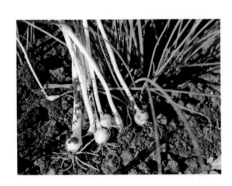 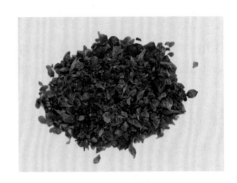

【满族民间应用】

1. 防治肠胃不适或肠炎痢疾、腹泻腹痛，用薤白作为食物直接食用。

2. 治疗感冒发热、头痛恶心、咳喘痰多，用薤白水煎服。

3. 治疗头痛、胸脘痞闷、背痛，直接食用薤白或与瓜蒌配伍，水煎服。

【按语】薤白是满族民间食品，是满族萨满早期使用的药物，东北民间称为"小根蒜"。满族民间用它来治疗头痛、胸闷、咳喘。满族萨满的"百草歌诀"中有"小根蒜能把头脑清"的记载。小根蒜是满族民间喜爱的山野菜之一，每到春季都会有人到野外田间采挖小根蒜。在没有大蒜的时候，还将小根蒜作为大蒜的替代品，用来增加食欲或预防感冒。

七十一、大蒜

【满文】ᠰᡠᠸᠠᠨᡩᠠ suwanda

【民间满语音名】蒜达。

【别名】胡蒜、独蒜。

【来源】为百合科植物大蒜 *Allium sativum* L. 的鳞茎。

【主要产地】全国各地均有栽培。

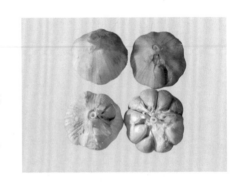

【功能主治】行滞气，暖脾胃，消癥积，解毒杀虫。主要治疗脘腹冷痛、胀满、泄泻、痢疾。

【满族民间应用】

1. 治疗腹痛、泄泻、痢疾，将大蒜直接口服或烤熟后食用。

2. 预防和治疗感冒，用大蒜或大蒜汁口服。

3. 治疗急性咳嗽，用烧熟的大蒜口服。

4. 治疗痈疮肿毒初期没有溃烂时，用大蒜捣汁，外涂患处。

5. 治疗癣疮、手足癣、蚊虫咬伤，用大蒜捣汁，涂抹患处。

【现代研究】大蒜有较强的广谱抗菌作用；有抗炎、增强免疫、抗氧化、延缓衰老、抗肿瘤等作用。

【按语】大蒜是满族家庭常备的保健食品和调味品。大蒜的防病治病范围很广，除了用于预防感冒、治疗肠炎痢疾以外，还可外用。例如，满族民间用大蒜汁加入香油调和后涂抹肛门周围，治疗蛲虫病；将大蒜捣烂后贴敷足心治疗小儿腹泻；用大蒜汁涂抹患处可治疗头癣。

七十二、生姜

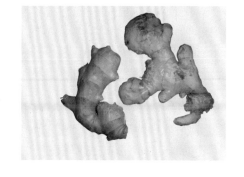

【满文】 furgisu

【别名】百辣云、姜根。

【来源】为姜科植物姜 *Zingiber officinate* Rosc. 的干燥根茎。

【主要产地】全国多数地区均产。

【功能主治】温中散寒，止腹痛。主要治疗风寒感冒、虚寒胃腹疼痛，还可解鱼蟹毒。

【满族民间应用】

1. 治疗风寒感冒、发热畏寒、头痛恶心，用生姜加红糖煮水饮用。

2. 轻度食物中毒或慢性肠炎腹泻，用生姜煮水饮用。

【现代研究】生姜及其有效成分的抗氧化和抗肿瘤作用，应结合药理实验进一步研究构效关系及作用机制，以便更好地开发利用。

【按语】生姜是金代的食品和药物，《金史》卷五十记载："泗州场岁供进……生姜六百斤、栀子九十称，犀象丹砂之类不与焉。"生姜是满族民间生活中必备的调味品和保健食品。日常生活中，当身体偶感风寒或肠胃不适时，用生姜切丝煮水加红糖饮用进行调理，会收到很好的效果。在东北民间有"夏天一日三片姜，赛过人参汤"的说法。用生姜水煎服，可散寒祛风，还可用于解鱼蟹毒，治疗生半夏、生南星中毒引起的喉哑舌肿麻木等症状；用生姜炮制半夏、南星，可以降低药物的毒性。《珍珠囊补遗药性赋》对生姜的主要药用功效概括为："（生姜）其用有四：制半夏有解毒之功；佐大枣有浓肠之益；温经散表邪之风；益气止翻胃之哕。"干姜具有温中理气、止痛的功效，治疗脾胃虚寒、腹痛泻痢，用干姜加红糖或大枣煮水饮用；煨姜主要用于脾胃不和、恶心呕吐病症；炮姜具有温经、止血止痛的功效，治疗妇女月经虚寒腹痛或经血过多，用炮姜口服。生姜皮有利尿消肿的作用，可治疗小便不利、水肿病症。东北民间偏方中有用生姜切断面擦拭患处治疗脱发的方法。

七十三、萝卜

【满文】mursa

【民间满语音名】木耳萨。

【别名】莱菔。

【来源】为十字花科、萝卜属萝卜 Raphanus sativus L. 的鲜根。

【主要产地】全国多数地区均产。

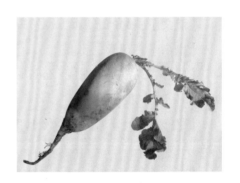

【功能主治】消积滞，化痰清热，下气宽中，解毒。主要治疗食积胀满、痰嗽失音、消渴、痢疾等。

【满族民间应用】

1. 治疗腹胀、消化不良、胀气等，将萝卜切成片或条煮水，服用煮熟的萝卜或饮煮萝卜的水。

2. 治疗咳嗽气喘、痰嗽失音、小便不利，用萝卜子水煎服。

【现代研究】萝卜含有能诱导人体产生干扰素的多种微量元素，可增强机体免疫力，并能抑制癌细胞的生长。

【按语】萝卜是满族喜爱的蔬菜和药品。东北民间有"冬吃萝卜夏吃姜，不劳医生开药方"的养生保健之说。萝卜有消食导滞的作用，用来改善腹胀、嗳气等肠胃不适等症状。冬季人体胃中多有积滞，故冬吃萝卜理气消食有益健康。萝卜子又叫莱菔子，是萝卜的成熟种子，炒莱菔子有消食化积、祛痰顺气的作用，可用于治疗食积腹胀、胃脘胀满、嗳气吞酸、咳嗽多痰、胸满气喘等症。萝卜叶也称萝卜缨子，有消食止渴、清热解毒的功效，用于消食化积，可解酒毒，直接食用。民间有偏方治疗腹泻或面部水肿，用萝卜根须煮水口服。现今，在腹部手术后或产后，多用萝卜煮汤口服，可促进肠蠕动，加快排气。

第三节　茎　类

一、肉苁蓉

【别名】大芸、纵蓉、肉松蓉、地精。

【来源】为列当科植物肉苁蓉 *Cistanche salsa*（C.A.Mey.）G.Beck 或苁蓉 *Cistanche deserticola* Y.C.Ma、迷肉苁蓉 *Cistanche ambigua*（Bge.）G.Beck 等的肉质茎。

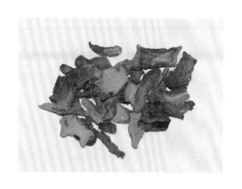

【主要产地】内蒙古、甘肃、新疆、青海等地。

【功能主治】补肾益精，润燥滑肠。主要治疗阳痿、腰酸腿软、遗精早泄。

【满族民间应用】

1.补肾健脾，强身健脑，用新鲜肉苁蓉煮熟食用。

2.治疗阳痿早泄、妇女不孕、带下、血崩、腰膝冷痛，用肉苁蓉水煎服。

3. 治疗血虚便秘，将肉苁蓉煮熟直接食用或配伍其他药物使用。

【现代研究】肉苁蓉有降血压、促进唾液分泌及呼吸麻痹的作用。肉苁蓉中含有微量生物碱及结晶性中性物质。

【按语】肉苁蓉是满族民间用于滋补强身的保健品。目前已属稀有珍贵药材。肉苁蓉是一味补阳益阴的药物，经过炮制的肉苁蓉作用有所不同，甜肉苁蓉可用于补益肝脾，咸肉苁蓉可用于补益肝肾，淡肉苁蓉可补肾气、润肠通便。草苁蓉也有补益肾气、强筋壮骨的作用，其补益功效不如肉苁蓉。肉苁蓉除了可滋补肾阳外，还能滋阴润燥。

二、木通

【别名】东北木通、苦木通。

【来源】为马兜铃科植物木通马兜铃 *Aristolochia manshuriensis* Kom. 的木质茎。

【主要产地】东北地区，以及山西、陕西、甘肃等地。

【功能主治】利尿通淋，清心火，通经下乳。主要治疗小便不利、水肿、烦热、妇女经痛、乳汁不通。

【满族民间应用】

1. 治疗膀胱湿热、小便短赤、尿急、尿痛、浮肿等症，用木通配伍车前子、滑石等，水煎服；治疗热淋涩痛、水肿，用木通配伍猪苓、桑白皮等，水煎服。

2. 治疗口舌生疮、心烦尿赤，用木通配伍生地黄、甘草、竹叶等，水煎服。

3. 治疗产妇乳汁不通、乳少，用木通配伍王不留行、路路通等，水煎服。

4. 治疗湿热痹痛，用木通配伍桑寄生、薏苡仁、牛膝、当归、川芎等，水煎服。

【现代研究】木通有明显的利尿作用，灰分则无利尿作用。木通水浸剂或煎剂对多种致病真菌有不同程度的抑制作用。

【按语】研究资料表明，马兜铃科的关木通含马兜铃酸，能引起人体肾脏损害等不良作用，国家食品药品监督管理局已经取消了关木通的药用标准。目前马兜铃科的关木通已经禁止作为药物使用，可在方剂中改用不含马兜铃酸的木通科植物木通或毛茛科植物川木通，代替马兜铃科的关木通。对于含有木通的方药，津亏体弱及孕妇慎用。

三、黄柏

【满文】 gorgin moo

【民间满语音名】勺浑炭古。

【别名】黄菠萝树皮、关黄柏。

【来源】为芸香科植物黄檗 *Phellodendron chinense* Schneid. 的干燥树皮。

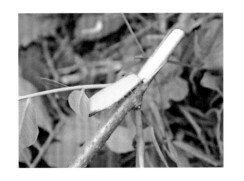

【主要产地】吉林、辽宁、河北等地。

【功能主治】清热燥湿，解毒疗疮。主要治疗小便短赤热痛、泻痢、黄疸、骨蒸劳热、腰膝酸痛、盗汗遗精、疮疡肿毒、湿疹瘙痒。

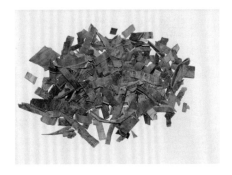

【满族民间应用】

1. 治疗腹泻腹痛、湿热痢疾、小便短赤热痛等病症，取黄柏、苍术各等份，水煎服。

2. 治疗湿热郁蒸黄疸，用黄柏配伍白头翁、黄连、秦皮、栀子等，水煎服。

3. 治疗消渴、腰膝酸痛、盗汗遗精，用黄柏配伍生地黄、麦冬等，水煎服。

4. 治疗疮疡肿毒、湿疹瘙痒，用黄柏配伍大黄共研细末，用醋调和，外搽患处；或配伍煅石膏等分研细末，油调外搽患处；或配伍荆芥、苦参、白鲜皮等，水煎服。

【现代研究】黄柏对痢疾杆菌、伤寒杆菌、结核杆菌、金黄色葡萄球菌、溶血性链球菌等多种致病细菌均有抑制作用；对某些皮肤真菌、钩端螺旋体、乙肝表面抗原也有抑制作用；黄柏提取物有降压、抗溃疡、镇静、肌松、降血糖等作用。

【按语】东北地区的黄柏药源丰富。黄柏见于《金史》卷二十六："开封府……有药市四，権场。产蜜蜡、香茶、心红、朱红、地龙、黄柏。"黄柏是满族萨满早期使用的药物，满族萨满的"百草歌诀"中说："清热除湿用黄柏，配上苍术腿肿消。"黄柏也是满族民间治疗发热、小便黄、尿痛、下肢浮肿等虚热和湿热所致病症的常用药物。

四、冬青

【满文】niowangga moo

【别名】北寄生、冻青。

【来源】为寄生于榆树、桦树梨等 *Viscum coloratum*（Kom.）Nakai 树上的十燥带叶茎枝。

【主要产地】东北、华北地区。

【功能主治】祛风除湿，补益肝肾，养血安胎。主要治疗风湿痹痛、腰膝酸软、胎动不安、胎漏下血、冻疮、感冒咳嗽。

【满族民间应用】

1.治疗肢体轻度冻伤，用鲜冬青煮水泡洗，或取鲜冬青适量捣烂外敷。

2.治疗风湿痹痛、腰膝酸软，用冬青水煎服。

3.治疗胎动不安、胎漏下血，用冬青水煎服。

4.治疗感冒咳嗽，用冬青水煎服。

【现代研究】冬青有降低血压的作用。

【按语】冬青又称冻青或寄生，是满族萨满早期使用的药物，满族萨满的"百草歌诀"中说："冬青一把是个宝，祛风除湿又除寒。"满族民间把寄生在桑树、榆树、杨树、柳树、桦树、梨树、李子树等北方常见树种上的寄生物称为冬青。冬青主要有祛风除湿的作用，可以用来治疗风湿痹痛。满族民间还用冬青煮水泡洗来治疗身体冻伤。冬青除有祛除风湿的作用外，还有补益肝肾、养血安胎的作用。冬青是治疗老年或因肝肾不足引起的腰酸腿软的药物。现今，民间治疗高血压用冬青煮水代茶饮。

五、暴马子

【民间满语音名】依涅厄殿。

【别名】暴马丁香、白丁香。

【来源】为木犀科丁香属植物暴马丁香 *Syringa reticulate*（Bl.）Hara var.*mandshurica*（Maxim.）Hara 的树干及枝条。

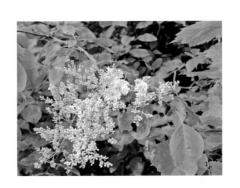

【主要产地】东北地区及内蒙古等地。

【功能主治】宣肺化痰，止咳平喘，利水消肿。主要治疗咳嗽哮喘、小便不利、浮肿。

【满族民间应用】

1.治疗急慢性气管炎、哮喘，用暴马子枝条、花或果实水煎服。

2.治疗肺热咳嗽、小便不利、浮肿，用暴马子枝条、花或果实水煎服。

【现代研究】暴马子有显著的祛痰作用，其作用强度与同剂量的桔梗相当，对于气管纤毛上皮运动则有抑制作用；有非常明显的平喘作用，对肺炎双球菌和流感杆菌有中度抑制作用；有退热作用。

【按语】暴马子是满族萨满早期使用的药物，也是长白山地区的特有药材。暴马子的花、果、枝条均可入药。东北民间用暴马子治疗咳嗽。满族萨满的"百草歌诀"中有"暴马子清肺亦止咳，叶用一把花一捏"的记载。

六、苏木

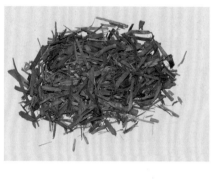

【满文】ᠵᡠᠺᡩᡝᠨ jukden

【别名】赤木、红苏木、苏枋、棕木。

【来源】为苏木科植物苏木 *Caesalpinia sappan* L. 的干燥心材。

【主要产地】云南、福建、台湾、广东、海南、广西、四川、贵州、云南等地。

【功能主治】活血祛瘀，消肿定痛。主要治疗妇女血瘀痛经或跌打损伤。

【满族民间应用】

1. 治疗跌打损伤、红肿疼痛病症，用苏木水煎服。

2. 治疗妇女痛经、产后瘀滞腹痛、血晕，用苏木水煎服。

【现代研究】苏木对循环系统有影响，有抗癌作用。

【按语】苏木是金代使用的药物，《金史》卷五十记载："泗州场岁供进……苏木千斤、温柑七千个、橘子八千个、砂糖三百斤、生姜六百斤、栀子九十称，犀象丹砂之类不与焉。"苏木为活血祛瘀、通经活络的药物，故月经过多者或孕妇忌用。

七、麻黄

【满文】ᡥᡡᡨᠣᠪᠠ hūtoba

【别名】龙沙、狗骨、卑相、卑盐。

【来源】为麻黄科植物草麻黄 *Ephedra sinica* Stapf、中麻黄 *Ephedra intermedia* Schrenk et C.A.Mey. 或木贼麻黄 *Ephedra equisetina* Bge. 的干燥草质茎。

【主要产地】华北地区及吉林、辽宁、陕西、新疆、河南等地。

【功能主治】发汗散寒，宣肺平喘，利水消肿。主要治疗风寒感冒、咳嗽气喘。

【满族民间应用】

1. 治疗风寒感冒、胸闷喘咳、风水浮肿，用麻黄水煎服。

2. 治疗慢性气喘咳嗽，用蜜制麻黄水煎服。

【现代研究】麻黄中含麻黄碱，对中枢神经系统、心血管系统、平滑肌有作用。麻黄碱对骨骼肌有抗疲劳作用。麻黄挥发油对流感病毒有抑制作用，还有发汗、降体温作用。

【按语】麻黄是金代使用的药物，《金史》卷二十六记载："京兆府……产白芷、麻黄、白蒺藜、茴香、细辛。"麻黄是用于发汗解表、止咳平喘的首选药。生麻黄发散解表的作用明显，蜜炙麻黄可减弱麻黄的发散作用而增强润肺作用。治疗肺虚咳喘，多将蜜炙麻黄与蜜炙甘草合用。

八、水曲柳

【别名】曲柳皮。

【来源】为木犀科植物水曲柳 *Fraxinus mandshurica* Rupr. 的树皮。

【主要产地】黑龙江、吉林山区。

【功能主治】清热燥湿，清肝明目。主要治疗湿热痢疾，外用治疗皮肤瘙痒、湿疹或皮癣。

【满族民间应用】

1. 治疗慢性气管炎，用水曲柳水煎服。

2. 治疗湿热泻痢，用水曲柳水煎服。

3. 治疗肝热目赤、目生翳膜，用水曲柳水煎服。

4. 治疗各类癣症，用水曲柳煮水泡洗或搽洗患处。

【现代研究】水曲柳有止咳平喘的作用。

九、茄秧

【别名】昆仑瓜、草鳖甲、矮瓜、吊菜子。

【来源】为茄科植物茄 *Solanum melongena* L. 的茎和根。

【主要产地】全国大部分地区。

【功能主治】解毒止血，止泻痢。主要用于治疗冻伤。

【满族民间应用】

1. 治疗痈肿未溃烂时，可将鲜茄秧捣烂，外敷患处。

2. 治疗脚气，用茄秧全草煮水泡洗。

3. 治疗久痢便血或尿血，用鲜茄秧水煎服。

4. 治疗痈疮疖肿，将茄秧焙干，研成细末，用醋调和，外敷患处。

5. 治疗手脚冻伤，用茄秧煮水泡洗。

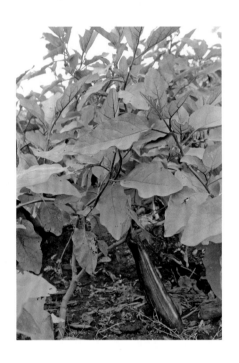

【现代研究】茄秧可以外敷于乳癌溃烂创面，还可治疗慢性气管炎。果、叶口服或注射其提取物，能降低兔的血胆甾醇水平，并有利尿作用；根的提取物有某些抗菌作用。

【按语】茄子是满族喜爱食用的蔬菜之一，北方农村家家都种茄子。满族早期有秋天储存茄秧的习惯，用茄秧治疗冬季冻伤。

第四节　果实类

一、覆盆子

【满语音名】una

【别名】托盘。

【来源】为蔷薇科植物华东覆盆子 *Rubus chingii* Hu 的未成熟果实。

【主要产地】东北地区及浙江等地。

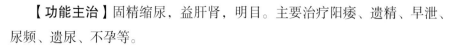

【功能主治】固精缩尿，益肝肾，明目。主要治疗阳痿、遗精、早泄、尿频、遗尿、不孕等。

【满族民间应用】治疗肝肾不足引起的阳痿、遗精、早泄、遗尿、不孕、老年尿频、尿急、尿不尽等，直接口服新鲜覆盆子，或配伍菟丝子、桑螵蛸、益智仁、补骨脂等药水煎，长期服用。

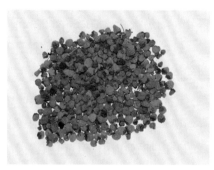

【现代研究】覆盆子对葡萄球菌、霍乱弧菌有抑制作用，同时有雌激素样作用。

【按语】覆盆子是满族民间非常喜爱的野果，具有保健作用，是满族萨满早期使用的药物。满族萨满的"百草歌诀"中有"年轻覆盆用半碗，老来子孙爬满炕"的记载。满族认为覆盆子具有很好的补肾作用，可以填精补髓，年轻人服用可增强生殖能力，或用于治疗遗尿症。

二、枸杞子

【满文】 maishan

【别名】枸杞豆、枸杞果。

【来源】为茄科植物宁夏枸杞 *Lycium barbarum* L. 的成熟果实。

【主要产地】宁夏、甘肃、新疆等地。

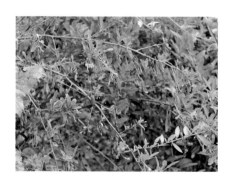

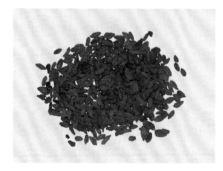

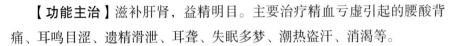

【功能主治】滋补肝肾，益精明目。主要治疗精血亏虚引起的腰酸背痛、耳鸣目涩、遗精滑泄、耳聋、失眠多梦、潮热盗汗、消渴等。

【满族民间应用】

1. 治疗精血亏虚引起的腰膝酸软、头晕耳鸣、耳聋、遗精滑泄、失眠多梦、潮热盗汗、消渴等肾虚病证，用枸杞子水煎服。

2. 治疗目涩、目昏，将枸杞子加山茱萸、五味子、菊花、人参等滋补药泡酒饮用。

【现代研究】枸杞子对免疫有促进作用，同时具有免疫调节作用；可提高血睾酮水平，有强壮作用；对造血功能有促进作用；对正常人也有显著的升白细胞作用；有抗衰老、抗肿瘤、降血脂、降血糖、保肝作用。

【按语】满族民间常将枸杞子作为补肾养血的保健品，将其当作干果或加工食品食用。枸杞子见于《金史》卷二十四："大同府……产白驼、安息香、松明、松脂、黄连、百药煎、芥子煎、盐、捞盐、石绿、绿矾、铁、甘草、枸杞、碾玉砂、地葍。"

三、山楂

【满文】 ᡠᠮᡦᡠ umpu

【别名】山里红、酸楂。

【来源】为蔷薇科植物山里红 *Crataegus pinnatifida* Bge. var. *major* N.E.Br. 的成熟果实。

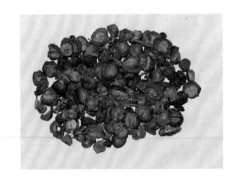

【主要产地】东北、河北等地。

【功能主治】消食化积，行气散瘀。主要治疗饮食积滞、脘腹胀满、嗳气吞酸、腹痛便溏、泻痢腹痛、疝气痛、产后瘀阻腹痛、恶露不尽、痛经、经闭。

【满族民间应用】

1. 治疗饮食过量引起的胃腹胀满、嗳气，直接食用新鲜山楂，或用山楂加糖熬煮食用，或配伍莱菔子、神曲、木香、青皮等药调理。

2.治疗泻痢腹痛，口服焦山楂或山楂炭冲服。

3.治疗疝气痛，用山楂、木香、橘核、荔枝核等水煎服。

4.治疗产后瘀阻腹痛、恶露不尽、痛经、经闭，用山楂配伍川芎、桃仁、红花等，水煎服。

【现代研究】山楂含脂肪酸，能促进脂肪消化，对胃肠功能有一定的调整作用。山楂还能增强免疫，抗血小板聚集，利尿，镇静，收缩子宫，抑菌。现代山楂制剂可预防和改善冠心病、高血压病、高脂血症、细菌性痢疾、慢性肝炎、月经不调、顽固性呃逆、冻疮等病症。

【按语】山楂是满族萨满早期使用的药物，也是满族日常生活中比较喜爱的食用果品之一。满族萨满的"百草歌诀"中说："山里红皮治腰伤。"满族民间多将山楂作为消食健脾开胃的保健食品使用。食用方法主要是：采摘后直接食用或晾干保存起来，待食用时用温水清洗即可，或加水和白糖、蜂蜜煮熟后食用，或将山楂加工成果酱或果脯，或制成山楂馅作点心食用。炮制后的焦山楂、蜜炙山楂增加了消食化积、养胃健脾的作用，山楂炭则增强了山楂止血的作用。东北满族集聚地盛产山楂，产于吉林省四平地区叶赫镇的"叶赫山楂"最为有名。

四、北五味子

【满文】 ᠮᡳᠰᡠ ᠬᡡᠰᡳᡥᠠ misu hūsiha

【民间满语音名】孙扎木炭。

【别名】山花椒。

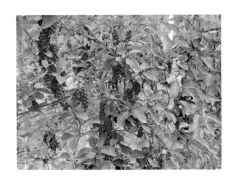

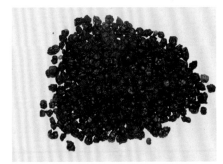

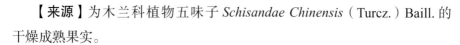

【来源】为木兰科植物五味子 *Schisandae Chinensis*（Turcz.）Baill. 的干燥成熟果实。

【主要产地】主产于东北地区。

【功能主治】收敛固涩，益气生津，补肾宁心。主要治疗咳嗽虚喘、梦遗滑精、尿频遗尿、久泻不止、自汗盗汗、津伤口渴、腰膝酸软、头晕耳鸣、心悸失眠、多梦。

【满族民间应用】

1. 治疗慢性气管炎，用北五味子加水煮鸡蛋，每次服用鸡蛋1～2个；治疗哮喘、咳嗽，用北五味子、白矾等分研细末，开水冲服，或用煮熟的猪肺蘸药服用，每日2次。

2. 治疗自汗、盗汗，用北五味子配伍麻黄根、牡蛎等，水煎服。

3. 治疗心悸、失眠、多梦，用北五味子配伍酸枣仁、远志等，水煎服。

4. 治疗遗精早泄、腰膝酸软、头晕耳鸣等症，用北五味子配伍菟丝子、山萸肉、杜仲、人参等，水煎服。

5. 治疗阴虚内热口渴、消渴等，用北五味子配伍生地黄、沙参、知母，水煎服。

【现代研究】北五味子对神经系统各级中枢均有兴奋作用，对大脑皮层的兴奋和抑制过程均有影响，使之趋于平衡；有镇咳和祛痰作用；能降低血压；对肝细胞有保护作用。另外，有用北五味子治疗神经官能症、克山病等的报道。

【按语】北五味子是长白山地区的特产，资源丰富，是满族最常用的药物之一，其用途也很广泛。《金史》卷二十四记载："大兴府……药产滑石、半夏、苍术、代赭石、白龙骨、薄荷、五味子、白牵牛。""大定府……产纮鼠、螺杯、茱萸梳、玳瑁鞍、酥乳饼、五味子。"五味子是金元四大家李东垣所著的《内外伤辨惑论》中用于治疗"暑热伤气，汗出津亏"的经典方剂"生脉散"中的药物之一。清代宫廷御医用于治疗危重急症的方剂"生脉散"，方中五味子，取其收涩作用，以收敛固守人体元气。五味子也是满族萨满早期使用的药物，满族萨满的"百草歌诀"中有"安眠健脑用五味，咳嗽腹泻全部好"的记载。五味子主要用于治疗咳喘病，或用于滋补。常用五味子泡酒饮用，可养心安神，补益肝脾。用五味子叶炒鸡蛋是常见的养生保健方法。满族民间有将五味子叶用热水焯或煮，凉拌或蘸酱食用。五味子茎叶有滋阴润肺的作用，可用于治疗肺虚咳喘、咽喉肿痛。

五、马兜铃

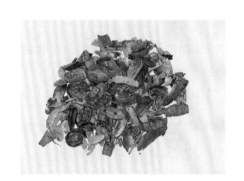

【别名】兜铃、马兜苓、葫芦罐、蛇参果。

【来源】为马兜铃科植物北马兜铃 *Aristolochia contorta* Bge. 或马兜铃 *Aristolochia debilis* Sieb. et Zucc. 的干燥成熟果实。

【主要产地】黑龙江、吉林、河北等地，其他地区也有分布。

【功能主治】清肺化痰，止咳平喘，清肠消痔。主要治疗肺热咳嗽、多痰、肺虚久咳、痔疮肿痛、痔血等。

【满族民间应用】

1.治疗肺热咳喘、多痰、咽喉肿痛，用马兜铃配伍桑白皮、黄芩、枇杷叶等，水煎服。

2.治疗痔疮出血，用马兜铃配伍生地黄、白术，地榆、槐角等，水煎服。

【现代研究】马兜铃有止咳平喘、祛痰、抗炎作用，止咳作用明显，煎剂有微弱祛痰作用；舒张支气管，缓解支气管痉挛；对多种致病真菌有抑制作用。

【按语】马兜铃是满族萨满早期使用的药物，满族萨满的"百草歌诀"中说："咽喉肿痛马兜铃，一钱煎水见奇效。"认为用马兜铃治疗咽喉疼痛的药效可靠。蜜炙马兜铃能增加润肺的功效。马兜铃植物的根为青木香，有顺气止痛、解毒、消食的作用，可用于治疗胃腹胀满病症。马兜铃植物的茎叶为青木香藤（或天仙藤），有活血通络、化湿消肿的作用，可用于治疗风湿痹痛。药物毒性研究资料表明，马兜铃植物中含有毒成分马兜铃酸，过量服用或使用不当，可出现恶心、呕吐、腹痛、腹泻、便血、尿血，严重者会出现呼吸困难、血压下降等中毒症状，可导致肾脏疾病和膀胱肿瘤，因此使用马兜铃时要慎重。

六、桂圆

【满文】 ᡶᠣᠶᠣᠷᡳ muyari

【别名】龙眼、圆眼、亚荔枝、比目等。

【来源】为无患子科植物龙眼 *Dimocarpus longan* Lour. 的假种皮。药用部分为去果皮的果肉。

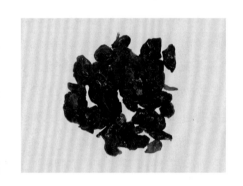

【主要产地】广西、广东、福建和台湾等地。

【功能主治】补益心脾，补气养血。主要作为保健食品食用。

【满族民间应用】主要用于治疗体虚乏力、失眠健忘、头晕目眩、心悸气短等身体虚弱症状。直接服用或配伍其他药物使用。

【现代研究】龙眼水浸剂在试管内对奥杜益小芽孢癣菌有抑制作用。

【按语】桂圆是金代使用的药物，是重要的水果和贸易商品。《金史》卷五十记载："泗州场岁供进……圆眼五百斤、橘子六千斤、橄榄五百斤、芭蕉干三百个、苏木千斤、温柑七千个、橘子八千个、砂糖三百斤、生姜六百斤、栀子九十称，犀象丹砂之类不与焉。"桂圆不仅是美味的水果，而且可用于治疗气血不足病证，为补气养血的滋补佳品。

七、山茱萸

【别名】山萸肉、蜀枣、枣皮、鼠矢。

【来源】为山茱萸科植物山茱萸 *Cornus officinalis* Sieb. et Zucc. 的果实。

【主要产地】西北地区及山东、河南、湖南、安徽、江西等地，其他地区也有栽培。

【功能主治】滋补肝肾，生津止渴，收敛固脱。主要治疗腰酸腿软、头晕目眩、耳鸣、遗精早泄、小便清长、潮热虚汗、妇女崩漏。

【满族民间应用】

1. 早期女真人将山茱萸制成茱萸酒，作为保健食品饮用。

2. 满族民间多将山茱萸和人参等保健药物泡酒饮用。

【现代研究】山茱萸有抗菌、降血糖、抗休克、抑制炎症反应作用，对机体免疫系统有作用。

【按语】山茱萸是金代使用的药物。辽代民间就用山茱萸制成茱萸酒饮用，茱萸酒也是辽、金和清代满族宫廷中的饮品。《辽史》卷五十三记载："九月重九日，天子率群臣部族射虎，少者为负，罚重九宴。射毕，择高地卓帐，赐蕃、汉臣僚饮菊花酒。兔肝为臡，鹿舌为酱，又研茱萸酒，洒门户以禳禬。"山茱萸是一味补益肝肾的常用药物，药性温和，无论是阴虚还是阳虚，都可使用。现今满族民间仍然有用山茱萸泡酒作为补肾养精、强身健体的保健酒饮用的做法。现代研究表明，山茱萸的药物有效成分对酒的可溶性最好，由此可见满族对药物使用的巧妙之处。

八、栀子

【满文】 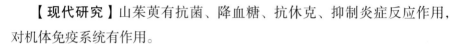 comari

【别名】枝子、山栀子、木丹、黄栀子等。

【来源】为茜草科植物栀子 *Gardenia jasminoides* Ellis 的干燥果实。

【主要产地】江西、湖北、湖南、浙江、福建、四川等地。

【功能主治】泻火除烦，清热利

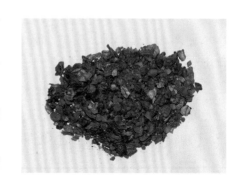

湿，凉血解毒。主要治疗热病心烦、肝火目赤、头痛、湿热黄疸、淋证尿血、痢疾、疮疡肿毒、跌打伤筋、肿痛。

【满族民间应用】

1. 治疗跌打损伤、肿胀疼痛，用栀子水煎服。

2. 治疗咽喉肿痛、口舌生疮、疮疡肿毒、慢性肝炎，用栀子水煎服。

【现代研究】栀子有利胆退黄、促进胰腺分泌、解热镇静、降压、凝血、抑制胃酸等作用。

【按语】栀子是金代使用的药物，《金史》卷五十记载："泗州场岁供进……栀子九十称，犀象丹砂之类不与焉。"栀子能清三焦之火，是清热泻火的主要药物，炒过的焦山栀增强了凉血止血的功效。满族民间用栀子治疗跌打损伤，称作"吊筋药"。清代宫廷治疗跌打损伤所用的"山栀外敷药方"，就是以栀子为主要药物。制作方法：先将栀子磨粉，再加入面粉，用白酒调和，然后做成药贴，用时贴于患处。

九、皂角

【满文】 ᡳᠪᠠᡤᠠᠨ ᡳ ᡥᠠᠯᠮᠠᡵᡳ ibagan i halmari

【别名】水皂角、田皂角、关门草、水通草。

【来源】为豆科多年生草本植物皂角树 *Gleditsia sinensis* Lam. 的果实。

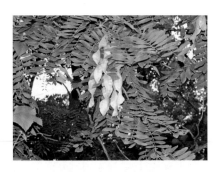

【主要产地】东北、华北、华东、华南及四川、贵州等地。

【功能主治】清热利湿。主要治疗小便不利（赤涩）、尿急、尿痛、热病烦渴、乳汁不下。

【满族民间应用】用皂角煮水洗头，可养发、黑发。

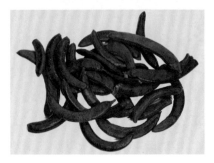

【现代研究】皂角有防脱发和黑发的作用，还有抗菌、祛痰作用。

【按语】皂角是金代使用的药物，《金史》卷二十五记载："真定府……产瓷器、铜、铁。有丹粉场、乌梨。药则有茴香、零陵香、御米壳、天南星、皂角、木瓜、莴蒢、井泉石。"《珍珠囊补遗药性赋》中说："皂角，味辛咸温，有小毒。亦有数种，或长至一二尺，惟如猪牙者良，消痰除嗽，散肿痛，去头风。"

十、白蒺藜

【满文】𖤍𖤍𖤍 ninggiya bula

【别名】蒺藜子、杜蒺藜、硬蒺藜、三角蒺藜。

【来源】为蒺藜科一年生或多年生草本植物蒺藜 *Tribulus terrestris* L. 的成熟果实。

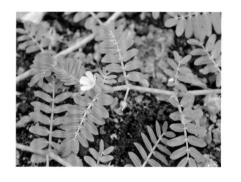

【主要产地】全国大部分地区均产。

【功能主治】疏肝明目，祛风除湿。主要治疗眩晕目赤、风湿痹痛、风疹瘙痒。

【满族民间应用】

1. 治疗风湿关节、腰腿疼痛，用白蒺藜水煎服。

2. 治疮疡肿毒，用鲜白蒺藜捣烂外敷。

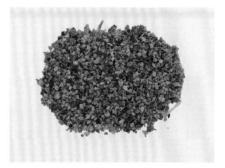

【现代研究】白蒺藜有抗衰老、抗肿瘤作用，可抑菌、利尿，对心血管系统有作用。白蒺藜提取物有提升血睾酮、增强体力的作用。

【按语】白蒺藜是金代使用的药物，《金史》卷二十六记载："京兆府……产白芷、麻黄、白蒺藜、茴香、细辛。"白蒺藜与沙苑蒺藜的药用功能有相似的部分，但不是同一种药物。沙苑蒺藜是豆科植物黄芪的种子，有养肝明目和补肾固精的作用，可治疗肾虚阳痿、遗精早泄、腰痛、耳鸣。

十一、芜荑

【别名】无夷、芜荑仁、大果榆、山榆子。

【来源】为榆科植物大果榆 *Ulmus macrocarpa* Hance 果实的加工品。

【主要产地】东北地区及山西、河北等地。

【功能主治】杀虫消积。主要用于杀虫。

【满族民间应用】

1. 驱蛔虫，用芜荑水煎服。

2. 治疗皮肤癣症，用芜荑煮水搽洗患处。

【现代研究】芜荑有驱虫、抗真菌的作用。果实含鞣质及糖类等成分，树皮含黏液质等。

【按语】芜荑是辽金时期的药物，《辽史》卷一百一十五记载："西夏……土产大麦、荜豆、青稞、糜子、古子蔓、咸地蓬实、苁蓉苗、小芜荑、席鸡草子、地黄叶、登厢草、沙葱、野韭、拒灰葆、白蒿、咸地松实。"满族民间多用芜荑治疗皮肤病。

十二、蛇床子

【别名】蛇米、野茴香、土茴香。

【来源】为伞形科植物蛇床 *Cnidium monnieri*（L.）Cuss. 的成熟果实。

【主要产地】河北、山东、浙江等地，其他地区也有分布。

【功能主治】温肾助阳，祛风燥湿，杀虫。主要治疗风湿痹痛、阳痿、阴部湿痒、妇女寒湿带下阴痒、宫寒不孕、疥癣湿疮瘙痒。

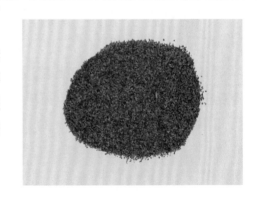

【满族民间应用】

1.治疗寒湿带下、湿痹腰痛，用蛇床子配伍山药、杜仲、牛膝等，水煎服。

2.治疗肾虚阳痿、阴囊湿痒、妇女子宫虚寒不孕，用蛇床子配伍当归、枸杞子、淫羊藿、肉苁蓉等，水煎服。

3.治疗阴部湿痒、湿疹、疥癣，用蛇床子配伍苦参、黄柏、白矾等，煮水熏洗。

4.治疗疥癣瘙痒，将蛇床子研粉，用猪油调和成膏，涂于患处。

【现代研究】蛇床子提取物有雄激素样作用；有抗心律失常、降低血压、祛痰平喘、抗骨质疏松、杀精子等作用。可治疗宫颈糜烂、阴道炎、女阴白色病变、慢性盆腔炎、不孕症、周围神经炎等。

【按语】蛇床子是满族萨满早期使用的药物，满族民间常用蛇床子煮水清洁外阴，除湿止痒。满族萨满的"百草歌诀"中有"要同房来用蛇床，还把阴痒一扫光"的记载。

十三、茴香

【满文】 _suseri_

【别名】小茴香、野茴香。

【来源】为伞形科植物茴香 _Foeniculum vulgare_ Mill. 的干燥成熟果实。

【主要产地】全国各地均有栽培。

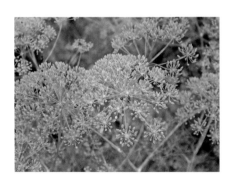
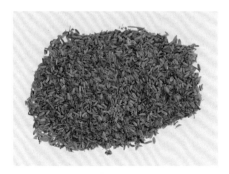

【功能主治】散寒止痛，理气和胃。主要治疗虚寒腹痛。

【满族民间应用】治疗妇女经血虚寒、经期腹痛、腰痛、经血不畅、胃寒腹痛、恶心呕吐，将茴香炒熟，煮水口服。

【现代研究】茴香中的挥发油具有抗菌作用。

【按语】茴香是金代使用的药物，《金史》卷二十六记载："京兆府……产白芷、麻黄、白蒺藜、茴香、细辛。"茴香是满族民间治疗胃寒、少腹冷痛的常用药物。盐炒茴香可增强暖肾散寒止痛的功效。茴香也作为调味品使用，有芳香开胃的作用。

十四、地肤子

【别名】扫帚草、绿帚、蓬头草、地麦。

【来源】为藜科植物地肤 *Kochia scoparia*(L.)Schrad. 的干燥成熟果实。

【主要产地】全国大部分地区。

【功能主治】清热利湿，祛风止痒。主要治疗皮肤风湿疹。

【满族民间应用】治疗风疹、湿疹、皮肤瘙痒，用新鲜地肤子全草煮水，搽洗患处。

【现代研究】地肤子对许兰黄癣菌、数种小芽孢癣菌和星形奴卡菌等皮肤真菌都有不同程度的抑制作用，具有强壮、利尿、明目、溶解尿酸等作用。

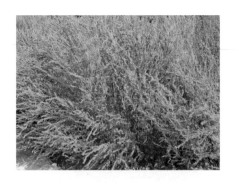
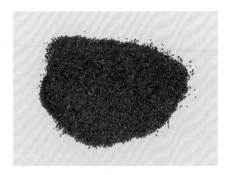

十五、大力子

【民间满语音名】阿巴胡查打。

【别名】牛蒡子、鼠粘子。

【来源】为菊科植物牛蒡 *Arctium lappa* L. 的干燥成熟果实。

【主要产地】东北及浙江等地。

【功能主治】疏散风热，宣肺祛痰，利咽透疹，解毒消肿。主要治疗风热咳嗽、咽喉肿痛、斑疹不透、风疹瘙痒、痄腮喉痹、疮疡肿毒。

【满族民间应用】

1. 治疗感冒咽喉肿痛、咳嗽痰多、口干、目赤，用鲜大力子水煎服，或用大力子配伍薄荷、桔梗、山豆根等水煎服。

2. 治疗胃脘疼痛，用大力子鲜茎叶水煎服。

3. 治疗麻疹初期疹出不畅、风疹瘙痒，用大力子煮水熏洗患处或配伍其他药物水煎服。

4. 治疗痈肿疮毒、丹毒、痄腮喉痹，用大力子配伍蒲公英、黄连、黄芩、苦参等，水煎服。

【现代研究】大力子煎剂对肺炎双球菌有显著的抑制作用。大力子苷有抗肾病变作用。大力子有解热、利尿、降低血糖、抗肿瘤作用，可治疗肾性蛋白尿、急性肾小球肾炎、糖尿病、慢性支气管炎急性发作、百日咳、三叉神经痛、周围性面神经麻痹、银屑病等。

十六、苍耳

【满文】 senggete

【别名】苍子、胡苍子、老苍子、牛虱子。

【来源】为菊科植物苍耳 *Xanthium sibiricum* Patr. 的干燥成熟带总苞的果实。

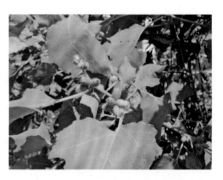

【主要产地】产于全国各地。

【功能主治】祛风寒，除湿，通鼻窍，止痛。主要治疗风寒感冒、恶寒发热、头身疼痛、鼻塞流涕、伤风鼻塞、风湿痹证、风疹瘙痒、关节疼痛、四肢拘挛。

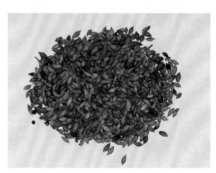

【满族民间应用】

1. 治疗风寒感冒、恶寒发热、头身疼痛、鼻塞流涕，用苍耳配伍防风、白芷、羌活等发散风寒药，水煎服。

2. 治疗伤风鼻塞、慢性鼻炎、过敏性鼻炎等，用苍耳配伍辛夷、白芷、黄芩、薄荷等散风通窍药，水煎服。

3. 治疗风湿痹证、关节疼痛、四肢拘挛，用苍耳配伍羌活、威灵仙、木瓜等，水煎服。

4. 治疗风疹瘙痒，用苍耳配伍地肤子、白鲜皮、白蒺藜，或苍耳全草煮水，外洗患处。

5. 治疗疥癣麻风，将苍耳研细末，加入大风子油制成丸，口服。

【现代研究】苍耳有显著的降血糖作用。苍耳煎剂有镇咳作用，对心脏有抑制作用，对金黄色葡萄球菌、乙型链球菌、肺炎双球菌有一定的抑制作用，并有抗真菌作用。

十七、火麻仁

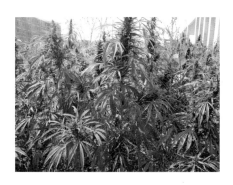

【别名】大麻仁、线麻子。

【来源】为桑科植物大麻的 *Cannabis sativa* L. 的干燥成熟果实。

【主要产地】东北地区及四川、甘肃、云南、江苏、浙江等地。

【功能主治】润肠通便，通淋活血。主要治疗肠燥便秘、消渴、热淋、痢疾、月经不调、疥疮肿毒。

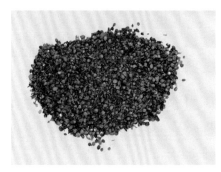

【满族民间应用】

1.治疗大便干燥，将火麻仁捣烂，温水冲服或煮粥食用。

2.治疗肿毒，将火麻仁捣烂，用水调和，外敷患处。

3.在东北农村，满族民间用火麻仁覆盖来杀灭蛆蝇。

【现代研究】火麻仁有润肠通便的作用，能降低血压，阻止血脂上升。

【按语】火麻仁是满族萨满早期使用的药物。满族民间用火麻仁治疗便秘，但慢性腹泻者和孕妇慎用火麻仁。满族萨满的"百草歌诀"中有"便秘先用火麻仁，一两捣碎两次服"的记载。火麻仁不可大量服用，避免发生中毒。

十八、山丁子

【别名】山荆子、山定子、糖李子。

【来源】为蔷薇科落叶乔木山丁子 *Malus baccata*（Linn.）Borkh. 的果实。

【主要产地】东北、华北、西北地区。

【功能主治】润肺生津利痰，健脾解酒。主要治疗肺虚咳嗽、发热口渴、食欲不振、醉酒。

【满族民间应用】

1. 治疗慢性咳嗽，用鲜山丁子口服，或用山丁子加水煮鸡蛋食用。

2. 治疗腰腿扭伤、疼痛，用山丁子根泡酒饮用。

【按语】山丁子是满族萨满早期使用的药物，满族萨满的"百草歌诀"中说："山丁果专把血来收，山丁根专治腰扭伤，七个鸡蛋效果明。"满族民间多用山丁子根水煎服治疗跌打损伤、扭腰岔气。现今，满族民间把山丁子作山野果食用。

十九、野罂粟

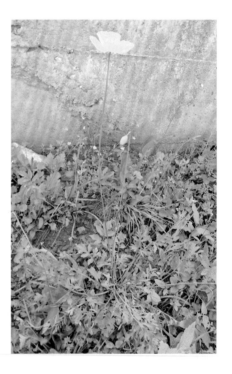

【满文】ᠣᡳᠯᠠ belgeri ilha

【别名】大烟花、米壳。

【来源】为罂粟科植物罂粟 *Papaver somniferum* L. 成熟蒴果的外壳。

【主要产地】长白山地区。

【功能主治】涩肠止泻，敛肺止咳，固肾止痛。主要治疗肺虚久咳、喘息、胃痛、腹痛、泄泻、痢疾、脱肛、遗精、白带、筋骨疼痛等症。

【满族民间应用】

1. 治疗急慢性咳嗽气喘，用野罂粟全草或成熟的果实水煎服。

2. 治疗泻痢、急性腹痛等，用野罂粟全草或成熟的果实水煎服。

3. 治疗遗精、早泄，用野罂粟全草或成熟的果实水煎服。

4. 治疗胃痛、腹痛、筋骨疼痛等多种疼痛，用野罂粟全草或成熟的果实水煎服。

【现代研究】野罂粟所含的吗啡、可待因等有显著的镇痛、镇咳作用，能使胃肠道及其括约肌的张力提高，消化液分泌减少，便意迟钝而起止泻作用。此外，还可治疗烫伤、中小面积烧伤、脑血栓形成、肺栓塞、肢端动脉痉挛及动脉栓塞性疼痛等。

【按语】野罂粟见于《金史》卷二十五："真定府……药则有茴香、零陵香、御米壳（野罂粟）、天南星、皂角、木瓜、芎䓖、井泉石。"野罂粟是满族萨满早期使用的药物，满族萨满的"百草歌诀"中有"大烟壳（野罂粟）专门治拉肚"的记载。罂粟壳有明显的止痛效果，用于止胃腹疼痛、筋骨关节疼痛。罂粟壳有止泻、止咳的作用。蜜炙野罂粟主要用于治疗久咳不愈。罂粟壳多服或久服可成瘾。目前罂粟已经被禁止私自种植、加工、销售和滥用。

二十、樱额

【满文】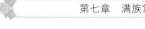 yengge

【民间满语音名】玛嘎。

【别名】樱额梨、稠梨。

【来源】为蔷薇科植物多毛稠李 *Prunus padus* L. var. *pubescens* Reg. 的果实。

【主要产地】东北、河北、山西、山东、陕西、甘肃等地。

【功能主治】补脾止泻。主要治疗肠炎痢疾。

【满族民间应用】治疗肠炎腹泻、痢疾，用樱额煮水口服。

【现代研究】樱额的叶或芽中含黄色挥发油（夏季含量最高），有抗生素作用。其挥发油能降低触酶、过氧化氢酶、酪氨酸酶的活力，对黄嘌呤脱氢酶、酯酶等无影响。

【按语】樱额是长白山特产，秋季采摘，形状如山葡萄，色黑味甜，是满族喜爱的养生保健野果。

二十一、胡桃秋

【满文】 hūwalame usiha

【别名】核桃秋、山核桃。

【来源】为胡桃秋科植物胡桃秋 *Carya cathayensis* Sarg. 的果实。

【主要产地】东北地区。

【功能主治】清热解毒，止痢疾，止咳平喘。主要治疗久咳气喘、肠炎痢疾、胃腹疼痛。

【满族民间应用】

1.治疗皮肤癣症，取胡桃秋未成熟的青果皮，捣烂取汁，涂搽患处。

2.治疗老年体虚引起的便秘，将成熟的胡桃秋果仁炒熟，口服。

3.治疗肺热咳嗽、气喘、肠炎痢疾、胃腹疼痛，取胡桃秋的青果皮水煎服。

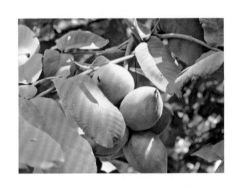

4.治疗肾虚阳痿、遗精早泄，取胡桃秋的成熟果仁炒熟食用。

【现代研究】胡桃秋皮有一定的抗癌作用。

【按语】胡桃秋是满族喜爱的保健食品，有很好的补肾强腰、补益肺气、平喘、润燥滑肠的作用，可促进排便，多用于老年人便秘。胡桃夹为胡桃秋果壳的隔，水煎服之可治遗精早泄。便溏腹泻者应慎用胡桃秋。胡桃秋尚未成熟的青果皮有毒，应严格掌握用量和适应证。

二十二、山葡萄

【满文】ᠪᡳᡤᠠᠨ ᡳ ᠮᡠᠴᡠ bigan i mucu

【别名】山葡萄秧、野葡萄。

【来源】为葡萄科植物光叶蛇葡萄 *Vitis.amurensis* Rupr. 的果实、根及根皮。

【主要产地】东北地区。

【功能主治】清热利湿，解毒消肿。主要治疗湿热黄疸、肠炎痢疾、无名肿毒。

【满族民间应用】

1.治疗外感头痛、咳嗽、鼻塞

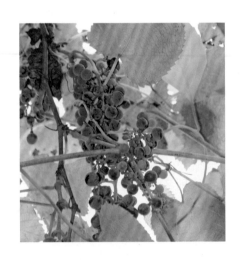

不通或流清涕，用山葡萄煮水，每日当茶饮。

2.治疗风湿寒痹证，用山葡萄煮水，当茶饮。

【现代研究】山葡萄能抑制大肠杆菌、金黄色葡萄球菌的生长。其提取液对豚鼠有利尿及止血作用。

【按语】山葡萄是满族喜爱的野果，是制作葡萄酒的原料。满族民间至今还保留着用秋季采摘的山葡萄自制葡萄酒的习俗。山葡萄是满族萨满早期治疗风湿腰腿疼痛的药物，满族萨满的"百草歌诀"中有"山葡萄藤叶煎水喝，筋骨湿痹经年饮"的记载。

二十三、臭李子

【满文】 ibakci

【别名】老鸹眼、老乌眼。

【来源】为鼠李科植物圆叶鼠李 *Rhamnus davurica* Pall. 的果实。

【主要产地】东北及华北、西北等地。

【功能主治】止咳祛痰，消食化积，清热利湿，杀虫。主要治疗慢性咳喘病症。

【满族民间应用】

1.治疗慢性气管炎、慢性哮喘病、胸腹胀满、浮肿，用臭李子泡酒饮用或水煎服。

2.治疗瘰疬、疥癣，用臭李子水煎服，也可捣烂外用。

【现代研究】臭李子可用于治疗哮喘、瘰疬、寸白虫。

【按语】臭李子和樱额果实的形状相似，但不是同一品种，樱额为蔷薇科植物，臭李子为鼠李科植物。臭李子的果实有小毒和泻下作用，因此不能当作水果大量食用。

二十四、挂金灯

【满文】ukuhu

【别名】红姑娘、酸浆实、灯笼果。

【来源】为茄科植物酸浆 *Physalis peruviana* L. 的带宿萼的成熟果实。

【主要产地】东北、华北地区，其他地区也有分布。

【功能主治】清热解毒，利咽化痰，利尿通淋。主要治疗肺热痰咳、咽喉肿痛、黄疸、水肿、小便淋涩、痢疾。

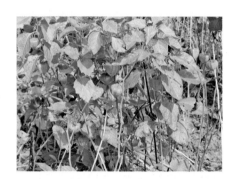

【满族民间应用】

1.治疗慢性咳嗽、肺热痰咳、气喘、咽喉肿痛，用挂金灯的果实加入冰糖煮水，口服果汁。

2.治疗咽痛音哑、痰热咳嗽，用挂金灯的果实配伍前胡、瓜蒌等清热化痰止咳药，水煎服。

3.治疗小便不利、热淋涩痛，用挂金灯的果实配伍车前子、龙胆草、木通、金钱草等，水煎服。

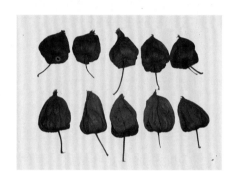

【现代研究】挂金灯浆果有抗菌作用，对金黄色葡萄球菌、绿脓杆菌等有抑制作用；有抗肿瘤作用；治疗急性扁桃体炎；对子宫有兴奋作用。

【按语】挂金灯是满族萨满早期使用的药物，也是满族民间喜爱的野果。满族民间用挂金灯治疗咽痛、咳喘。挂金灯又叫红姑娘，满族萨满的"百草歌诀"中有"姑娘七个娘娘传，润肺止咳治气喘"的记载。现今东北民间在秋季挂金灯果实成熟变红时，将采摘下来的挂金灯用绳线串起来，挂在屋檐下晾干，在冬季时食用。挂金灯果实经过低温霜冻以后香甜可口，既可治疗老年慢性咳喘，也可当水果食用。

二十五、软枣子

【满文】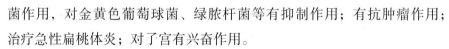 indahūn mucu

【民间满语音名】奇尔库恒克。

【别名】猕猴梨。

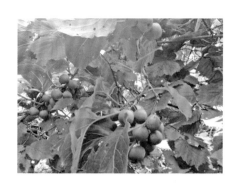 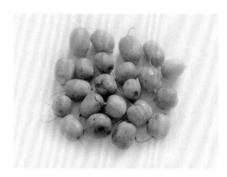

【来源】为猕猴槐科植物软枣猕猴桃 *Actinidia arguta*（Sieb. et Zucc.）Planch. ex Miq. 的果实。

【主要产地】长白山地区。

【功能主治】滋阴清热，除烦止渴。主要治疗烦渴多饮、淋证、牙龈出血、口苦眼干、头晕目眩等肝血不足病证。

【满族民间应用】

1. 治疗发热、心烦口渴、咳嗽痰多、小便赤黄、尿痛等病症，用新鲜软枣子加红糖煮水食用。

2. 治疗慢性肝病，用新鲜软枣子口服或煮水食用。

【现代研究】软枣子富含蛋白质和多种矿物质、维生素、胡萝卜素、多种氨基酸，具有提高免疫功能、软化血管、抗肿消炎、延缓衰老的作用。

【按语】软枣子是长白山特产，果味香甜，果肉细腻可口，是满族喜爱的保健水果，可直接食用，或泡酒饮用，或蒸（煮）熟、榨汁食用，是治疗消化道肿瘤的辅助食品。软枣子的植物全株均可入药，茎、叶、花、果有滋补强身、滋阴清热、生津润燥等作用。软枣根有清热利湿解毒作用，可用于治疗消化不良、风湿痹痛、痈疡疮疖。软枣根也是满族萨满早期使用的药物，满族萨满的"百草歌诀"中说："软枣根专把瘤子除。"

二十六、西瓜皮

【满文】 dungga sukū

【别名】西瓜翠衣、西瓜青、西瓜翠。

【来源】为葫芦科植物西瓜 *Citrullus vulgaris* Schrad. 的外层果皮。

【主要产地】全国各地。

【功能主治】清暑解热，止渴，利小便。主要治疗中暑、小便不利。

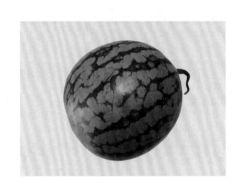

【满族民间应用】

1. 治疗暑热烦渴、小便赤黄、尿急尿痛、水肿，用西瓜皮水煎服。

2. 治疗咽喉肿痛、声音嘶哑、口舌生疮，将西瓜皮制成西瓜霜，喷涂患处。

【现代研究】西瓜皮可治疗慢性肾炎。

二十七、乌梨

【别名】秋子梨、花盖梨。

【来源】为蔷薇科植物山梨 *Pyrus ussuriensis* Maxim. 的果实。

【主要产地】东北、华北、西北地区。

【功能主治】生津润燥，清热化痰。主要治疗肺热咳嗽、少痰、咽喉肿痛。

【满族民间应用】

1. 若心烦、口渴、食欲不振，食用乌梨。满族民间除了习惯直接食用鲜乌梨外，还将秋季成熟的乌梨采摘后储藏，冬季冷冻后食用。

2. 治疗热病津伤烦渴、发热干咳、音哑喉痒、便秘等症，食用乌梨，可辅助治疗伤津阴虚之证。

【现代研究】乌梨含有丰富的糖分和维生素，有保肝、助消化、促食欲的作用，肝炎、肝硬化患者经常吃乌梨有良好的食疗效果。吸烟的人吃乌梨或喝梨汁，可以减轻香烟中有害物质对咽喉、呼吸道的刺激，从而降低吸烟者患癌症的风险。

【按语】乌梨是长白山特产，是满族喜爱的野果之一，也是满族民间的养生保健药物，多用于解热除烦。乌梨是金代的贸易商品。《金史》卷二十五记载："真定府……产瓷器、铜、铁，有丹粉场、乌梨。"东北地区满族民间常将秋季成熟的乌梨采摘后储藏，待冬季冻成"冻梨"后食用。

二十八、金橘

【满文】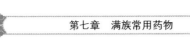 aisin jofohori

【别名】牛奶金柑、牛奶柑、金枣等。

【来源】为芸香科植物金橘 *Fortunella margarita*（Lour.）Swingle、金蝉 *Fortunella crassifolia* Swingle 的果实。

【主要产地】长江流域及以南各省市。

【功能主治】理气解郁，化痰醒酒。主要治疗脘腹胀满、食欲不振。

【满族民间应用】

1.治疗胸胁胀满郁结、食欲不振、胃腹不适，将金橘鲜果煮水食用。

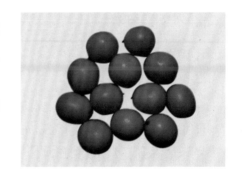

2.若醉酒口渴，直接食用金橘或是煮水饮用。

【现代研究】金橘有保健作用。

【按语】金橘是金代民间日常食用的水果和贸易商品之一。《金史》卷五十记载："泗州场岁供进……金橘六千斤、橄榄五百斤、芭蕉干三百个、苏木千斤、温柑七千个、橘子八千个、砂糖三百斤、生姜六百斤、栀子九十称，犀象丹砂之类不与焉。"

二十九、辣椒

【满文】 kakiri

【别名】辣子、牛角椒。

【来源】为茄科植物辣椒 *Capsicum annuum* L. 的果实。

【主要产地】全国大部分地区均有栽培。

【功能主治】温中散寒，下气消食。主要治疗胃寒气滞、脘腹胀痛、呕吐泻痢，外用治疗风湿痛、冻疮、外伤瘀肿、关节肿痛。

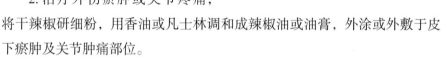

【满族民间应用】

1. 治疗冻伤，用辣椒或辣椒秧煮水，浸泡患处。

2. 治疗外伤瘀肿或关节疼痛，将干辣椒研细粉，用香油或凡士林调和成辣椒油或油膏，外涂或外敷于皮下瘀肿及关节肿痛部位。

【现代研究】辣椒酊或辣椒碱内服可作健胃剂，有促进食欲、改善消化的作用。辣椒有抗菌、杀虫、兴奋子宫的作用。

三十、生菜子

【满文】nalu

【民间满语音名】那木。

【别名】莴苣子、白苣子、苣胜子。

【来源】为菊科植物莴苣 *Lactuca sativa* L. 的果实。

【主要产地】全国各地均产。

【功能主治】通乳汁，利小便，活血行瘀。主要治疗咳嗽、小便不利、下肢水肿、产妇乳汁不足。

【满族民间应用】治疗小便不利，用生菜子煮水口服。

【现代研究】生菜子提取物具有镇静、催眠、止痛、抗惊厥、镇咳等中枢神经系统抑制作用。

第五节　种子类

一、菟丝子

【满文】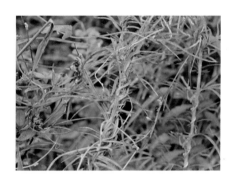 sirenehe mailan

【别名】菟丝实、黄丝子、龙须子、豆寄生。

【来源】为旋花科植物菟丝子
Cuscuta chinensis Lam. 的成熟种子。

【主要产地】全国大部分地区。

【功能主治】补肾益精，养肝明目，安胎。主要治疗肾虚腰痛、阳痿遗精、尿浊、尿失禁、胎动不安、消渴等。

【满族民间应用】

1.治疗胎动不安、习惯性流产，用菟丝子与大枣同煮，或配伍续断、桑寄生、阿胶等补肾药物，水煎服。

2.若想滋补强身，用菟丝子配伍人参、远志、茯苓、当归、熟地黄、山茱萸，水煎服或制成膏剂，长期服用。

3.治疗肾虚腰痛、阳痿遗精、尿浊、尿失禁等，用菟丝子配伍桑螵蛸、枸杞子、覆盆子、车前子、肉苁蓉、鹿茸等，水煎服。

4.治肾虚消渴，将菟丝子研末，制成蜜丸服用。

5.治疗白癜风，将菟丝子新鲜全草捣碎，加醋磨成药泥，外涂患处。

【现代研究】菟丝子治疗男性不育症，效果显著；治疗女性不孕症有效。

【按语】菟丝子是满族萨满早期使用的药物，满族萨满的"百草歌诀"中有"菟丝暖肾还壮阳"的记载。菟丝子是对肾阳虚或肾阴虚都可使用的温和滋补药物，可以水煎服用，也可以磨粉冲服，或蒸熟制成菟丝饼食用。

二、车前子（附：车前草）

【满文】 niyehetungge

【别名】车轱辘草、车前草。

【来源】为车前科植物车前草 *Plantago asiatica* L. 的成熟种子或车前草全草。

【主要产地】全国各地均有分布。

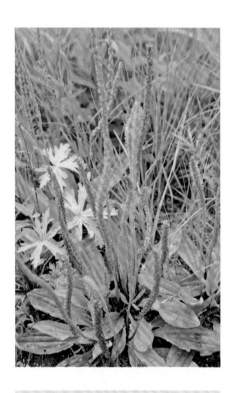

【功能主治】利水通淋，清肝明目，清肺化痰，止泻。主要治疗小便不通、淋浊、带下、尿血、暑湿泻痢、咳嗽多痰、肾虚水肿、脾虚泄泻、湿痹、目赤翳障。

【满族民间应用】

1. 治疗肾虚水肿、小便不通、尿频、尿急、尿痛、小腹疼痛，用单味鲜车前草或加鲜石韦、鲜黄花菜，水煎服。

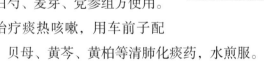

2. 治疗腹胀、脾虚泄泻，用车前子水煎服，或配伍香薷、茯苓、白术、白芍、麦芽、党参组方使用。

3. 治疗痰热咳嗽，用车前子配伍瓜蒌、贝母、黄芩、黄柏等清肺化痰药，水煎服。

4. 治疗目赤肿痛，用车前子配伍枸杞子、菟丝子、菊花等养肝明目药，水煎服。

【现代研究】车前子有显著的利尿作用；还能促进呼吸道黏液分泌，稀释痰液，有祛痰作用；对各种杆菌和葡萄球菌均有抑制作用。车前子提取液有预防肾结石形成的作用。

【按语】车前子与车前草是满族民间治疗肾虚水肿常用的药物。车前草幼苗车轱辘菜是满族民间春季喜爱的野菜，认为食用车轱辘菜有清热泻火的作用。车前草是满族萨满早期使用的药物，满族萨满的"百草歌诀"中有"车前利尿把目明，养肾强腰离不了"的记载。车前草水煎服或捣烂外敷可治疗疔疮肿痛。车前子与车前草的作用相似，可清热解毒、通利小便、渗湿止泻。

三、天仙子

【满文】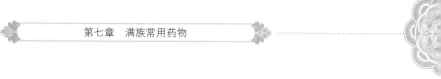 guorho

【别名】莨菪子、小颠茄子。

【来源】为茄科植物莨菪 *Hyoscyamus niger* L. 的干燥成熟种子。

【主要产地】东北、华北、西北地区及山东、安徽、河南、四川、西藏等地。

【功能主治】解痉止痛，安心定痫。主要治疗脘腹疼痛、风湿痹痛、风虫牙痛、跌打伤痛、喘嗽不止、泻痢脱肛、癫狂、惊痫、痈肿疮毒。

【满族民间应用】

1. 治疗慢性气管炎，用天仙子水煎服。

2. 治疗肠炎腹痛、风湿痹痛，用天仙子煮水口服。

3. 治疗牙痛，用天仙子煮水漱口。

【现代研究】天仙子可使心率加快；有类似阿托品作用；对肾功能衰竭有保护作用；对脊髓损伤有治疗作用。

【按语】天仙子是满族萨满早期使用的药物，满族萨满的"百草歌诀"中有"风火牙痛天仙子，吸烟不咽是要诀"的记载。天仙子有毒，要严格掌握适应证和用药剂量。

四、杏仁

【满文】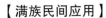 guilehe faha

【别名】杏核仁、苦杏仁。

【来源】为蔷薇科植物东北
杏 *Prunus mandshurica*（Maxim.）
Koehne 的成熟种子。

【主要产地】东北、内蒙古、华
北、西北、新疆及长江流域。

【功能主治】止咳平喘，润肠通
便。主要治疗咳嗽气喘、胸痹、食滞脘痛、肠燥便秘。

【满族民间应用】

1. 治疗慢性咳喘，取杏仁、五味子，加入冰糖煮水，口服；治疗风寒
咳喘、胸闷气逆，用杏仁配伍麻黄、甘草，水煎服；治疗肺热咳喘，用杏
仁配伍桑叶、菊花、贝母、沙参，水煎服。

2. 治疗肠燥便秘，用杏仁配伍柏子仁、郁李仁，共同捣烂冲服。

3. 治疗脓疮、黄水疮，将杏仁焙制后捣细，用香油调和，外涂患处。

4. 治疗足癣，用醋煮杏仁，取煎液涂擦足部。

【现代研究】杏仁有镇咳平喘的作用，其所含的蛋白质成分有明显的
抗炎及镇痛作用。用杏仁治疗上消化道溃疡，有一定的效果。

【按语】满族民间用杏仁水煎服，治疗咳嗽、咳痰、慢性咽炎。将杏
仁捣烂外用，治疗皮肤病。

五、酸枣仁

【满文】indahūn soro faha

【民间满语音名】朱浑瘦勒。

【别名】枣仁、山枣仁、酸枣子。

【来源】为鼠李科植物酸枣 *Ziziphus jujube* Mill. var. *spinosa*（Bunge）
Hu ex H.F.Chou 的干燥成熟种子。

【主要产地】河北、陕西、辽宁、河南、山西、山东、甘肃等地。

【功能主治】养心益肝，安神敛汗。主要治疗阴虚血亏、心悸怔忡、健忘失眠、多梦、眩晕、自汗、盗汗、伤津口渴咽干等病症。

【满族民间应用】

1. 治疗癫痫，用酸枣仁炒熟，研磨筛细，冲服。

2. 治疗心悸失眠、自汗、盗汗，用酸枣仁配伍五味子、山茱萸、黄芪，水煎服。

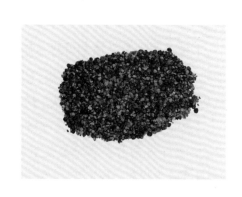

3. 治疗伤津口渴咽干，用酸枣仁配伍生地黄、麦冬、天花粉，水煎服。

【现代研究】酸枣仁具有镇静催眠及抗心律失常作用；抗惊厥、镇痛、降体温、降压；降血脂、抗缺氧、抗肿瘤、抑制血小板聚集、增强免疫功能及兴奋子宫。有报道称，酸枣仁可治疗脏躁、更年期综合征、皮肤瘙痒症、胃肠疾病引起的疼痛等。

【按语】满族民间用酸枣仁一味药长期服用，治疗癫痫，可控制病情，减少发作。酸枣仁是东北民间用来治疗虚烦失眠、心悸怔忡的常用药物。酸枣仁可生用也可炒后食用，可单独研磨细末吞服或制成丸剂口服，也可与其他药物配伍使用。

六、沙苑子

【别名】沙苑蒺藜、沙苑白蒺藜、沙苑蒺藜子。

【来源】为豆科植物扁茎黄芪 *Astragalus complanatus* R. Br. 的种子。

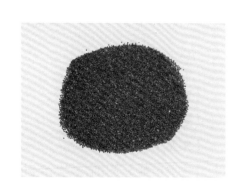

【主要产地】陕西、内蒙古、辽宁、河北、甘肃、吉林等地。

【功能主治】温补肝肾，固精缩

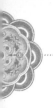

尿，明目。主要治疗肾虚腰痛。

【满族民间应用】

1. 治疗风湿腰腿疼痛，用沙苑子水煎服。

2. 治疗肾虚腰腿酸软、遗精早泄、白浊带下、小便不利，用沙苑子水煎服。

【现代研究】沙苑子有降血脂、降血压、保肝、镇痛、抗疲劳作用。沙苑子含脂肪油、维生素 A 类、生物碱、黄酮类、酚类、鞣质、蛋白质、氨基酸及硒、铜、锌、锰、铁、镁、铬、钙等元素。

【按语】满族民间用沙苑子补益肝肾，多用于治疗腰腿酸软、遗精早泄。沙苑子是满族萨满早期使用的药物，满族萨满的"百草歌诀"中有"补肝壮肾用沙苑"的记载。

七、登厢草

【别名】登相子、东廯子、沙蓬米、沙米。

【来源】为藜科植物沙蓬 *Agriophyllum arenarium* Bieb. 的种子。

【主要产地】东北、华北、西北等地。

【功能主治】治疗饮食积滞、噎膈反胃。

【满族民间应用】治疗慢性胃肠胀满疼痛，用登厢草水煎服。

【现代研究】登厢草乙醇提取物是一种天然的强抗氧化剂。

【按语】登厢草是辽、金时期使用的药物。《辽史》卷一百一十五记载："西夏……土产大麦、荜豆、青稞、糜子、古子蔓、咸地蓬实、苁蓉苗、小芜荑、席鸡草子、地黄叶、登厢草、沙葱、野韭、拒灰藤、白蒿、咸地松实。"东北满族民间多用登厢草治疗胃胀腹痛。

八、绿豆

【满文】 ᠯᡳᡩᡠ lidu

【别名】青小豆

【来源】为豆科植物绿豆 *Phaseolus radiatus* L. 的种子。

【主要产地】全国各地均有种植。

【功能主治】清热解毒，消暑利水。主要用于清暑热和解毒。

【满族民间应用】

1.治疗轻度食物中毒，用绿豆煮水饮用。

2.预防和治疗夏日中暑，用绿豆煮水饮用。

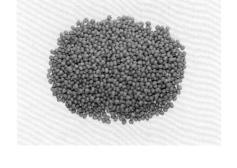

【现代研究】绿豆有抗菌抑菌降血脂、解毒、抗肿瘤作用。

【按语】绿豆是满族民间常用的清热消暑保健食品。绿豆的外皮称绿豆衣，煮水口服可解热毒。服食绿豆可解附子、巴豆之毒。用绿豆做饭、煮汤、做糕点，可清热解毒、消暑。绿豆汤是夏季满族家庭必备的解暑佳品。

九、白牵牛

【别名】牵牛花、喇叭花、牵牛子、黑丑、白丑、二丑等。

【来源】为旋花科植物裂叶牵牛 *Pharbitis nil*（L.）Choisy 或圆叶牵牛 *Pharbitis purpurea*（L.）Voigt 等的种子。

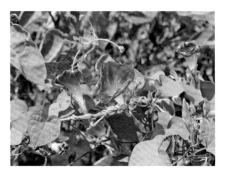

【主要产地】全国各地均有分布。

【功能主治】泻水，下气，杀虫。主要治疗水肿、腹胀、肠道寄生虫病。

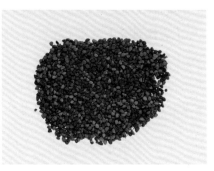

【满族民间应用】

1.治疗水肿、食积腹胀，用白牵牛煮水，口服。

2.治疗各种肠道寄生虫病，用白牵牛煮水口服，或将白牵牛捣烂，温水冲服。

3.治疗肝硬化腹水，民间用白牵牛煮水口服。

【现代研究】白牵牛有泻下、驱虫、兴奋子宫作用，可以治疗梅毒、风热眼病等。

【按语】白牵牛是金代使用的药物。《金史》卷二十四记载："大兴府……药产滑石、半夏、苍术、代赭石、白龙骨、薄荷、五味子、白牵牛。"白牵牛是峻下药，能通二便。白牵牛有毒，有致泻的副作用，使用时要严格掌握适应证和剂量。白牵牛不宜与巴豆共同使用，《珍珠囊补遗药性赋》中诸药相反例的"十九畏歌"说："巴豆性烈最为上，偏与牵牛不顺情。"孕妇不能使用白牵牛，《珍珠囊补遗药性赋》中的"妊娠服药禁歌"有孕妇禁用"槐花牵牛皂角同"的记载。

十、冬瓜子

【满文】 cirku hengke use

【民间满语音名】枣子色洛。

【别名】瓜子、瓜瓣。

【来源】为葫芦科植物冬瓜 *Benincasa hispida*（Thunb.）Cogn. 的种子。

【主要产地】全国大部分地区有种植。

【功能主治】润肺化痰，消痈排脓，利水。主要治疗咳嗽、水肿、湿热白带。

【满族民间应用】治疗咳嗽痰多或小便不利，用冬瓜子煮水或炒熟，口服。

【现代研究】冬瓜子含皂苷、脂肪、尿素、瓜氨酸等成分。

【按语】冬瓜的果皮入药称为冬瓜皮，冬瓜皮有利尿消肿的作用，可用于治疗小便不利、水肿胀满、暑热口渴。满族民间用冬瓜皮、西瓜皮、老旱黄瓜皮煮水饮用，治疗水肿和夏日中暑。

十一、南瓜子

【满文】langgū use

【民间满语音名】那三恒克。

【别名】窝瓜子、南瓜仁。

【来源】为葫芦科植物南瓜 *Cucumis satiuus* L. 的种子。

【主要产地】全国大部分地区有种植。

【功能主治】补脾益气，下乳汁，润肺燥，驱虫，利水消肿。主要治疗脾虚消瘦、身体乏力、水肿、肺虚咳嗽，驱除体内寄生虫。

【满族民间应用】

1. 南瓜子为保健食品。

2. 驱除绦虫、蛔虫，将南瓜子炒熟食用。

3. 作辅助药物使用，治疗脾虚消瘦乏力、水肿。

【现代研究】南瓜子含有南瓜子氨酸，为驱虫的有效成分。其对牛肉绦虫或猪肉绦虫的中段和后段节片均有麻痹作用，并与槟榔有协同作用；对血吸虫幼虫有抑制和杀灭作用。

十二、海松子

【满文】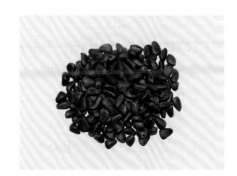 hūri

【别名】松子、松子仁。

【来源】为松科植物红松 *Pinus koraiensis* Sieb. et Zucc. 的种子。

【主要产地】东北地区。

【功能主治】润肺滑肠，养液息风。主要治疗头晕目眩、耳鸣咽干、腰膝酸软、肢倦乏力、干咳少痰、咳血、气短、大便秘结。

【满族民间应用】

1. 治疗手脚冻伤，用海松子油脂外涂冻伤处。

2. 治疗肺阴亏虚之咳血，直接食用海松子。

3. 治疗肝肾阴虚之头晕眼花、视物模糊、急躁易怒、耳鸣咽干、腰膝酸软、大便艰涩，直接服用海松子。

4. 治疗老年体虚便秘，口服海松子或海松子油。

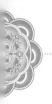

【现代研究】海松子有软化血管、润肤泽颜、乌发的作用，能够促进病后身体恢复。

【按语】海松子是红松树的果实，海松子也称松子，是长白山区特产。海松子是满族民间喜爱的干果，是满族的养生保健食品，用于治疗肝肾阴虚之头晕眼花、腰膝酸软等症。海松子是清代皇室的保健药品和食品。满族民间把海松子加工成糕点食用。现今有把海松子做成松子油食用或作润滑剂使用。

十三、榛子

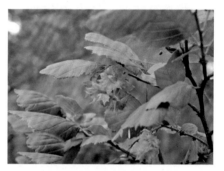

【满文】ᠰᡳᠰᡳ sisi

【别名】尖栗、榧子。

【来源】为桦木科植物榛树 *Corylus heterophylla* Fisch. 的种仁。

【主要产地】东北、华东、华北、西北及西南地区。

【功能主治】健脾和胃，润肺止咳。主要治疗脾虚之食欲不振、咳嗽、消渴。

【满族民间应用】

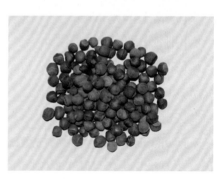

1.健脑明目，直接食用榛子。

2.治疗脾虚之食欲不振，直接食用榛子。

3.治疗肺虚咳嗽或慢性咳嗽，直接食用榛子。

4.治疗消渴，直接食用榛子。

【现代研究】榛子中有紫杉酚化学成分，可以治疗卵巢癌和乳腺癌等癌症，可软化血管，防治高血压、动脉硬化等心脑血管疾病。

【按语】榛子是满族萨满早期使用的药物，也是满族民间喜爱的山果。满族萨满的"百草歌诀"中有"核桃松子加榛子，三仁健脑把目明"的记载。核桃仁、松子仁、榛子仁都是长白山区的特产。

十四、黄瓜子

【别名】 胡瓜、刺瓜、王瓜。

【来源】 为葫芦科黄瓜属植物黄瓜 *Cucumis sativus* Linn. 的果实。

【主要产地】 各地均有种植。

【功能主治】 清热解毒，利尿消肿。主要治疗热病烦渴、咽喉肿痛。

【满族民间应用】

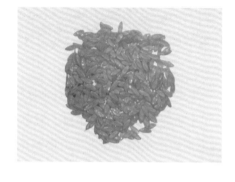

1. 治疗骨折，用老旱黄瓜子粉温水或黄酒冲服。

2. 治疗慢性水肿，用老黄瓜皮煮水饮用。

3. 祛除皮肤皱纹，用黄瓜汁涂抹或黄瓜皮贴敷面部。

【现代研究】 黄瓜有减肥、解酒精毒、降血糖的作用。

【按语】 黄瓜是满族喜爱的蔬菜，也是满族的保健食品。种子称黄瓜子，可晒干磨粉口服，东北民间治疗各类骨折的验方是口服黄瓜子粉。黄瓜子粉是满族民间用东北旱黄瓜成熟的种子晒干后磨成的粉。黄瓜霜是黄瓜与芒硝炮制而成。黄瓜霜吹喉可治疗咽喉肿痛；黄瓜霜用水溶化后，点眼可治疗眼赤肿痛。

第六节 花叶全草类

一、艾叶

【满文】 ᡥᠠᠮᡤᡳᠶᠠ ᠰᡠᡳᡥᠠ hamgiya suiha

【民间满语音名】 崔哈。

【别名】 艾蒿。

【来源】 为菊科植物艾 *Artemisia argyi* Levl. et Vant. 的叶。

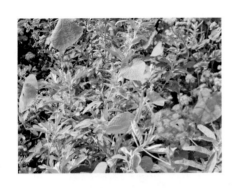 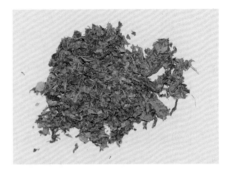

【主要产地】全国大部分地区均产。

【功能主治】温经止血，散寒调经，安胎。主要治疗妇女小腹或子宫虚寒所致的崩漏、带下、月经不调、痛经、宫寒不孕、带下清稀等。制成艾条灸患处，可治疗风湿关节疼痛。

【满族民间应用】

1. 治疗子宫寒冷腹痛，将艾叶炒热，熨敷腹脐。

2. 治疗孕妇胎动不安，将艾叶熬煮，浓缩，用黄酒冲服。

3. 治疗女性月经不调、痛经、宫寒不孕及带下清稀等症，用艾叶配伍香附、川芎、白芍、当归、吴茱萸、肉桂等，水煎服。

4. 治疗妇科出血病证，用艾叶炭配伍阿胶、芍药、地黄、荷叶、柏叶等，水煎服。

5. 治疗风湿寒痛、胃脘寒痛，将艾叶加工成艾绒后制成艾条进行施灸。

【现代研究】艾叶能明显缩短出血和凝血时间，艾叶油对多种过敏性哮喘有对抗作用，具有明显的平喘、镇咳、祛痰作用，其平喘作用与异丙肾上腺素相近；对多种致病真菌、病毒均有不同程度的抑制作用；对子宫平滑肌有兴奋作用。

【按语】金代先人用艾叶制成艾条施灸治疗疾病已经很普遍，艾叶的药用方法很多，如将艾叶干品直接入药使用，炮制成艾炭，或制成艾绒，用于艾灸。《金史》就记载了军中提控纥石烈牙吾塔使用艾灸疗法治疗疾病的案例。《金史》卷一百十一记载："司农少卿张用章以行户部过宿，塔饮以酒。张辞以寒疾，塔笑曰：'此易治耳。趋左右持艾来，卧张于床，灸之数十。'"满族民间用燃烧艾蒿产生的烟熏方法祛除瘴气和蚊蝇。至今东北满族民间还有将五月初五采集来的艾蒿悬挂在门窗上，用来辟邪和驱除晦气的习俗。

二、茵陈蒿

【满文】niyanciri hamgiya

【别名】绵茵陈、绒蒿、婆婆蒿、野兰。

【来源】为菊科植物茵陈蒿 *Aruemisia capillaris* Thunb. 的幼嫩茎叶。

【主要产地】陕西、山西、安徽、东北等地。

【功能主治】清热利湿。主要治疗湿热黄疸、小便不利、风痒疮疥。

【满族民间应用】

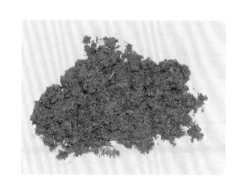

1.治疗黄疸型肝炎、肺结核潮热等，用茵陈蒿水煎服。

2.治疗皮肤风疹瘙痒，将茵陈蒿煮水，搽洗患处。

【现代研究】茵陈蒿有利胆、保肝、消炎解热、镇痛作用，对病原微生物有抑制作用，对心血管系统有保护作用。茵陈蒿含蒿属香豆精，亦含香豆酸及其他有机酸类，尚含挥发油，还含色原酮类和黄酮类物质。

【按语】茵陈蒿是满族民间常用的药物之一，满族对药物识别，以及对因采集药物的时间不同而致疗效和用途不同有明确的认识。茵陈蒿的采集时间为东北早春时节，进入夏季则不能作药用。临床实践证明，茵陈蒿对湿热引起的发热和黄疸有很好的治疗作用。

三、益母草

【满文】kailari orho

【别名】益母、坤草。

【来源】为唇形科植物益母草 *Leonurus japonicus* Houtt. 的地上部分。

【主要产地】全国大部分地区均产。

【功能主治】活血调经，利水消肿，清热解毒。主要治疗妇女月经不调、瘀血腹痛、痛经、产后腹痛、恶露不尽、血淋尿血、跌打损伤瘀痛、疮痈肿毒、皮肤湿疹等。

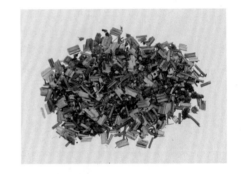

【满族民间应用】

1. 治疗妇女月经不调、痛经、产后恶露不尽、胎死腹中、产后腹痛等妇科疾病，用益母草熬煮成膏服用，或配伍当归、丹参、川芎、白芍等药水煎服。

2. 治疗水肿、小便不利、血淋尿血，将益母草与白茅根、泽兰、车前子、石韦、木通组方使用。

3. 治疗跌打损伤瘀痛，用益母草配伍川芎、当归等水煎服。

4. 治疗疮痈肿毒、皮肤湿疹，用新鲜益母草捣烂外敷患处，或用益母草煎剂外洗患处，或配伍黄柏、蒲公英、苦参等水煎服。

【现代研究】益母草含益母草碱，对多种动物的子宫有兴奋作用；有强心、增加冠脉流量和心肌营养性血流量的作用；对血小板聚集、血栓形成以及红细胞的聚集性有抑制作用；改善肾功能，有明显的利尿作用；还可治疗高黏血症。

【按语】益母草是满族萨满早期使用的药物，满族萨满的"百草歌诀"中有"祛瘀生新益母草，调经通络不可少"的记载。益母草是满族民间治疗妇产科疾病的重要药物，还可用来治疗跌打损伤、小便不利、水肿等症。可将益母草熬制成膏剂口服，或配伍其他药物使用。

四、血见愁

【民间满语音名】申给沙奏。

【别名】大叶灰菜、八角灰菜。

【来源】为藜科藜属植物杂配藜 *Chenopodium hybridum* L. 的地上部分。

【主要产地】东北、西北地区及内蒙古、山东等地。

【功能主治】益气止血，活血解毒，调经止血。主要治疗妇女经血不调、崩漏、吐血、衄血、咳血、尿血、疮痈肿毒。

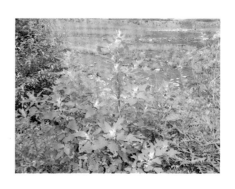

【满族民间应用】

1. 治疗妇女经血不调、经期腹痛，用血见愁鲜茎叶煮鸡蛋，食用鸡蛋，或用血见愁水煎服。

2. 治疗崩漏、吐血、衄血、咳血，用血见愁配伍蒲黄炭、藕节炭水煎服。

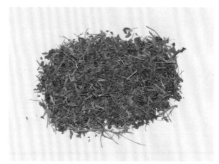

3. 治疗尿血，用血见愁配伍白茅根、小蓟、木通水煎服。

【现代研究】血见愁具有收敛、止血的作用。

【按语】临床上将血见愁烘干炒焦，研细末，加冰片调成油膏外敷，治疗痔疮有疗效。

五、柳树叶

【满文】ᠹᠣᡩᠣᡥᠣ ᠠᠪᡩᠠᡥᠠ fodoho abdaha

【来源】为杨柳科植物垂柳 *Salix babylonica* L. 的叶。

【主要产地】东北地区。

【功能主治】清热透疹，利尿解毒。

【满族民间应用】

1. 治疗慢性气管炎，用鲜柳树叶煮水口服。

2. 治疗皮肤湿疹，用鲜柳树叶煮水外洗患处。

3. 治疗淋病，用鲜柳树叶煎汤代茶饮。

4. 治疗风疹、皮肤瘙痒，用鲜柳树叶煮水熏洗患处；治疗疔疮痈肿，用鲜柳树叶捣烂外敷患处。

5. 治疗牙痛，用鲜柳树叶煮水漱口。

6. 治疗乳痈，用鲜柳树叶捣烂外敷患处。

【现代研究】干柳树叶主要含鞣质，鲜柳树叶含碘量较高。

【按语】柳树是满族治疗常见病常用的方便易得的药物。柳树的叶、枝、花、树根皮、种子（柳絮）都可作药用。用柳枝煮水口服，可治疗风湿痹证、感冒、咳嗽气喘、黄疸。早期满族先人就有用烧烤树枝后流出的浆汁外涂治疗烧烫伤的外治方法，即用柳枝烧炭，研细末，用香油调和，外涂患处，治疗烧烫伤。用柳树根白皮或根须煮水熏洗治疗湿疮湿疹，或将柳树根白皮捣烂外敷治疗烧烫伤。柳絮为柳树的毛状种子，也称柳实，可治疗外伤出血、吐血、痈疮疖肿。柳屑为柳树蛀虫孔中的蛀屑，也称柳蛀屑，煮水擦洗，可治疗风疹瘙痒；炒热熨敷，可治疗风湿关节疼痛。生长在柳树上的柳寄生，可用于补益肝肾、祛风除湿，治疗腰膝疼痛、头晕目眩。东北农村有将柳树枝叶掩埋或覆盖灭蛆的做法。

六、紫苏叶（附：苏子）

【满文】 malanggū abdaha

【别名】苏叶。

【来源】为唇形科植物紫苏和野紫苏 *Perilla frucescens*（L.）Britt. 的叶或带叶小软枝。

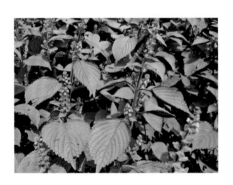
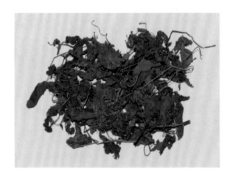

【主要产地】全国各地广泛栽培。

【功能主治】散寒解表，宣肺化痰，行气和中，安胎，解鱼蟹毒。主要治疗久咳气喘、胸胁胀满、胎气不和、乳痈肿痛、蛇虫咬伤、鱼蟹中毒。

附：苏子可降气化痰、止咳平喘、润肠通便，主要治疗痰壅气逆、咳嗽气喘、痰多胸痞、肠燥便秘。

【满族民间应用】

1.治疗感冒咳嗽、气喘、多痰，用紫苏叶或苏子水煎服，或配伍干姜、杏仁、桔梗、人参等药，水煎服。

2.治疗胎气不和、胀满疼痛，用苏子配伍大腹皮、川芎、白芍、陈皮、当归、人参、炙甘草，水煎服。

3.治疗乳痈肿痛、蛇虫咬伤、鱼蟹中毒，用紫苏叶煎服。

【现代研究】紫苏有解热、抑菌、升血糖的作用，对内源性凝血系统有促进作用，促进肠蠕动，有镇静作用。紫苏油有明显的降血脂作用，实验证实其有抗癌作用。

【按语】紫苏有发汗解表、行气宽中、解鱼蟹毒的作用。紫苏的果实称苏子，苏子能降气消痰，治疗咳逆痰喘。炒苏子能缓和药性，蜜炙苏子可增强润肺作用。白苏子的药效与苏子基本相同。

七、地黄叶

【来源】为玄参科植物地黄 *Rehmannia glutinosa* Libosch. 的叶片。

【主要产地】云南、四川等地。

【功能主治】治疗恶疮、手足癣。

【满族民间应用】治疗痈疮肿毒、红肿疼痛、皮肤癣症，将鲜地黄叶捣烂取汁，搽抹患处；或用鲜地黄叶煮水，泡洗患处。

【现代研究】从地黄叶的 50% 丙酮组织破碎提取物中分离并鉴定了焦地黄苯乙醇苷 B_1、阿克替普、异洋丁香酚苷、齐墩果酮酸、2,3- 二经基 -12- 齐墩果烯 -28- 酸等多种化合物。

【按语】地黄叶是辽金时期的药物，《辽史》卷一百一十五有"西夏……土产大麦、荜豆、青稞、糜子、古子蔓、咸地蓬实、苁蓉苗、小芜荑、席鸡草子、地黄叶、登厢草、沙葱、野韭、拒灰菸、白蒿、咸地松实"的记载。

八、茶叶

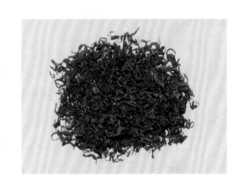

【满文】 cai abdaha

【别名】苦茶、槚、茶、茗。

【来源】为山茶科植物茶 *Camellia sinensis*（L.）O.Ktze. 的芽叶。

【主要产地】江苏、安徽、浙江等南方山区，山西、湖北、四川、贵州、云南、陕西等地也有栽培。

【功能主治】茶为保健饮品，有清头目、除烦渴、化痰、消食、利尿、解毒的作用。

【满族民间应用】治疗头痛、心烦口渴、食积痰滞、精神不振等，用茶叶水煎饮服。

【现代研究】茶叶有兴奋高级神经中枢、消除疲劳、扩张冠脉血管和末梢血管、松弛平滑肌、收敛及增强毛细血管抵抗力、利尿、抑菌作用。茶叶含儿茶素类、咖啡因、矿物质。茶叶中含有丰富的钾、钙、镁、锰等多种矿物质及 B 族维生素、类胡萝卜素。

【按语】茶是金代先人的保健饮品，是金代国家管制和重要的贸易食品。《金史》卷四十九记载："金制，榷货之目有十，曰酒、曲、茶、醋、香、矾、丹、锡、铁，而盐为称首。"《金史》卷二十六记载："开封府……有药市四，榷场。产蜜蜡、香茶、心红、朱红、地龙、黄柏。"茶在金代是满族先人贵族生活中的饮品。由于茶叶饮用方便，可以以药代茶，满族民间发展了多种医疗保健代茶饮。清代药茶和代茶饮成为清代宫廷防治疾病和养生保健的重要方法，如人参茶、姜片茶、栀子茶、芝麻养血茶、连梅止痢茶、慈禧珍珠茶等。代茶饮，在清代宫廷十分盛行。清代宫廷代茶饮的种类很多，有的用于危重病人的抢救，有的用于病愈后的身体调理。清宫医案记载，救治危重病症时，用"参脉代茶饮""参莲饮""滋胃和中代茶饮"等。用于心气不足、夜间少寐的"育神代茶饮"，用于痰涎上壅、气闭抽搐的"清热代茶饮"，用于病后气血衰微、脾胃虚弱的"参苓代茶饮"等，深受满族民众的喜爱。满族民间至今还有用五味子、人参、野菊花、枸杞子、山楂等泡水代茶饮以强身健体、防治疾病的习俗。

九、烟草

【满文】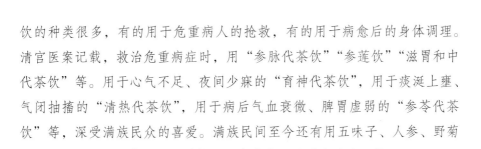 dambaku

【别名】野烟、仁草、八角草、土烟草。

【来源】为茄科植物烟草 *Nicotiana tabacum* L. 的叶。

【主要产地】全国各地均有种植。

【功能主治】行气止痛，解毒杀虫。主要治疗疔疮、中毒。

【满族民间应用】治疗疔疮肿毒、红肿疼痛、蚊虫咬伤、痛疽疥癣，用烟草捣烂或用口嚼烂，外敷患处。

【现代研究】烟草中含烟碱，可导致慢性咽炎及其他呼吸道症状，使消化道发生变化，引起神经性胃痛、溃疡病及便秘等。长期吸烟对人体的危害极大，极易导致癌症的发生。

【按语】满族有使用旱烟袋吸烟的习俗，旱烟袋锅和烟袋中会残留烟袋油。满族民间用烟袋油外用治疗痛疽疥癣。将烟袋油涂抹身体裸露部位，可防止或治疗蛇虫咬伤。

十、山葛花

【满文】fiye

【别名】葛条花。

【来源】为 豆 科 植 物 野 葛 *Pueraria lobata*（Willd.）Ohwi 的花。

【主要产地】全国大部分地区。

【功能主治】健脾和胃，解酒

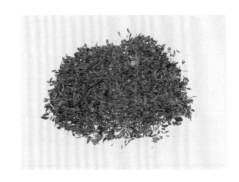

毒，止血。主要治疗脘腹胀满、呕逆吐酸、酒后烦热口渴、头痛头晕、酒精中毒。

【满族民间应用】治疗酒后烦热口渴、头痛头晕、脘腹胀满、呕逆、醉酒等症，用山葛花或全草煮水饮用。

【按语】满族民众喜欢饮酒，山葛花在满族民间用于解酒醉、止呃逆、治头痛头晕等症。山葛花是满族萨满早期使用的药物，满族萨满的"百草歌诀"中说："要想解酒用葛花。"

十一、草红花

【满文】ᠵᡳ ᡳᠯᡥᠠ / ᡥᡠᠩ ᡥᡡᠸᠠ ji ilha/hūng hūwa

【别名】红花、刺红花、金红花。

【来源】为菊科植物红花的 *Carthamus tinctorius* L. 的筒状花冠。

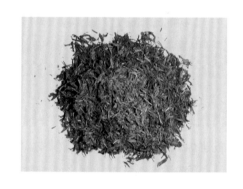

【主要产地】河南、湖北、四川、云南、浙江等地，其他地区也有栽培。

【功能主治】活血通经，祛瘀止痛。主要治疗痛经、经闭、产后瘀滞腹痛、跌打损伤、瘀滞肿痛、胸痹心痛、胁痛。

【满族民间应用】

1.治疗跌打损伤、腰腿疼痛，用草红花泡酒外敷患处；或配伍木香、苏木、乳香、没药等水煎服；或将草红花加工成红花油、红花酊，涂擦患处。

2.治疗妇女痛经、经闭、产后瘀血腹痛、癥瘕积聚、胸痹心痛、胁痛，用草红花水煎服。

【现代研究】草红花有轻度兴奋心脏、降低冠脉阻力、增加冠脉流量和心肌营养性血流量的作用；能扩张周围血管，降低血压；能显著提高耐缺氧能力。其煎剂对子宫和肠道平滑肌有兴奋作用。

【按语】红花有草红花、藏红花两种，药用功能相似。草红花以活血为主，藏红花则具有养血活血、凉血解毒的功效。草红花的使用方法：除了用作配方使用以外，还用于制作红花油、红花酊外用治疗跌打损伤、红肿疼痛等。草红花为活血药，孕妇禁用。

十二、蒲棒

【满文】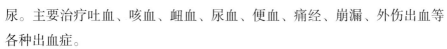 ibagan hiyabun

【民间满语音名】沃无吉哈。

【别名】蒲棒花粉、蒲黄草。

【来源】为香蒲科植物水烛香蒲 *Typha angustifolia* L. 或同属植物的干燥花粉。

【主要产地】浙江、湖北、山东等地，吉林少量。

【功能主治】止血，化瘀，利尿。主要治疗吐血、咳血、衄血、尿血、便血、痛经、崩漏、外伤出血等各种出血症。

【满族民间应用】满族用药常将蒲棒炮制成炭使用，治疗多种出血症。可单味药使用，也可与其他药物配伍使用，以增强止血功效。

1. 治疗瘀血经痛、产后疼痛、跌打损伤、瘀血肿胀疼痛，用蒲棒炭配伍五灵脂、延胡索、香附、当归、白芍、艾叶等，水煎服。

2. 治疗血尿，用蒲棒炭配伍生地黄、车前子、芦根、海金沙等，水煎服。

3. 治疗外伤出血，用蒲棒炭煎汁，外敷患处。

【现代研究】蒲棒有促进凝血作用，且作用显著而持久；对离体子宫有兴奋性作用，可使离体肠蠕动增强；还具有抗炎、利胆、利尿、镇痛、平喘及抗缺血等作用。

【按语】蒲棒用于治疗各种出血症。生蒲棒用于活血祛瘀，蒲棒炭用于止血。有报道提示生蒲棒水煎剂或粉剂也具有一定的止血作用。

十三、满山红

【满文】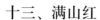 senggiri ilha

【民间语音名】拿尼库热。

【别名】东北满山红、映山红、金达来、山鹃、杜鹃花。

【来源】为杜鹃花科植物兴安杜鹃 *Rhododendron dauricum* L. 的叶。

【主要产地】东北地区及内蒙古、新疆等地。

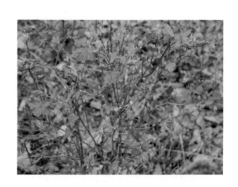

【功能主治】解表，止咳，祛痰。主要治疗外感咳嗽、气喘、多痰。

【满族民间应用】

1. 治疗急慢性支气管炎、慢性咳喘，用满山红根水煎服。

2. 治疗外感咳嗽、气喘、多痰，用满山红根水煎服。

【现代研究】满山红煎剂有镇咳、平喘、降压作用，具有洋地黄样强心作用，大剂量可使心率减慢、收缩力减弱，对金黄色葡萄球菌、白色葡萄球菌、甲型链球菌、绿脓杆菌等有抑制作用。

【按语】满山红是满族萨满早期使用的药物，用来治疗慢性咳嗽。满族萨满的"百草歌诀"中说："气管咳嗽满山红，加上苓花（黄芪花）三碗好。"由于慢性咳嗽是东北地区的常见病，满山红的采集又较方便，因此满山红也是东北民间用来治疗慢性咳喘的常用药物。

十四、凤仙花

【满文】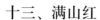 kina ilha

【别名】金凤花、指甲草、指甲花。

【来源】为凤仙花科植物凤仙花 *Impatiens balsamina* L. 的花。

【主要产地】吉林、辽宁、河北、山东、河南等地。

【功能主治】活血通经，祛风止痛，外用解毒。主要治疗跌打损伤、瘀血肿痛、风湿痹痛，外用治疗痈疮疔肿、蛇虫咬伤。

【满族民间应用】

1.治疗跌打损伤，用凤仙花水煎服。

2.治疗风湿性关节炎，用凤仙花水煎服。

3.治疗痈疮疖肿、蛇虫咬伤，将凤仙花捣烂，外敷患处。

4.治疗手足癣，用鲜凤仙花搓搽患处。

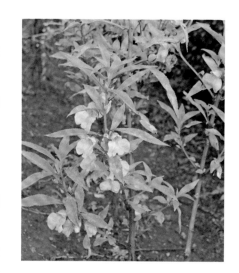

【现代研究】凤仙花分离获得的成分有香豆素、黄酮、醌类、多肽及蛋白质等成分。国外学者对凤仙花的研究报道较多，其中最多的是黄酮类花色素及其苷和萘醌中的 1,4- 萘醌，而 1,4- 萘醌又是其各部分主要的抗菌活性物质。

十五、山菊花

【满文】ᠪᠣᠵᡳᡵᡳ ᡳᠯᡥᠠ bojiri ilha

【民间语音名】波吉力依勒哈。

【别名】北菊花、野菊花。

【来源】为菊科植物野菊 *Chrysanthemum indicum* L. 的干燥头状花序。

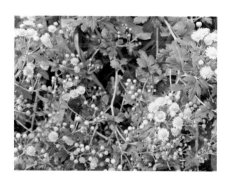

【主要产地】全国各地均有分布。

【功能主治】清热解毒，疏风平肝。主要治疗咽喉肿痛、风热感冒、头痛眩晕、疖疮肿毒、湿疹。

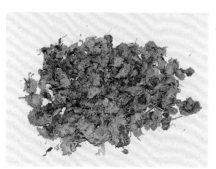

【满族民间应用】

1.治疗外感风热、头痛、发热、

咽喉肿痛、咳嗽，用山菊花水煎服。

2.治疗胃肠炎，用鲜山菊花全草煮水口服。

3.治疗高血压，用山菊花泡水，经常饮用。

4.治疗痈疮、湿疹，用山菊花煎汁，外洗患处。

5.制作山菊花保健酒饮用。

【现代研究】山菊花对金黄色葡萄球菌、白喉杆菌、痢疾杆菌、流感病毒、疱疹病毒以及钩端螺旋体有抑制作用，有抗病原微生物、抗炎及降血压的作用。

【按语】山菊花是辽金时期的名贵药物，也是制作宫廷御用酒和赐品菊花酒的原料。《辽史》卷十记载："闰九月癸酉……庚辰，重九，骆驼山登高，赐群臣菊花酒。"《辽史》卷十一记载："甲戌，次黑河，以重九登高于高水南阜，祭天。赐从臣命妇菊花酒。"山菊花的全草均可作药用，主要功能为清热解毒。满族民间用新鲜山菊花煮水熏洗，治疗湿疹、皮肤瘙痒症，或捣烂外敷治疗蛇虫咬伤。山菊花有两种，一种是黄菊花，另一种是白菊花。黄菊花常用于清热散风，白菊花常用于清肝明目。

十六、北细辛

【满文】 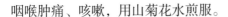 morin turgen

【民间满语音名】那勒赛浑。

【别名】细辛、辽细辛、汉城细辛。

【来源】为马兜铃科植物北细辛 *Asarum heterotropoides* Fr. Schmidt var.

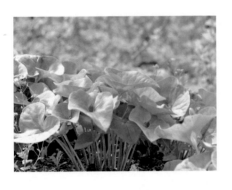

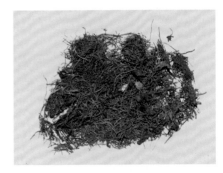

mandshuricum（Maxim.）Kitag. 的干燥全草。

【主要产地】东北地区。

【功能主治】解表散寒，祛风止痛通窍，温肺化饮。主要治疗风寒感冒、头痛、牙痛、鼻塞鼻渊、风湿痹痛、气逆喘急、风寒咳喘、痰饮喘咳等症。

【满族民间应用】

1.治疗外感风寒感冒、鼻塞不通、鼻流清涕、头痛、发热、咳嗽等症，用北细辛全草干品研细末，少许吹入鼻中，或煎水口服。

2.治疗风寒腰腿疼痛，用鲜北细辛全草捣烂，外敷疼痛处。

3.治疗牙痛、头痛，用新鲜北细辛水煎服或口嚼，或配伍北豆根、野薄荷煎水漱口或口服。

4.治疗气逆喘急、风寒咳喘等症，用北细辛配伍麻黄、桂枝、干姜、茯苓、干姜、五味子等药。

【现代研究】北细辛挥发油、水及醇提取物具有解热、抗炎、镇静、抗惊厥及局部麻醉作用。挥发油有一定的毒副作用，其所含的黄樟醚毒性较强，属致癌物质。

【按语】北细辛是满族常用的药物，《金史》卷二十六记载："京兆府……产白芷、麻黄、白蒺藜、茴香、细辛。"北细辛为有毒之药，用量要严格掌握，临床用量一般为 1～3g，有"细辛不过钱，过钱赛人言（红矾）"之说。满族民间用北细辛多以新鲜为主，药量也常常大于中医方剂所用的剂量。北细辛能外散风寒，内祛阴寒，具有较好的止痛、镇咳作用。配伍川芎治头痛，配伍乌头治痹痛，都是常用的配伍方法。满族民间常用北细辛治疗牙痛和头痛。例如，漱口验方可清热解毒、消肿止痛，主要治疗各类牙痛、齿龈肿胀、口腔炎症。用法：北细辛、山薄荷、北豆根各等量，用白酒浸泡一周，将药酒过滤，去除药渣，用药酒漱口，漱后吐出；或将上药用水煎后，过滤并去除药渣，用药水漱口，漱口后吐出。酒精过敏者和孕妇要慎用北细辛。北细辛用蜂蜜炮制后可以降低其毒副作用。《珍珠囊补遗药性赋》中诸药相反例的"十八反歌"说："诸参辛芍叛藜芦。"因此，北细辛不宜与藜芦组方同用。

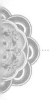

十七、紫花地丁

【满文】 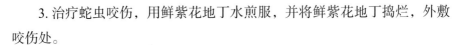 dingse orho

【别名】地丁、小鸡菜、扁豆秧。

【来源】为堇菜科植物紫花地丁 *Viola yedoensis* Makino 的干燥全草。

【主要产地】长江下游至南部各地区。

【功要主治】清热解毒，凉血消肿。主要治疗外感风热、肝火目赤肿痛、痈疮肿毒、毒蛇咬伤。

【满族民间应用】

1. 治疗疖肿痈疮、乳房肿痛，将鲜紫花地丁捣烂，水煎服。

2. 治疗外感风热、肝火目赤肿痛等症，用鲜紫花地丁水煎服。

3. 治疗蛇虫咬伤，用鲜紫花地丁水煎服，并将鲜紫花地丁捣烂，外敷咬伤处。

4. 治疗尿血、便血，用鲜紫花地丁水煎服。

【现代研究】紫花地丁有明显的抗菌作用；有确切的抗病毒作用；有解热、消炎、消肿等作用。

【按语】紫花地丁是满族萨满早期使用的药物，满族萨满的"百草歌诀"中说："肠痈肿毒用地丁。"犁头草也称紫地丁，为堇菜科堇菜属植物犁头草 *Viola japonica* Langsd. 的全草。其药用功能与紫花地丁相似，有清热解毒、凉血消肿作用，将犁头草水煎服或捣烂外敷，可用于治疗急慢性咽喉炎、痈疮肿毒、蛇虫咬伤。

十八、东北堇菜

【别称】堇堇菜。

【来源】为堇菜科植物东北堇菜 *Viola mandshurica* W.Bckr. 的全草。

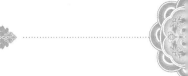

【主要产地】东北、华北地区及陕西、甘肃、山东、台湾等地。

【功能主治】清热解毒，消肿排脓。其药用作用与紫花地丁相似。

【满族民间应用】

1. 治疗痈疽疔毒、目赤肿痛、咽喉肿痛、乳痈、各种脓肿，用东北堇菜水煎服。

2. 治疗泄泻、痢疾，用东北堇菜水煎服。

3. 治疗黄疸、淋巴结核等，用东北堇菜水煎服。

【现代研究】东北堇菜在试管内有抑制结核杆菌生长的作用。全草含苷类、黄酮类、蜡、蜡酸及不饱和酸等酯类。花中含蜡，蜡中含饱和酸、不饱和酸、醇类、烃约。根含淀粉、生物碱、黄酮类。

十九、蒲公英

【满文】 ᠪᠠᠮᠪᠢᠪᠣᡵᠣ bambiboro

【别名】婆婆丁。

【来源】为菊科植物蒲公英 *Taraxacum mongolicum* Hand.–Mazz. 的干燥全草。

【主要产地】全国各地均有分布。

【功能主治】清热解毒，消肿散结，利湿通淋。主要治疗乳痈、疔毒肿痛、肠痈腹痛、肺痈、咽喉肿痛、目赤肿痛、热淋涩痛等症。

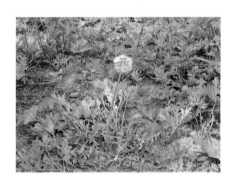

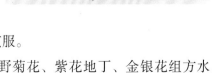

【满族民间应用】

1. 治疗乳痈，用蒲公英水煎服，或配伍瓜蒌、金银花、牛蒡子组方水煎服。

2. 治疗疔毒肿痛，用蒲公英配伍野菊花、紫花地丁、金银花组方水煎服。

3. 治疗肠痈腹痛，用蒲公英配伍大黄、牡丹皮、桃仁等水煎服。

4. 治疗肺痈，用蒲公英配伍鱼腥草、冬瓜仁、芦根水煎服。

5. 治疗咽喉肿痛，用蒲公英配伍知母、板蓝根、玄参等水煎服。

6. 治疗热淋涩痛等症，用蒲公英配伍白茅根、金钱草、车前子水煎服。

7. 治疗湿热黄疸，用蒲公英配伍茵陈、栀子、大黄等水煎服。

8. 治疗肝火上亢引起的目赤肿痛，用蒲公英配伍菊花、夏枯草、黄芩等水煎服。

9. 治疗蛇虫咬伤，将鲜蒲公英捣烂，外敷患处。

【现代研究】蒲公英煎剂对金黄色葡萄球菌、溶血性链球菌及卡他球菌有抑制作用，对肺炎双球菌、白喉杆菌、福氏痢疾杆菌、绿脓杆菌有抑制作用，有利胆、保肝、抗内毒素及利尿作用。蒲公英的地上部分，有抗肿瘤作用。

【按语】蒲公英幼苗是满族民间喜欢食用的野菜，用于治疗痈疮肿毒初期红肿发热、肺痈、肠痈、乳痈，用鲜草直接口服或捣烂外敷。蒲公英是满族萨满早期使用的药物，满族萨满的"百草歌诀"中有"公英解毒治乳痈"的记载。蒲公英可清热解毒，对热毒腹泻有缓泻作用。

二十、东北薄荷

【满文】ᠪᡳᠨ farsa

【民间满语音名】法尔萨。

【别名】山薄荷、栀子花。

【来源】为唇形科植物薄荷 *Mentha haplocalyx* Briq. 的全草。

【主要产地】东北及内蒙古等地。

【功能主治】疏风清热，利咽止咳，凉肝止血。主要治疗感冒发热、头痛、咽喉肿痛、咳嗽气喘、吐血、衄血、风疹、皮肤瘙痒。

【满族民间应用】

1. 治疗感冒发热、头痛、咽喉肿痛、口舌生疮、咳嗽气喘，用新鲜东北薄荷水煎服。

2. 治疗风疹、皮肤瘙痒，用新鲜东北薄荷水煎服。

3. 治疗蛇虫咬伤、狂犬咬伤，用新鲜东北薄荷水煎服，或捣烂外敷患处。

二十一、野薄荷

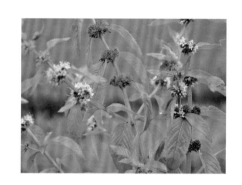

【满文】comari ilha

【别名】升阳菜、野仁丹草。

【来源】为唇形科植物薄荷 *Mentha haplocalyx* Briq. 的干燥地上部分。

【主要产地】江苏、浙江、湖南及长白山地区。

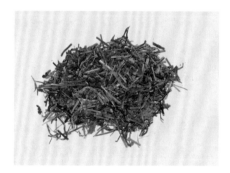

【功能主治】疏散风热，清利头目，利咽透疹，疏肝行气。主要治疗外感风热、头痛、目赤、咽喉肿痛、食滞气胀、脘腹胀痛、呕吐泄泻、口疮、牙痛、麻疹不透、风疹瘙痒。

【满族民间应用】

1.治疗外感风热、头痛、发热、咳嗽、咽喉肿痛等症，用鲜野薄荷水煎服。

2.治疗口疮、牙痛，用野薄荷配伍蝉蜕、牛蒡子、柽柳等水煎服。

3.治疗风热束表、麻疹不透、风疹瘙痒，用野薄荷配伍荆芥、防风、僵蚕等水煎服。

4.治疗胸胁胀痛、月经不调，用野薄荷配伍柴胡、白芍、当归等疏肝理气调经药水煎服。

5.治疗暑湿浊气所致的脘腹胀痛、呕吐泄泻，用野薄荷配伍香薷、厚朴、金银花等水煎服。

6.治疗蚊虫叮咬、蜂叮肿胀，用鲜野薄荷叶贴敷患处。

【现代研究】野薄荷叶对治疗癌症有作用。野薄荷水提取物对单纯疱疹病毒、牛痘病毒、Semliki 森林病毒和流行性腮腺病毒均有抑制作用，但对流感病毒却无效。

【按语】野薄荷是金代使用的药物和贸易的药材。《金史》卷二十六记载:"东平府……产天麻、全蝎、阿胶、薄荷、防风、丝、绵、绫、锦、绢。"《金史》卷二十四记载:"大兴府……药产滑石、半夏、苍术、代赭石、白龙骨、薄荷、五味子、白牵牛。"薄荷脑是由薄荷的叶和茎所提取的白色晶体。薄荷脑组方制剂内服,可治疗感冒、头痛、咽喉炎,外用可治疗头痛、眩晕、瘙痒、蚊虫叮咬、伤风鼻塞、咽喉炎,还可以制成清凉油或作为牙膏、糖果、饮料、香料等的赋香剂。薄荷油是由薄荷的叶和茎提取的精油。薄荷油香气清凉,其作用与薄荷冰相似。婴幼儿禁用薄荷脑及薄荷油,并且不能用于眼及黏膜部位,易引起中毒。野薄荷与薄荷的作用相似。

二十二、败酱

【满文】ᠪᡳᡤᠠᠨ ᡳ ᡤᡳᠨᡨᠠᠯᠠ bigan i gintala

【别名】黄花龙牙、黄花败酱、败酱草、山野芹菜、苦丁菜等。

【来源】为败酱科植物黄花败酱 *Patrinia scabiosaefolia* Fisch. 的带根全草。

【主要产地】全国大部分地区。

【功能主治】清热解毒,排脓破瘀。主要治疗疥疮肿毒。

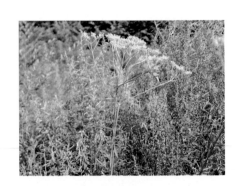

【满族民间应用】

1. 治疗肠炎痢疾、肠痈,用鲜败酱水煎服。

2. 治疗妇女赤白带下、产后瘀滞腹痛,用鲜败酱水煎服。

3. 治疗目赤肿痛,用鲜败酱水煎服。

4. 治疗痈肿疥癣,用鲜败酱水

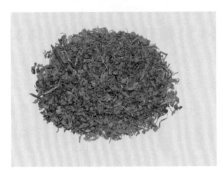

煎服或捣烂外敷。

【现代研究】败酱有利尿、镇痛、抗菌、抗病毒、抗肿瘤作用，有保肝利胆及调节免疫系统、循环系统的药理作用。

【按语】败酱草科属植物的白花败酱、狭叶败酱及岩败酱也可作败酱草入药。

二十三、藿香

【满文】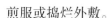 turi afaha

【别名】土藿香、拉拉香、猫尾巴香、野苏子、山茴香等。

【来源】为唇形科植物藿香 *Agastache rugosa*（Fisch. et Mey.）O.Ktze. 的地上部分。

【主要产地】四川、江苏、浙江、湖南、广东等地。

【功能主治】祛暑解表，化湿和胃。主要治疗暑热感冒、头痛、恶心呕吐、腹泻等暑湿所致病症。

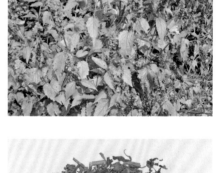

【满族民间应用】

1.治疗夏令感冒、寒热头痛、胸脘痞闷、呕吐泄泻，用藿香水煎服。

2.治疗各类鼻炎，用藿香水煎服。

3.治疗手足癣，用藿香煮水泡洗。

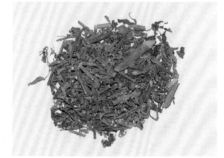

【现代研究】藿香有抗真菌、抗病毒、抗钩端螺旋体作用，对消化系统有作用。藿香含挥发油、黄酮类化合物、齐墩果酸、β–谷甾醇等。

【按语】藿香是满族用来治疗夏季暑湿病的首选药物。藿香具有芳香化湿、清热解暑、辟秽、平和脾胃的作用。藿香芳香化湿的作用优于香薷、紫苏、佩兰等药。中医经典方剂藿香正气散，以藿香为主要药物组成，治疗外感暑湿、发热、头痛、呕吐、腹泻、霍乱、疟疾、夏季时令病。

二十四、白屈菜

【别名】山黄连、土黄连、八步紧、断肠草。

【来源】为罂粟科白屈菜属植物白屈菜 *Chelidonium majus* L. 的全草。

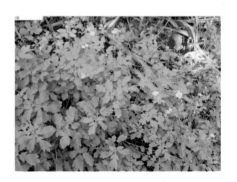

【主要产地】东北、河北、山西、内蒙古、陕西、江苏、四川等地。

【功能主治】清热解毒，解痉止痛，止咳。主要治疗肠炎痢疾、小儿百日咳。

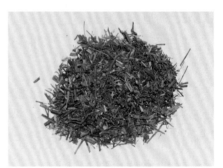

【满族民间应用】

1. 治疗肠炎痢疾、腹痛，用白屈菜水煎服。

2. 治疗小儿百日咳、慢性支气管炎，用白屈菜水煎服。

3. 治疗扁平疣，将白屈菜捣烂，外敷患处。

【现代研究】白屈菜有解痉、抑制中枢、抗肿瘤作用。白屈菜的地上部分含白屈菜碱、原阿片碱、消旋金罂粟碱、左旋金罂粟碱、别隐品碱、白屈菜玉红碱、血根碱、白屈菜红碱、黄连碱、左旋金罂粟碱 β-甲羟化物、左旋金罂粟碱 α-甲羟化物、小聚碱、刻叶紫堇明碱、鹰爪豆碱、羟基血根碱、羟基白屈菜碱、高白屈菜碱等生物碱，还含有白屈菜醇。茎叶含有胆碱、甲胺、组胺、酪胺、皂苷及游离黄酮醇。

【按语】白屈菜有很好的止痛和止泻作用。长白山地区的白屈菜药源丰富，山间田野很容易采集到。现今，满族民间治疗各类疼痛时，会采集

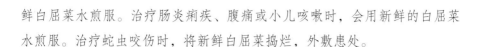

鲜白屈菜水煎服。治疗肠炎痢疾、腹痛或小儿咳嗽时，会用新鲜的白屈菜水煎服。治疗蛇虫咬伤时，将新鲜白屈菜捣烂，外敷患处。

二十五、夏枯草

【别名】麦穗夏枯草、铁线夏枯草、铁色草、三菠菜。

【来源】为唇形科植物夏枯草 *Prunella vulgaris* L. 的干燥果穗。

【主要产地】全国大部分地区。

【功能主治】清热解毒，疏肝解郁，利尿。主要治疗感冒发热、口渴咽干。

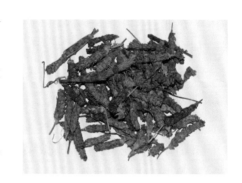

【满族民间应用】

1. 治疗夏季感冒发热、咽干口渴、咳嗽，用夏枯草水煎服。

2. 治疗乳腺炎，用夏枯草水煎服。

3. 治疗高血压病、慢性肝炎，用夏枯草煮水代茶饮。

【现代研究】夏枯草有保护心血管系统、抗病原微生物、免疫抑制作用。

二十六、蚂蚁菜

【满文】 ᡶᡳᠶᡝᠯᡝᠨ ᠰᠣᡤᡳ fiyelen sogi ᠸᡝᡥᡝ ᡶᡳᠶᡝᠯᡝᠨ wehe fiyelen

【民间满语音名】叶洛少给。

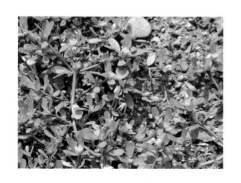

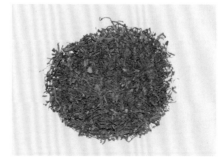

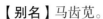

【别名】马齿苋。

【来源】为马齿苋科植物马齿苋 *Portulacae oleracea* L. 的干燥地上部分。

【主要产地】全国大部分地区均产。

【功能主治】清热解毒，凉血止血，止痢，除湿通淋。主要治疗热毒泻痢、热淋、赤白带下、崩漏、痔血、痈疮疔毒、瘰疬、湿癣。

【满族民间应用】

1. 治疗腹泻、痢疾，可单味药或组方使用。用鲜蚂蚁菜煮水去渣，将药液加入蜂蜜冲服。

2. 治疗蛇虫咬伤，用新鲜蚂蚁菜捣烂，外敷咬伤处。

3. 治疗热毒疮疡，用鲜蚂蚁菜水煎口服或组方使用；或将鲜蚂蚁菜捣烂，外敷未溃烂的毒肿处。

4. 治疗便血，用鲜蚂蚁菜单味捣汁口服。

5. 治疗痢疾、赤白带下、痔疮出血、疮疡痈疖、瘰疬、湿癣，用蚂蚁菜配伍地榆、槐角、凤尾草等水煎服。

【现代研究】蚂蚁菜对痢疾杆菌有显著的抑制作用；对大肠杆菌、伤寒杆菌、金黄色葡萄球菌有一定的抑制作用；能升高血钾浓度；有利尿和降低胆固醇等作用。

【按语】蚂蚁菜又称为马齿苋，鲜马齿苋是满族民间用来治疗痢疾的常用药物。马齿苋的幼苗也可作野菜食用，有祛火作用。

二十七、蛇附子

【别名】三叶扁藤、石老鼠、小扁藤、石猴子。

【来源】为葡萄科崖爬藤属植物三叶青 *Tetrastigma hemsleyanum* Diels et Gilg 的块根或全草。

【主要产地】浙江、江西、福建、湖北、湖南、广东、四川等地。

【功能主治】清热解毒，活血祛风。

【满族民间应用】治疗慢性气管炎、咽喉炎、肠炎、胆道感染等感染性疾病，用蛇附子水煎服。

二十八、羽叶千里光

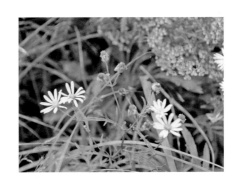

【民间满语音名】西厄里汗。

【别名】额河千里光、斩龙草。

【来源】为菊科植物羽叶千里光 *Senecio argunensis* Turcz. 的带根全草。

【主要产地】黑龙江、内蒙古及中东部和西北部地区。

【功能主治】清热解毒，清肝明目。主要治疗痈疮肿毒、蛇虫咬伤。

【满族民间应用】

1. 治疗痢疾腹痛，用鲜羽叶千里光水煎服。

2. 治疗肺痨，用鲜羽叶千里光水煎服。

3. 治疗疮痈红肿、蛇虫咬伤，将鲜羽叶千里光捣烂，外敷患处。

【现代研究】羽叶千里光的地上部分含多种黄酮类成分。

二十九、牻牛儿苗

【别名】太阳花、老鹤草、老鸭嘴、野老鹤草。

【来源】为牻牛儿苗科牻牛儿苗 *Erodium stephanianum* Willd. 的全草。

【主要产地】东北、河南、华北、西北、西南及长江流域。

【功能主治】祛风除湿，活血通络，清热解毒。主要治疗肠炎痢疾。

【满族民间应用】治疗肠炎腹泻、痢疾，用鲜牻牛儿苗水煎服。

【现代研究】牻牛儿苗有抗菌、抗病毒、抗氧化、降糖、保肝、镇咳作用。

三十、龙葵

【满文】ᡳᡠᡴᡝᡳ ᡥᠠᠰᡳ mukei hasi

【别名】黑天天、野茄、天茄子、野葡萄。

【来源】为茄科植物龙葵 *Solanum nigrum* L. 的地上部分。

【主要产地】全国均有分布。

【功能主治】清热解毒，利尿。主要治疗痢疾、痈疮肿毒。

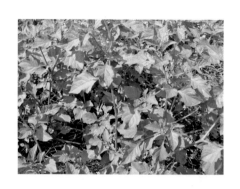

【满族民间应用】

1. 治疗痢疾、淋浊、白带，用鲜龙葵全草水煎服。

2. 治疗痈疽肿毒，用鲜龙葵全草水煎服。

【现代研究】龙葵有镇咳、祛痰、兴奋平滑肌及中枢神经、抗炎作用。

【按语】龙葵果和龙葵根均可入药。鲜龙葵果有清热解毒、化痰止咳、平喘的作用，满族民间用来治疗慢性咳嗽气喘、咽喉肿痛、痈肿疔毒、小便不利、水肿等症，可直接口服，或泡酒饮用。龙葵根水煎服可治疗跌打损伤。龙葵根煎汤，口含、漱口可治疗牙痛。

三十一、冬葵子

【满文】hingnechi

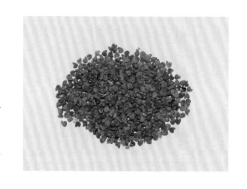

【别名】葵菜、冬寒菜、蕲菜。

【来源】为锦葵科植物冬葵 *Malva virosa* L. 的根、茎、叶及果实。

【主要产地】湖南、四川、贵州、云南、江西、甘肃等地。

【功能主治】清热解毒，利水通便。主要治疗肺热咳嗽、小便不利。

【满族民间应用】

1. 治疗下肢浮肿、便秘、产后乳汁不通，用冬葵子或鲜秧苗水煎服。

2. 治疗咽喉肿痛，用冬葵子或鲜秧苗水煎服。

【现代研究】冬葵子含单糖、蔗糖、麦芽糖、淀粉、锦葵酸等成分，用于治疗肺热咳嗽、咽喉干燥疼痛、水肿等。

【按语】冬葵的根、茎、叶、果实均可入药。冬葵叶主要用于治疗肺热咳嗽、湿热痢疾、黄疸、疔疮肿毒，水煎服或鲜叶捣烂外敷。冬葵果有清热利尿、通经下乳的作用，可治疗淋病、水肿、便秘、乳汁不通。冬葵根用于治疗消渴、淋病、大小便不畅、乳汁不通。慢性腹泻者慎用，孕妇禁用。冬葵子与苘麻子、天葵子的药用功能有些相似，苘麻子也有人称为冬葵子，但苘麻子是锦葵科植物苘麻的种子，主要用于治疗各种眼病、湿热痢疾。药用天葵子是毛茛科植物天葵的块根，用于治疗痈疮肿毒、皮肤痒疮、热淋、癫痫、蛇虫咬伤。

三十二、苣荬菜

【满文】ᠰᠠᡵᡳ šari

【别名】野苦菜、野苦荬、苦荬菜、曲麻菜。

【来源】为菊科植物苣荬 *Sonchus brachyotus* DC. 的全草。

【主要产地】西北、华北、东北等地。

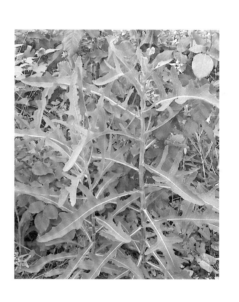

【功能主治】清热解毒，补虚止咳。主要治疗肠炎痢疾。

【满族民间应用】

1. 治疗肠炎痢疾，用苣荬菜煮水口服或直接食用。

2. 治疗肺热咳嗽、喉炎，用苣荬菜煮水口服或直接食用。

3. 治疗痔疮，用苣荬菜煮水口服或直接食用。

【现代研究】苣荬菜含有挥发油。干燥果枝含黑芥子苷等。根与根茎中含莫罗忍冬苷、番木鳖苷、白花败酱苷等。苣荬菜有抗肿瘤、促进生长发育和消暑保健的作用。

【按语】苣荬菜是东北地区春季生长的野菜。满族民间多将新鲜的苣荬菜幼苗作为菜肴食用。民间用苣荬菜来清热解毒，治疗肠炎痢疾、痔疮等症时，多直接食用新鲜的苣荬菜。

三十三、苦苣菜

【满文】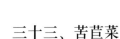 šari

【别名】苦菜、田苦卖菜、尖叶苦菜。

【来源】为菊科植物山苦荬 *Sonchus oleraceus* L. 的全草或根。

【主要产地】全国大部分地区。

【功能主治】清热解毒，凉血，消痈排脓，祛瘀止痛。主要治疗肠炎痢疾、肺热咳嗽。

【满族民间应用】

1. 治疗肠炎痢疾，用鲜苦苣菜直接口服或水煎服。

2. 治疗痈疮疖肿，将鲜苦苣菜捣烂，外敷患处。

【现代研究】苦苣菜全草含抗肿瘤成分。花中含有多种黄酮苷和黄酮苷元。叶中含有维生素。

【按语】苦苣菜是满族民间食用的野菜，多用来清热解毒。主要用鲜苦苣菜捣烂外敷，治疗痈疮疖肿。

三十四、石见穿

【别名】紫参、华鼠尾草、乌沙草、石打穿。

【来源】为唇形科植物紫参 *Salvia chinensis* Benth. 的全草。

【主要产地】华东、湖北、湖南、四川、广西、广东等地。

【功能主治】清热解毒。主要治疗肺热痰喘、痈肿、瘰疬。

【满族民间应用】

1. 治疗痈疮疖肿，将鲜石见穿捣烂，加水调和，外敷患处。

2. 治疗急慢性肝炎，用石见穿水煎服。

【现代研究】石见穿全草含甾醇、三萜成分、氨基酸。根含水苏糖。

三十五、零陵香

【别名】熏草、香草、铃铃香、黄零草等。

【来源】为报春花科植物灵香草 *Lusimachia foenum-graecum* Hance 的带根全草。

【主要产地】广西、广东、四川、云南、贵州等地。

【功能主治】祛风散寒，除晦气。主要治疗感冒头痛、咳嗽。

【满族民间应用】

1. 治疗伤风感冒、头痛鼻塞、胸腹胀满，用零陵香水煎服。

2. 治疗遗精早泄，用零陵香水煎服。

3. 驱蚊虫，用零陵香的干燥全草燃烧烟熏。

【现代研究】零陵香可防治流感。

【按语】零陵香是金代使用的药物，《金史》卷二十六有"真定府……产瓷器、铜、铁。有丹粉场、乌梨。药则有茴香、零陵香、御米壳、天南星、皂角、木瓜、芎䓖、井泉石"的记载。

三十六、无心草（附：鼠曲草）

【别名】湿鼠曲草、鼠曲草。

【来源】为菊科植物湿鼠曲草 *Gnaphalium uliginosum* L. 的全草。

【主要产地】东北地区及甘肃、内蒙古等地。

【功能主治】止咳化痰，祛湿调中。主要治疗咳喘、疮肿、风湿痹证。

【满族民间应用】

1. 治疗咳嗽气喘，用无心草水煎服。

2. 治疗风湿痹证、筋骨疼痛，用无心草水煎服。

3. 治疗湿热痢疾、胃溃疡，用无心草水煎服。

4. 治疗痈疮肿毒，用新鲜无心草捣烂外敷。

【按语】无心草是金代使用的药物，《金史》卷二十六记载："凤翔府……产芎䓖、独活、灯草、无心草、升麻、秦艽、骨碎补、羌活。"无心草主要来源于菊科植物鼠曲草或湿鼠曲草，它们的药物作用相同。主要功效为解热解毒，清肺止咳，化痰平喘，祛风除湿，理气止痛。治疗感冒咳嗽气喘、荨麻疹、痈肿疔疮，用无心草水煎服。治疗风湿痹痛、跌打损伤，用无心草泡酒饮用。治疗毒蛇咬伤，将无心草捣烂外敷。

附：鼠曲草

【别名】鼠耳、无心草、鼠耳草、香茅。

【来源】为菊科植物鼠曲草 *Gnaphalium affine* D.Don 的全草。

【主要产地】江苏、浙江等地。

【功能主治】化痰止咳，祛风寒。主要治疗风寒感冒、咳嗽痰多、气喘、筋骨疼痛。外用治疗痈肿疮疡。

三十七、马蔺草（附：马蔺花）

【满文】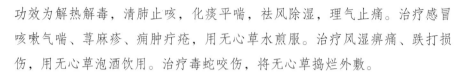 mailan

【别名】马莲、马兰、马蔺。

【来源】为鸢尾科鸢尾属马蔺 *Lris lacteal* Pall. var.*chinensis*（Fisch.）Koidz. 的全草。

【主要产地】东北、华北、西北地区，其他地区也有分布。

【功能主治】清热解毒，利尿通淋，活血消肿。主要治疗咽喉肿痛、关节痹痛。

【满族民间应用】

1. 治疗咽喉肿痛、小便不利、小腹疼痛，用马蔺草煮水口服。

2. 治疗痈疮肿痛、蛇虫咬伤，用马蔺草水煎服，或将新鲜马蔺草捣烂，外敷患处。

【按语】马蔺花是金代使用的药物，《金史》卷二十六记载："河间府……产无缝绵、沧盐、蔺席、马蔺花、香附子。"马蔺花、马蔺草种子、马蔺草根都可以清热解毒、止血利尿，治疗咽喉肿痛。马蔺花侧重于治咳血、小便不通、痈疮；马蔺草种子治肠炎痢疾、吐血、衄血；马蔺草根治鼻出血、牙龈出血、湿热黄疸、风湿痹痛。

三十八、野鸡膀子

【满文】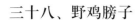 uluncu

【别名】荚果蕨贯众、东北贯众、锦马麟毛蕨、黄瓜香。

【来源】为球子蕨科植物荚果蕨 *Matteuccia struthiopteris*（L.）Todaro 的根茎及叶柄基部。

【主要产地】东北三省及河北、四川、陕西、西藏等地。

【功能主治】清热解毒，凉血止血，杀虫。主要治疗感冒、温热斑疹疮毒、痄腮、寄生虫病。

【满族民间应用】

1. 治疗感冒发热、头痛、温热斑疹、痄腮、疮毒，用鲜野鸡膀子水煎服，或捣烂外敷患处。

2. 驱蛔虫，用野鸡膀子全草水煎服。

【现代研究】野鸡膀子对流感病毒、细菌、真菌有显著的抑制作用。其根茎及叶具有镇静、解痉及抗癫痫作用。根茎煎剂在体外对猪蛔虫有效。

【按语】野鸡膀子是满族民间食用的野菜。满族民间常用野鸡膀子煮水服用治疗感冒发热、头痛；用鲜野鸡膀子捣烂外敷治疗痄腮、疮毒、痈肿等。

三十九、山苏子

【别名】糙苏、山芝麻。

【来源】为唇形科糙苏属植物糙苏的地上全草或根。

【主要产地】东北地区及河北、河南、内蒙古等地。

【功能主治】祛风活络，强筋壮骨，消肿，清热解毒。主要治疗感冒、慢性咳喘、风湿痹痛、跌打损伤、疮疖肿毒。

【满族民间应用】

1. 治疗感冒、慢性支气管炎，用山苏子全草水煎服。

2. 治疗风湿关节痛、腰痛、跌打损伤，用山苏子全草水煎服。

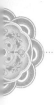

3.治疗痈疮疖肿,用新鲜山苏子全草水煎服,或捣烂外敷患处。

【现代研究】山苏子含有 β－谷甾醇、白桦脂酸、齐墩果酸、山芝麻酸甲酯、山芝麻宁酸甲酯、山芝麻宁酸。

四十、薇菜

【满文】defere

【别名】牛毛广、广东菜。

【来源】为蕨类植物紫萁的嫩叶柄。

【主要产地】东北三省及陕西、甘肃等地。

【功能主治】清热解毒,润肺理气。主要治疗风热感冒、心悸、体倦乏力、便秘等病症。

【满族民间应用】

1.治疗风热感冒、心悸、体倦乏力、便秘等病症,用薇菜水煎服。

2.用薇菜作保健食品,强身健体。

【现代研究】薇菜含有丰富的蛋白质、维生素及钾、钙、磷等多种微量元素,具有杀菌消炎、抗病毒作用,对流感、乙型脑炎等病毒能产生明显的抑制作用,可辅助治疗出血性疾病。

【按语】薇菜是东北地区的山野菜,民间喜欢用薇菜做美味的菜肴食用。满族民间用薇菜作保健食品,对身体虚弱、心悸、体倦乏力者有益,可强身健体。

四十一、蕨菜

【满文】fuktala

【别名】拳头菜、猫爪子、鸡爪菜。

【来源】为蕨科草本植物蕨菜的幼嫩的叶。

【主要产地】全国各地山区均产。

【功能主治】清热解毒,利湿滑肠,止血,降气化痰。主要治疗湿热腹泻或痢疾、小便小利、妇女湿热带下、风湿痹痛。

【满族民间应用】

1. 作为保健食品食用，将蕨菜水煮后口服。

2. 治疗感冒、风湿关节疼痛，将蕨菜煮熟后直接食用。

3. 治疗湿热腹泻或痢疾，将蕨菜煮熟后直接食用。

4. 治疗慢性肝炎、肺结核咳血、便血、便秘，将蕨菜煮熟后直接食用。

【现代研究】蕨菜素对细菌有一定的抑制作用，具有良好的清热解毒、杀菌消炎之功效；扩张血管，降低血压；促进胃肠蠕动，具有下气通便的作用；能清肠排毒。

【按语】蕨菜是东北地区的山野菜，民间喜欢用蕨菜做美味的菜肴或当作有保健作用的野菜食用，还用蕨菜治疗感冒发热、风湿关节疼痛、湿热腹泻。

四十二、野葱（附：葱）

【满文】 sunggina

【别名】沙葱、麦葱、山葱。

【来源】为百合科植物野葱的全株。

【主要产地】东北、河北、山东等地。

【功能主治】发汗散寒，消肿健胃。主要治疗伤风感冒、头痛发热、腹部冷痛、消化不良。

【满族民间应用】治疗风寒感冒头痛、鼻塞不通、腹部冷痛、消化不良，将野葱捣烂，饮用野葱汁或直接口服。

【现代研究】研究人员建立了测定野葱中芦丁、黄酮醇类化合物的高效液相色谱方法。结果表明，野葱中芦丁含量 0.22%，槲皮素、异鼠李素含量依次为 0.42%、0.23%，总黄酮醇类化合物含量为 1.63%。

附：葱

【满文】 enggule

【民间满语音名】额根。

【来源】为百合科植物葱 *Allium fislulosum* L. 近根部的鳞茎。

319

【主要产地】全国各地均有种植。

【功能主治】发汗解表，散寒通阳，解毒散凝。

【满族民间应用】治疗感冒头痛、鼻塞不通、食欲不振，将葱直接口服，或用葱白加姜丝煮水，加红糖口服。

【现代研究】葱根、茎叶和花的挥发油中有类抗炎作用成分。

【按语】葱是蔬菜，野葱与葱有同样的药用和保健作用。葱是满族民间早期热熨法使用的原料，做法是：将葱炒熟后，外熨腹部脐处，治疗胃寒腹痛。葱白辛温，能发散风寒、解表，水煎服可用于治疗风寒感冒、头痛鼻塞、食欲不振、腹泻、腹痛、小便不利。

四十三、野苏麻

【别名】野藿香、白花益母草。

【来源】为唇形科植物野苏麻 *Isodom coetsa*（Buch.–Ham. ex D.Don）Kudo 的全草。

【主要产地】东北、华北、华东地区。

【功能主治】凉血止血，活血止痛，利湿消肿。主要治疗肺热咳血、血淋、妇女月经不调、崩漏、白带、水肿。

【满族民间应用】

1.治疗便秘或大便带血，将野苏麻炒熟，口服。

2.治疗肺热咳嗽、咳血、尿血，用野苏麻水煎服。

3.治疗妇女月经不调、崩漏、白带，用野苏麻水煎服。

【现代研究】野苏麻提取物可使动脉及子宫收缩，可用于治疗子宫出血。

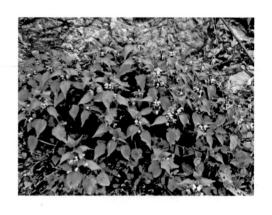

四十四、甘荠菜

【满文】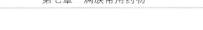 niyajiba

【别名】野猪菜、野芝麻、野薄荷、野芥菜。

【来源】为唇形科植物雪见草 *Salvia plebeian* R.Br. 的全草。

【主要产地】山东、河南、湖北、四川、江西、云南等地。

【功能主治】清热解毒，消肿止痛。主要治疗慢性咳喘病症。

【满族民间应用】

1. 治疗慢性气管炎，用甘荠菜水煎服。

2. 治疗妇女阴道炎、宫颈糜烂，用甘荠菜水煎服。

四十五、浮萍

【满文】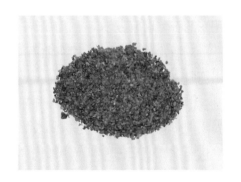 inggari orho

【民间满语音名】英生力沃而霍。

【别名】水萍、浮萍草。

【来源】为浮萍科植物紫萍 *Spirodela polyrrhiza*（L.）Schleid. 的干燥全草。

【主要产地】全国各地池沼均产。

【功能主治】祛风发汗，利水，清热解毒。主要治疗水肿、风疹、皮肤瘙痒、疮癣、烧烫伤。

【满族民间应用】

1. 治疗尿急、尿频或小便不利、水肿、腹痛，用鲜浮萍或加入鲜石韦、鲜黄花菜、鲜车前草，水煎服。

2. 治疗风疹、皮肤瘙痒，用浮萍煮水，擦洗患处。

【现代研究】浮萍有利尿作用，其有效成分主要为醋酸钾及氯化钾。浮萍水浸膏有强心作用，能收缩血管，使血压上升；有解热及抑菌作用。

【按语】浮萍既可内服也可外用，有祛风发汗的作用，用于发热无汗、小便不利、水肿。浮萍煮水擦洗外用，可治疗风疹、皮肤瘙痒。

四十六、东北石竹

【满文】 ᡣᡳᠯᡳ wecu ilha

【别名】瞿麦草、石竹子花、洛阳花、石柱花。

【来源】为石竹科植物瞿麦和石竹 *Dianthus amurensis* Acq. 的干燥地上部分。

【主要产地】河北、河南、辽宁、江苏等地。

【功能主治】清热利尿，破血通经。主要治疗小便不利、身体水肿。

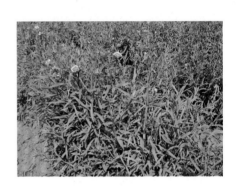

【满族民间应用】

1. 治疗尿路感染、结石、小便不利、尿血，用东北石竹煮水口服。

2. 治疗皮肤湿疹、皮肤瘙痒症，用东北石竹水煎服。

3. 治疗妇女痛经，用东北石竹水煎服。

【现代研究】东北石竹有利尿作用，对心血管、肠管、子宫有作用。瞿麦的带花全草含有一些黄酮类化合物，如花色苷等。石竹的带花全草含具抗癌性质的花色苷和黄酮类化合物。同属植物变色石竹的带花全草主要含黄酮类化合物，含异红草素等黄酮化合物，尚含瞿麦皂苷 A ～ D，其中之一的皂苷元为丝石竹皂苷元。

四十七、金钱草

【别名】蜈蚣草、大金钱草、黄疸草、遍地黄。

【来源】为报春花科植物过路黄 *Lysimachia christinae* Hance 的干燥全草。

【主要产地】四川及长江流域

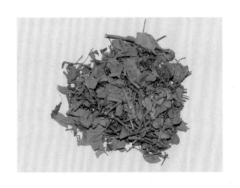

地区。

【功能主治】利水通淋，清热解毒，散瘀消肿。主要治疗各种淋证。

【满族民间应用】

1.治疗肝胆及泌尿系结石、热淋、肾炎水肿、小便不利、刺痛尿血，用金钱草水煎服。

2.治疗湿热黄疸，用金钱草水煎服。

3.治疗疮毒痈肿、毒蛇咬伤，用金钱草水煎服，或用新鲜金钱草捣烂外敷。

【现代研究】金钱草有排石、抗炎作用，对免疫系统有作用。全草含黄酮类成分槲皮素、异槲皮苷（即槲皮素 –3–O– 葡萄糖苷），还含对 – 羟基苯甲酸、尿嘧啶、氯化钠、氯化钾、亚硝酸盐、环腺苷酸、环鸟苷酸样物质、多糖及钙、镁、铁等多种元素。

【按语】金钱草是满族萨满早期使用的药物，满族萨满的"百草歌诀"中说："清热解毒金钱草。"金钱草药性平和，是满族用于清热解毒、通淋的常用药物。目前满族民间多用金钱草治疗尿道和胆道结石。

四十八、黄花菜

【满文】 niohe sube

【别名】黄瓜菜、三枝香、山芥菜等。

【来源】为菊科植物黄鹌菜 *Youngia japonica*（L.）DC. 的全草。

【主要产地】江苏、安徽、浙江、福建、湖北、四川、云南等地。

【功能主治】清热解毒，利水杀虫。主要治疗感冒发热、咽喉肿痛，外用治疗疥疮肿毒。

【满族民间应用】

1.治疗感冒、咽喉肿痛、痢疾，用新鲜黄花菜全草煮水口服。

2.治疗急性肾炎、浊尿、血尿、肝硬化腹水，用黄花菜全草水煎服。

3.治疗疖疮肿毒、蛇虫咬伤、乳腺炎，用黄花菜全草水煎服，或将新鲜黄花菜全草捣烂，外敷患处。

【按语】东北民间将萱草也称为黄花菜，萱草来源于百合科植物摺叶萱草，与菊科的黄花菜药用功能不同。萱草的根有滋阴养肝、明目、利尿消肿的作用。萱草的花蕾是蔬菜中的珍品，也是营养丰富的保健食品。

四十九、昆布

【满文】beihe kanin

【别名】纶布、海昆布。

【来源】为海带科植物海带或翅藻科植物昆布 *Ecklonia kurome* Okam. 的干燥叶状体。

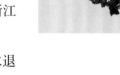

【主要产地】山东、辽宁、浙江沿海。

【功能主治】消痰软坚，利水退肿。主要治疗水肿、瘰疬、瘿瘤、胸腹胀满、脚气。

【满族民间应用】

1.作为保健食品食用。

2.防治瘰疬，直接口服昆布。

3.治疗胸腹胀满、肢体水肿，将昆布组方使用。

【现代研究】昆布含碘和碘化物，有防治缺碘性甲状腺肿的作用；海带氨酸及钾盐有降压作用；藻胶酸和海带氨酸有降血清胆固醇的作用；能提高机体的体液免疫，促进机体的细胞免疫；昆布多糖能防治高血糖。

五十、灯心草

【满文】dengji orho

【别名】灯芯草、水灯心、龙须草、灯草、碧玉草等。

【来源】为灯心草科植物灯心草 *Juncus effuses* L. 的茎髓或全草。

【主要产地】东北、西北、沿海省区、西南省区等全国大部分地区。

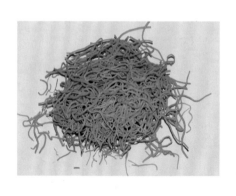

【功能主治】利水通淋，清心降火，除湿，清肝利胆。主要治疗热淋、尿血、水肿。

【满族民间应用】

1.治疗肾炎水肿、小便不利、尿赤、尿痛等肾和膀胱病症，用灯心草水煎服。

2.治疗湿热肝火、肌肤灰黄、胸胁胀满等肝胆病症，用灯心草水煎服。

3.治急慢性咽炎、口腔炎，用灯心草水煎服。

【现代研究】灯心草有利尿、止血作用。

【按语】灯心草是金代使用的药物。《金史》卷二十六记载："凤翔府……产芎䓖、独活、灯草、无心草、升麻、秦艽、骨碎补、羌活。"满族民间治疗喉痹，用灯心草烧灰吹喉；治疗心悸失眠，用朱砂拌灯心草服用；治疗肝胆湿热，用青黛拌灯心草服用。

五十一、铃兰

【别名】草玉铃、鹿铃草、草玉兰、铃铛花。

【来源】为百合科植物铃兰 *Convallaria keiskei* Miq. 的全草及根。

【主要产地】东北、河北地区及山东、河南、陕西、山西等地。

【功能主治】温阳利水，活血祛瘀。

【满族民间应用】治疗心悸、咳嗽气喘、浮肿病症，用铃兰水煎服。

【现代研究】铃兰有强心作用，还有吸收、排泄、蓄积、利尿、镇静作用。

五十二、石韦

【别名】长柄石韦、石剑、石耳朵。

【来源】为水龙骨科植物石韦 *Pyrrosia sheareri*（Bak.）Ching 或有柄石韦的干燥叶。

【主要产地】东北地区及浙江、湖北、河北等地。

【功能主治】利尿通淋，清热止血，止咳喘。主要治疗热淋、血淋、石淋、小便不通、吐血、衄血、崩漏、肺热喘咳。

【满族民间应用】

1. 治疗膀胱湿热引起的小便淋沥涩痛，用鲜石韦配伍当归、蒲黄、芍药、滑石等，煮水口服。

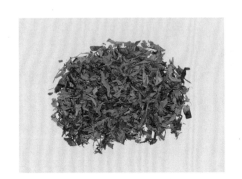

2. 治疗肺热咳嗽多痰、急慢性支气管炎，用石韦配伍鱼腥草、黄芩、芦根等，煮水口服。

3. 治疗吐血、衄血、尿血、崩漏，用石韦配伍侧柏叶、栀子、丹参等，煮水口服。

【现代研究】石韦煎剂对金黄色葡萄球菌、变形杆菌、大肠杆菌等有不同程度的抑制作用；有抗病毒、镇咳、祛痰作用。

【按语】石韦是满族民间用于清热利尿的药物，多用鲜药口服。石韦也是满族萨满早期使用的药物，满族萨满的"百草歌诀"中有"石韦专门把尿利，养肾排石功不小"的记载。

五十三、石荠苧

【满文】niyanciri hamgiya

【别名】痱子草、紫花草、沙虫药、土茵陈等。

【来源】为唇形科石荠苧属植物石荠苧 *Mosla scabra*（Thunb.）C.Y.Wu et H.W.Li 的全草。

【主要产地】全国大部分地区。

【功能主治】疏风清暑，行气理血，利湿止痒。

【满族民间应用】

1. 治疗感冒头痛、咽喉肿痛、中暑，用石荠苧水煎服。

2. 治疗急性胃肠炎、痢疾，用石荠苧水煎服。

3. 治疗肾炎水肿、小便不利，用石荠苧水煎服。

4. 治疗大便带血、子宫出血、妇女白带,用石荠宁水煎服。

5. 治疗跌打损伤、外伤出血、湿疹、手足癣、多发性疖肿、蛇虫咬伤,将石荠宁捣烂,外敷患处。

五十四、透骨草

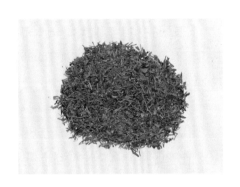

【别名】落豆秧、山黑豆、山野豌豆。

【来源】为大戟科地构叶属植物地构叶 *Speranskia cantonensis*(Hance)Pax et Hoffm.、凤仙花科草本植物凤仙花 *Impatiens balsamina* L.、紫葳科角蒿属植物角蒿 *Incarvillea sinensis* L.、豆科野豌豆属植物山野豌豆 *Vicia amoena* Fisch. ex DC. 的全草及杜鹃花科白珠树属植物滇白珠的全株。

【主要产地】东北、内蒙古、甘肃、青海、山西、陕西、河北等地。

【功能主治】祛风除湿,解毒止痛。主要治疗风湿痹痛。

【满族民间应用】

1. 治疗风湿性关节炎,用透骨草水煎服。

2. 治疗疮疡肿毒,将新鲜透骨草捣烂,外敷患处。

【现代研究】珍珠透骨草的结构为软脂酸、甾醇、三十烷醇、香荚酸、阿魏酸、单萜类化合物、对香豆酸、胸腺嘧啶和尿嘧啶。地构叶的抗炎止痛作用可能与其含有机酸成分有关。凤仙透骨草含有同时拮抗组胺 H1 受体和 PAF 受体成分,有较好的抗急慢性过敏作用和抗炎抗菌作用。铁线透骨草分离得到的是硬脂酸乙酯、正二十六烷醇、咖啡酸乙酯、5- 羟基4- 氧化 – 戊酸。

【按语】透骨草是满族萨满早期使用的药物,满族萨满的"百草歌诀"中有"腰腿风湿透骨草"的记载。现在满族民间仍用透骨草治疗关节疼痛、腰膝风寒疼痛等症。

五十五、马尿骚

【民间满语音名】那热特。

【别名】接骨木、续骨草。

【来源】为忍冬科接骨木属植物接骨木 *Sarcandra glabra*（Thunb.）Nakai 的全株。

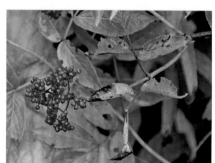

【主要产地】东北地区。

【功能主治】清热解毒，祛风除湿，活血止痛，通经接骨。主要治疗跌打损伤、外伤出血、风湿痹痛、风疹瘙痒。

【满族民间应用】

1. 治疗跌打损伤、肿胀疼痛、骨折、创伤出血，用马尿骚水煎服。

2. 治疗风湿筋骨疼痛、腰痛、风疹瘙痒，用马尿骚水煎服。

3. 治疗疮疡肿毒，用马尿骚水煎服。

4. 治疗肺炎、急慢性肾炎，用马尿骚水煎服。

【现代研究】马尿骚煎剂有镇痛作用。

【按语】马尿骚是满族萨满早期使用的药物，满族萨满的"百草歌诀"中有"马尿骚能把骨来接，罕王军前马后用"的记载。满族民间多用马尿骚治疗骨折、跌打损伤等症。

五十六、草苁蓉

【别名】不老草、列当、兔子拐棒、独根草。

【来源】为列当科植物紫花列当或黄花列当 *Boschniakia rossica* Fedtsch. et Flerov. 的全草及根。

【主要产地】内蒙古及东北地区。

【功能主治】补益肝肾，强筋壮骨。主要治疗体虚乏力、阳痿早泄、腰膝酸软、筋骨疼痛。

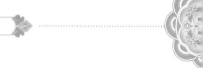

【满族民间应用】

1. 治疗体虚乏力、腰腿酸软、头晕目眩、遗精早泄等肝肾虚弱诸症，将草苁蓉与人参、鹿茸泡酒饮用，或用草苁蓉水煎服。

2. 治疗肾虚引起的失眠健忘，用草苁蓉和人参、五味子、鹿茸、枸杞子等泡酒饮用，或用草苁蓉配伍枸杞子、人参水煎服。

【现代研究】 草苁蓉对免疫功能有增强作用，对消化系统有促进作用。

【按语】 草苁蓉是辽金时期使用的药物，也是重要的贸易药材。《辽史》卷一百一十五记载："西夏……土产大麦、荜豆、青稞、糜子、古子蔓、席鸡草子、苁蓉苗、登厢草、小芜荑、地黄叶、沙葱、野韭、拒灰篠、白蒿、咸地蓬实、咸地松实。"野生草苁蓉属濒危种类植物，是吉林省一类保护植物和国家重要保护植物。草苁蓉具有很好的滋补作用，长期服用可以健康长寿，因此满族民间称之为"不老草"。

五十七、木贼

【满文】 sibe

【民间满语音名】 木车日贺。

【别名】 木贼草、锉草、节节草、节骨草。

【来源】 为木贼科植物木贼 *Equisetum hiemale* L. 的全草。

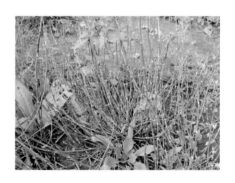

【主要产地】 东北地区及陕西、湖北等地。

【功能主治】 疏散风热，明目退翳。主要治疗风热目赤、目生翳障、肠风下血。

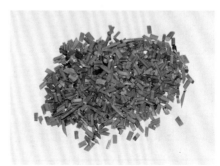

【满族民间应用】

1. 治疗风热目赤、迎风流泪、目生翳障，用木贼配伍蝉蜕、菊花、决明子、夏枯草等清肝明目药，水煎服。

2.治疗痔疮出血、疮疖痈肿，用木贼配伍槐角、黄柏、益母草、五倍子等水煎服，或用木贼烧制成炭，研末后外用。

【现代研究】木贼醇提取物低浓度时对回肠有兴奋作用，高浓度时则呈抑制作用。有临床报道，用木贼与香附配伍治疗扁平疣及扁平丘疹，取得了较好的效果。

五十八、萝藦

【别名】奶浆藤、天浆壳、白环藤等。

【来源】为萝藦科植物萝藦 *Metaplexis japonica*（Thunb.）Makino 的全草或根。

【主要产地】东北、华北、河南、湖北等地。

【功能主治】补精益气，解毒。

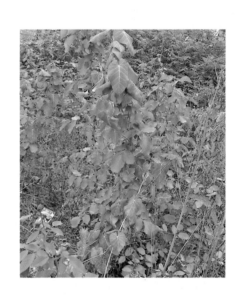

【满族民间应用】

1.治疗阳痿早泄、腰膝酸软，用萝藦根水煎服，或用萝藦果壳水煎服。

2.治疗鸡眼、皮肤疣，将萝藦茎枝捣烂后外敷患处，或用茎枝中的浆汁涂抹患处。

3.治疗疖肿，用萝藦全草水煎服。

五十九、山野韭菜

【满文】 sifa maca

【别名】起阳草、莎草。

【来源】为百合科植物野韭菜 *Cyperus rotundus* L. 的嫩叶。

【主要产地】东北山区。

【功能主治】补益肾气，疏调肝气，通利二便，除烦热，生发。主要治疗肾气虚弱、肠胃虚寒不适、食欲不振、大便秘结。

【满族民间应用】

1. 治疗皮肤湿疹、荨麻疹、皮肤瘙痒，用山野韭菜煮水口服，外用药液擦洗。

2. 治疗胃腹胀满、食欲不振，用山野韭菜炒食用。

3. 治疗肾气虚弱、阳痿早泄、肠道不适、食欲不振、便秘，将山野韭菜当作食品食用。

【现代研究】山野韭菜含有硫化物及挥发性的精油，故具有独特的辛香味。这些物质除具有一定的杀菌消炎作用，有助于提高人体的免疫力之外，还可以降低血脂，对高血压及冠心病患者特别有好处。

【按语】山野韭菜是辽金时期的药物，满族民间将山野韭菜作为蔬菜食用，也作为药物使用。《辽史》卷一百一十五记载："西夏……土产大麦、荜豆、青稞、糜子、古子蔓、席鸡草子、苁蓉苗、登厢草、小芜荑、地黄叶、沙葱、野韭、拒灰篠、白蒿、咸地蓬实、咸地松实。"韭菜的种子可以温肾壮阳固精，治疗阳痿、遗精、遗尿、小便频数。韭菜根可止汗，治疗自汗、盗汗。

六十、淫羊藿

【别名】仙灵脾、羊藿叶、三枝九叶草。

【来源】为小檗科植物淫羊藿 *Epimedium brevicornum* Maxim. 的全草。

【主要产地】陕西、湖北、东北地区。

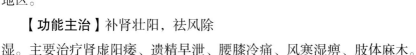

【功能主治】补肾壮阳，祛风除湿。主要治疗肾虚阳痿、遗精早泄、腰膝冷痛、风寒湿痹、肢体麻木。

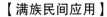

【满族民间应用】

1. 治疗肾虚阳痿、遗精早泄、腰膝冷痛，用淫羊藿泡酒服用；或用淫羊藿配伍肉苁蓉、巴戟天、杜仲等补肾药，水煎服。

2. 治疗风寒湿痹、肢体麻木，用淫羊藿配伍威灵仙、苍耳子、川芎、肉桂等，水煎服。

【现代研究】淫羊藿可防治早衰，有降压作用，治疗肾阳虚喘咳、妇女更年期高血压。

【按语】淫羊藿是满族民间用于补肾壮阳的药物，治疗遗精、阳痿、腰腿疼痛等症。淫羊藿是满族萨满早期使用的药物，满族萨满的"百草歌诀"中说："壮腰健肾羊藿叶（淫羊藿）。"目前临床上将淫羊藿制成口服液，用于治疗男性性功能障碍。

六十一、鹿衔草

【别名】大肺筋草、鹿寿茶、鹿安茶、破血丹。

【来源】为鹿蹄草科植物鹿蹄草 *Pyrola calliantha* H.Andres 或普通鹿蹄草 *Pyrola decorata* H. Andres 等的全草。

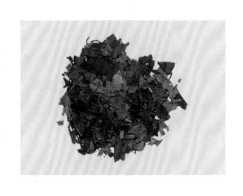

【主要产地】浙江、安徽、贵州、陕西。

【功能主治】补肺益肾，祛风除湿，活血调经。主要治疗肺虚咳喘、风湿痹痛。

【满族民间应用】

1. 治疗肺虚咳嗽、劳伤吐血，用鹿衔草水煎服。

2. 治疗风湿关节痛，用鹿衔草水煎服。

3. 治疗经血过多、外伤出血等，用鹿衔草水煎服。

【现代研究】鹿衔草有强心作用和避孕作用。圆叶鹿蹄草的全草含熊果酚苷、鞣质、肾叶鹿蹄草苷、挥发油，还含有蔗糖、蔗糖酶、苦杏仁酶等。

六十二、卷柏

【别名】万年青叶、万年松、佛手草。

【来源】为卷柏科植物卷柏 *Selaginella tamariscina*（Beauv.）Spring 的干燥全草。

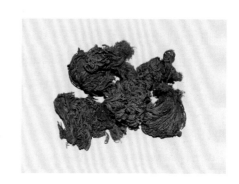

【主要产地】东北、山东、河北等地。

【功能主治】卷柏生用破血，炒用止血。主要治疗妇女经闭、腹痛、癥瘕积聚、跌打损伤、吐血、便血、尿血、脱肛等。

【满族民间应用】

1.治疗咳血、尿血、便血、脱肛，用新鲜卷柏水煎服。

2.治经闭、腹痛、癥瘕积聚，用卷柏水煎服。

3.治疗跌打损伤，用卷柏水煎服。

4.治疗外伤出血，将卷柏烧炭研粉，外敷伤口。

【现代研究】卷柏有止血作用。

六十三、仙鹤草

【别名】龙牙草、鹤草芽。

【来源】为蔷薇科植物龙牙草 *Agrimonia pilosa* Ledeb. 的全草。

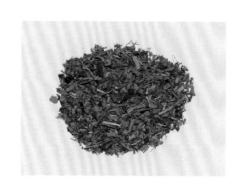

【主要产地】全国各地均产。

【功能主治】收敛止血，止痢截疟，杀虫补虚。主要治疗咳血、吐血、尿血、便血、痢疾、跌打损伤出血、疮疖痈肿、疟疾寒热。

【满族民间应用】

1.治疗各种出血症状，用新鲜仙鹤草水煎服。

2. 治疗妇女崩漏带下、腰腹痛、尿血、便血，用仙鹤草配伍益母草、生地黄、侧柏叶、牡丹皮、党参、熟地黄、炮姜、艾叶等，水煎服。

3. 治疗疟疾寒热，用仙鹤草研末冲服或水煎服。

4. 驱蛔虫、绦虫，用仙鹤草根煮水口服。

5. 治疗疮疖痈肿，用仙鹤草全草煮水口服，或用新鲜仙鹤草捣烂外敷患处。

【现代研究】仙鹤草醇浸膏能收缩周围血管，有明显的促凝血作用；仙鹤草素能加强心肌收缩，使心率减慢；仙鹤草中的主要成分鹤草酚对猪肉绦虫、囊尾蚴、幼虫、莫氏绦虫和短壳绦虫均有确切的抑杀作用，对疟原虫和阴道滴虫有抑制和杀灭作用；有抗菌消炎、抗肿瘤、镇痛等作用。

六十四、景天三七

【民间满语音名】贝兰拿旦。

【别名】土三七、费菜。

【来源】为景天科植物 *Sedum aizoon* L. 的全草。

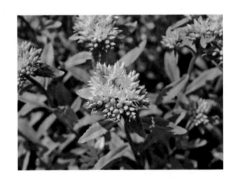

【主要产地】东北地区，其他地区已有人工种植。

【功能主治】止血散瘀，消肿止痛，清热解毒。主要治疗多种内出血病症、外伤出血、妇女白带、痛经、崩漏、跌打损伤、风湿痹证、痈疮肿毒、蛇虫咬伤。

【满族民间应用】

1. 治疗跌打损伤、腰腿扭伤肿痛、外伤出血，用景天三七鲜茎叶捣烂外敷；或取景天三七鲜品或根茎适量煮鸡蛋，同时服用鸡蛋和药汤。

2. 治疗吐血、咳血、衄血、尿血、便血、妇女白带、崩漏、乳痈等症，用景天三七煮水服用。

3. 治疗风湿腰腿疼痛，用景天三七水煎服。

4. 治疗痈疮疔疽、蛇虫咬伤，用新鲜景天三七捣烂，外敷患处。

【现代研究】景天三七可治疗消化道、肺及支气管出血，以及血液病出血、溃疡病合并上消化道出血；治疗妇科各种出血；对外科手术出血也有一些止血作用；对部分病人有提升血小板和白细胞的作用。

第七节　动物药

一、林蛙（附：哈蟆油）

【满文】ᡝᡵᡥᡝ erhe

【民间满语音名】朱蛙里。

【别名】东北林蛙、田鸡。

【来源】为中国林蛙 *Rana temporaria chensinensis* David 及雌蛙的干燥输卵管。

【主要产地】东北地区。

【功能主治】补肾益精，养阴润肺。主要治疗病后、产后虚弱乏力等各种虚弱症状。

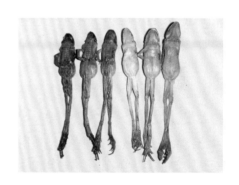

【满族民间应用】

1.治疗病后体虚、产后失血、虚弱乏力，将林蛙煮熟食用；或用哈蟆油少量水煮，每日口服；或用林蛙煮鸡蛋，每日1次，可增加乳汁分泌，增强产妇的体力。

2.治疗肺肾阴伤之劳损咳血，用哈蟆油配伍木耳食用，或配伍人参、胡桃仁等，煮熟食用。

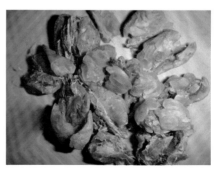

【现代研究】哈蟆油的脂溶性成分可促进动物性成熟，能增强机体

免疫功能及应激能力，具有抗疲劳及抗衰老作用。

【按语】林蛙及哈蟆油是满族萨满早期就使用的滋补保健药品，满族萨满的"百草歌诀"中说："哈蟆油半碗女中仙，丰乳肥臀似上船。"林蛙及哈蟆油是女性常用的保健品，长期食用能增强或改善性功能，调节女性更年期综合征，还可用于治疗各种原因引起的身体虚弱病证。林蛙也是满族喜爱的食物。目前东北地区已经对林蛙广泛进行人工养殖，所用之品均是人工养殖品。

二、鹿

【满文】ᡝᡥᡝ buhū

【民间满语音名】布呼。

【别名】梅花鹿、马鹿。

【来源】为人工饲养脊椎动物鹿科梅花鹿 *Cervus nippon* Temminck 或马鹿 *Cervus elaphus* Linnaeus。

【主要产地】东北三省、内蒙古等地。

【满族民间应用】在鹿茸、鹿角、鹿鞭、鹿尾、鹿血、鹿心、鹿骨、鹿筋、鹿胎中分别论述（均取自人工饲养）。

【按语】鹿是满族先人十分重要的药物和经济贸易商品。辽时期，女真人就有专职从事捕鹿和驯鹿的人，女真人将鹿作为贡品献给辽国。《辽史》卷七十记载："九年项贡驼、鹿。女真来贡……女真国进唤鹿人。"金时期，鹿和鹿茸、鹿筋等也一直作为贸易商品和珍贵的贡品使用。《金史》卷二十四记载："复州……旧贡鹿筋，大定八年罢之。"满族对鹿的饲养历史悠久，饲养经验丰富。鹿的全身都是药，最有代表性的是鹿茸，它是满族萨满早期使用的滋补药物。满族还将鹿茸、鹿角、鹿鞭、鹿尾、鹿血、鹿心、鹿骨、鹿筋、鹿胎作为保健品或是药物使用。

（一）鹿茸

【满文】ᡝᡥᡝ ᡳ ᡶᡠᠨᡨᡠ buhū i funtu

【来源】为人工饲养鹿科梅花鹿或马鹿雄鹿的未骨化密生茸毛的幼角。

【功能主治】补肾壮阳，益精补血，强筋壮骨。

【满族民间应用】

1. 治疗脾肾阳虚引起的阳痿、身体畏寒、小便频数、风湿寒痛、腰膝疼痛等症，用鹿茸、鹿鞭、鹿尾配伍人参、五味子、淫羊藿等药泡酒饮用。

2. 治疗精血亏损引起的腰背酸软、耳聋目昏等症，将鹿茸与当归、乌梅配伍，制成膏或丸服食。

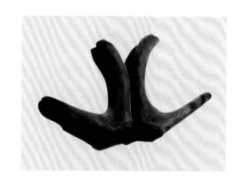

3. 治疗因气血虚弱引起的肢体畏寒、腰膝无力、筋骨疼痛等症，将鹿茸与人参、黄芪、当归、熟地黄、山萸肉、五加皮、骨碎补、川续断配伍，水煎服。

4. 治疗妇女虚寒、崩漏带下、白带过多等症，将鹿茸与乌贼骨、龙骨、川续断、狗脊、白蔹等配伍，水煎服。

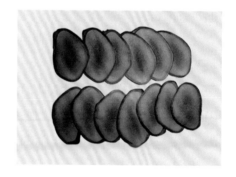

【现代研究】 鹿茸的有效成分提取物鹿茸精，大剂量可使心缩幅度减小、心率减慢，并使外周血管扩张、血压降低。中等剂量可引起离体心脏活动明显增强、心缩幅度增大、心率加快，使心脏血液输出量增加。鹿茸还有抗脂质过氧化作用及抗应激作用。

【按语】 鹿茸是满族先人非常崇尚的保健品，为东北三宝（人参、貂皮、鹿茸角）之一，是满族世世代代应用的保健药物，清代宫廷医案中有帝王、后妃应用鹿茸补益身体的记载。满族萨满早期将鹿茸作为滋补药物，满族萨满的"百草歌诀"中说："鹿茸让你加倍长。"

（二）鹿角（附：鹿角胶、鹿角托盘、鹿角霜）

【满文】 ᡠᡴᡝ ᡳ ᠸᡝᡳᡥᡝ buhū i weihe

【来源】 为人工饲养脊椎动物鹿科梅花鹿或马鹿的骨化角或锯茸后的角基。

【**主要产地**】东北地区。

【**功能主治**】补肾益精。鹿角可作为鹿茸的替代品，但药效较弱。

【**满族民间应用**】

1. 治疗乳房肿痛，用鹿角研末水煎服，或用鹿角霜冲服。

2. 治疗腰膝酸软无力、筋骨麻木等症状，用鹿角研末水煎服。

附1：鹿角胶

【**来源**】为人工饲养鹿的骨化角熬制并经过浓缩而成的胶状物体。

【**功能主治**】补肝益肾，补精养血。主要治疗因肾阳不足引起的精血亏虚、虚劳损伤、吐衄便血、虚寒崩漏等。

【**满族民间应用**】

1. 治疗因肾阳不足引起的精亏血虚、虚劳损伤，用开水或黄酒温化鹿角胶后冲服。

2. 治疗阳虚吐血、衄血、便血、妇女虚寒崩漏，用开水温化鹿角胶后冲服。

【**现代研究**】鹿角胶对人体的淋巴母细胞转化有促进作用；能增加周围血液中的红细胞、白细胞、血小板含量；促进钙的吸收和体内钙的潴留，使血中钙含量略有增高；有消炎、消肿和抗过敏作用。

附2：鹿角托盘

【**来源**】为人工饲养梅花鹿或马鹿已骨化的角或经锯茸后脱落的骨化残角。

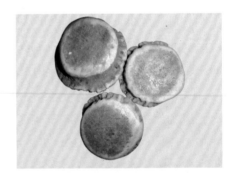

【**功能主治**】补益肝肾，强筋健骨，镇痛散瘀，活血消肿，软坚散结。

【**满族民间应用**】治疗乳腺炎、痈肿恶疮，将鹿角托盘研细末后用温水冲服，或用香油调和后外敷患处。

【**按语**】满族民间用鹿角托盘治疗妇科疾病。将鹿角托盘研细末后用温水冲服治疗乳痈，疗效确切。

附 3：鹿角霜

【来源】为人工饲养鹿的骨化角熬膏后的残渣。

【功能主治】补肾助阳，收敛涩精，止血敛疮。其功效与鹿角相近，但药力较差。

【满族民间应用】

1. 治疗遗精、崩漏，用鹿角霜水煎服。

2. 治疗创伤出血、疮疡溃烂久不收敛，用鹿角霜研细末外用。

（三）鹿鞭

【满文】ᠪᡠᡥᡡ ᡳ ᡥᠠᠮᡠ buhū i hamu

【来源】为人工饲养梅花鹿或马鹿雄性的外生殖器。

【功能主治】壮阳，填精补髓。主要治疗各种因肾气虚弱引起的腰膝酸软、遗精早泄、阳痿不育、耳聋目眩、妇女宫寒不孕。

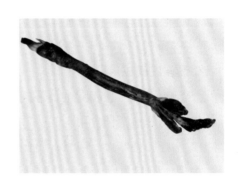

【满族民间应用】

1. 满族民间将鹿鞭作为男性滋补品。

2. 治疗腰膝酸软、遗精早泄，将鹿鞭与人参、鹿茸、枸杞子、菟丝子、巴戟天、狗肾泡酒，每日少量饮用。

3. 治疗体虚、头晕目眩、妇女宫寒不孕，将鹿鞭加黄酒烘焙后，研为细末，加蜂蜜调和为丸，口服。

【按语】满族将鹿鞭作为男性性功能补品，可治疗腰膝酸软、遗精早泄，至今还在民间应用。

（四）鹿尾

【满文】ᠪᡠᡥᡡ ᡳ ᡠᠨᠴᡝᡥᡝᠨ buhū i uncehen

【来源】为人工饲养马鹿或梅花鹿雄性的尾部。

【功能主治】滋补肾精。主要治疗腰膝酸软、阳痿、遗精早泄、头昏耳鸣等症。

【满族民间应用】

1. 为满族的保健食品，用于滋补身体。

2. 治疗肾虚腰膝酸软、阳痿、遗精早泄，将鹿尾煮熟服食，或泡酒饮用。

3. 治疗身体乏力、头晕、耳鸣，将鹿尾煮熟服食。

（五）鹿血

【满文】 buhū i senggi

【来源】为人工饲养梅花鹿和马鹿宰杀后的血液。

【功能主治】补益精血。主要治疗精血亏虚引起的体倦乏力、心悸失眠、头昏耳鸣。

【满族民间应用】

1. 治疗精血亏虚引起的体倦乏力、心悸失眠、头昏耳鸣，制作鹿血酒饮用，或用鹿血蒸糕食用。

2. 治疗肺痿咳血、崩漏、妇女血虚证，制成鹿血糕口服。

【现代研究】鹿血可治疗贫血，调节免疫，延缓衰老，滋养皮肤，抗疲劳，改善记忆和性功能。

【按语】满族用鹿血作为滋补品，补益精血，延缓衰老，滋养皮肤，抗疲劳。民间食用鹿血，方法简单，蒸熟成糕即可。现今，鹿血糕仍是很受欢迎的美味佳肴。

（六）鹿心（附：鹿心血）

【满文】buhū i niyaman

【来源】为人工饲养梅花鹿或马鹿死亡后的心脏。

【功能主治】补益心气。主要治疗心气虚弱、气短乏力。

【满族民间应用】

1. 治疗老年人心气虚弱、气短乏力，将鹿心蒸煮后食用。

2. 治疗心悸心慌、失眠健忘，在鹿心内放入少量朱砂，焙干后研细末，用黄酒冲服。

【按语】满族民间用鹿心治疗心悸、失眠很普遍，方法简单，将鹿心蒸煮后食用。将鹿心焙干后加入少量朱砂研末口服，效果更好。

附：鹿心血

【满文】ᠪᡠᡥᡡ ᠨᡳᠶᠠᠮᠠᠨ ᡳ ᠰᛁᠩᡤᡳ buhū niyaman i senggi

【来源】为人工饲养梅花鹿或马鹿宰杀后心脏残留的血液。

【功能主治】补益心血。主要治疗心悸、眩晕、头痛、失眠、阳痿早泄、腰痛肢冷等症。

【满族民间应用】

1. 满族民间的滋补食品，用于强心健体。

2. 治疗心悸、失眠、多梦，将鹿心血用酒泡制成鹿心血酒饮用；或蒸熟做成鹿心血糕食用；或将鹿心血晾干，研细末口服。

【现代研究】鹿心血中含有多种酶类，具有抗衰老作用。

（七）鹿骨

【满文】ᠪᡠᡥᡡ ᡳ ᡤᡳᡵᠠᠩᡤᡳ buhū i giranggi

【来源】为人工饲养梅花鹿或马鹿的骨骼。

【功能主治】强筋壮骨。主要治疗筋骨损伤、肢体麻木等症。

【满族民间应用】

1. 治疗腰酸腿软、肢体麻木，用鹿骨焙干磨粉口服。

2. 治疗跌打损伤、骨折筋伤，将鹿骨焙干，用黄酒调服。

（八）鹿筋

【满文】ᠪᡠᡥᡡ ᡳ ᠰᡠᠪᡝ buhū i sube

【来源】为人工饲养梅花鹿或马鹿四肢的筋。

【功能主治】主要治疗风寒湿痛、腰膝酸软、肢体麻木、阳痿遗精。

【满族民间应用】

1. 满族的滋补食品，可以强身健体。

2. 治疗风寒关节疼痛、腰膝酸软、肢体麻木、阳痿遗精，用鹿筋直接服食，或泡酒饮用，或配伍其他补肾药使用。

（九）鹿胎

【满文】ᠪᡠᡥᡡ ᡳ ᡨᡝᠪᡴᡠ buhū i tebku

【来源】为人工饲养梅花鹿或马鹿的胎鹿及胎盘。

【功能主治】补气养血，滋肾生精，通经散寒。

【满族民间应用】

1.治疗妇女精血不足、产后虚寒、崩漏带下，将鹿胎焙干后研细末，用黄酒冲服；或熬制成鹿胎膏，用黄酒溶化冲服。

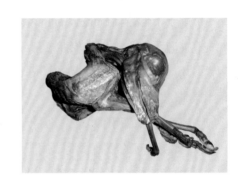

2.治疗妇女产后腹痛、体虚倦怠，将鹿胎加红糖水煮熟食用；或将鹿胎焙干后研细末，用红糖水冲服；也可用猪胎代替，用白开水煮熟食用。

【现代研究】鹿胎含有丰富的氨基酸、维生素及多种微量元素，有修复和滋补卵巢的功能。

【按语】满族民间用鹿胎治疗妇科疾病，经验丰富。主要方法是将鹿胎焙干或熬制成糕，或将鹿胎加入益母草、当归等药后熬制成糕食用。

三、麝香

【满文】 ᠵᠠᠷᡳᠨ jarin

【别名】当门子、脐香、香脐了。

【来源】为鹿科动物林麝 *Moschus berezovskii* Flerov、马麝 *Moschus sifanicus* Przewalski 或原麝 *Moschus moschiferus* Linnaeus 成熟雄体香囊中的干燥分泌物（现为人工合成）。

【主要产地】四川、西藏、云南、陕西、甘肃、内蒙古等地。

【功能主治】开窍辟秽，通络散瘀。主要治疗中风、痰厥、惊痫、心腹暴痛、癥瘕癖积、跌打损伤、痈疽肿毒。

【满族民间应用】

1.治疗小儿惊风抽搐、中风痰厥、高热昏迷不醒，用麝香少许冲服，或配伍牛黄、冰片、朱砂、苏合香、檀香、安息香等药共同使用。

2.治疗瘀滞心痹、多种疼痛症，用麝香少许冲服。

3.治疮疡肿毒、咽喉肿痛、妇女血瘀经闭、癥瘕痞块，用麝香少许冲服。

4. 治疗跌打损伤、风寒湿痹，用麝香少许冲服。

5. 作为香料使用。

【现代研究】麝香具有明显的强心作用；对由于血栓引起的缺血性心脏功能障碍有预防和治疗作用；有一定的抗炎作用；有明显兴奋、增强子宫收缩作用，有抗着床和抗早孕作用；对人体肿瘤细胞有抑制作用。

【按语】麝香目前已经使用人工合成品，医疗用麝香主要是配制成丸药或散剂使用。麝香还有活血通经的作用，《珍珠囊补遗药性赋》中的"妊娠服药禁歌"有孕妇禁用"三棱芫花代赭麝"的记载，因此孕妇禁止使用麝香。

四、虎骨（现用代用品）

【满文】ᠲᠠᠰᡥᠠ ᡳ ᡤᡳᡵᠠᠩᡤᡳ tasha i giranggi

【民间满语音名】塔什哈。

【来源】为猫科动物虎 *Panthera tigris* L. 的骨骼（现用代用品）。

【主要主地】长白山地区。

【功能主治】固肾益精，强筋健骨，舒筋活血。主要治疗腰膝痿软、四肢拘挛、筋骨痿弱、各类风湿痹痛等。

【满族民间应用】

1. 治疗腰膝肢体、关节疼痛等各类风湿寒证，用虎骨、人参、鹿茸泡酒饮用。

2. 治疗感受风寒腰腿疼痛，用虎骨加天麻、人参、鹿茸、枸杞子、灵芝等泡酒口服。

3. 治疗各类风湿痹痛、腰膝痿软、四肢拘挛、筋骨痿弱等，用虎骨与木瓜、牛膝、五加皮、熟地黄、龟板、锁阳、杜仲等组方，制成丸药或药酒服用。

【现代研究】虎骨有抗炎、镇痛、镇静作用。

【按语】满族先人使用虎骨治疗疾病，现在已不再使用。虎是国家一级保护野生动物，严格禁止出售、收购、运输、携带、邮寄虎骨及虎骨制品，严格禁止所有使用虎骨的方式，取消虎骨药用标准。古代医方和民间药方中所有使用虎骨的均已改用其他人工饲养动物的骨骼代替。

五、熊胆（现用代用品）

【满文】 lefu i silhi

【别名】 狗熊胆、黑瞎子胆。

【来源】 为脊椎动物熊科棕熊、黑熊 *Selenarctos thibetanus* Cuvier 的干燥胆汁（现用代用品）。

【主要产地】 东北、西南地区。

【功能主治】 清热解毒，息风止痉，清肝明目，杀虫。主要治疗肺热咳嗽痰喘、痰热惊厥、口眼生疮、胸胁胀满疼痛、口苦咽干、厌食乏力、目赤肿痛、疖疮疔肿。

【满族民间应用】

1. 治疗小儿痰热惊痫、抽搐、疮疡痈疽、咽喉肿痛等，满族早期用熊胆汁温水冲服。

2. 治疗目赤翳障、目赤肿痛、羞明流泪等，满族早期用熊胆汁滴眼。

3. 治疗头癣、臁疮，满族早期将熊油熬制冷却后外涂患处。

4. 治疗风湿骨痛、腰腿酸软等病症，满族早期用熊骨泡酒饮用。

5. 治疗皮肤干裂，满族早期用熊油外涂患处。

6. 治疗慢性肝炎、慢性胆囊炎，现在用猪胆汁代替熊胆汁，用黄酒冲服。

【现代研究】 熊胆汁中所含的胆汁酸盐有利胆、溶解胆结石、解痉作用；可降低糖尿病患者的血糖和尿糖；对部分细菌有明显的抑制作用；有抗过敏、镇咳、祛痰、平喘、降血压等作用；有助于消化。

【按语】 熊为国家保护动物，野生熊胆已经被严格禁止使用。这里载入的满族使用熊胆治疗疾病的方式，是古代用药，现在已改用猪胆代替。猪胆为人工饲养猪的胆汁或猪胆汁的膏剂或干燥品，有与熊胆同样的清热解毒作用，可以治疗目赤肿痛、肺热咳嗽、湿热黄疸等症。

六、刺猬皮

【满文】 _{ᠰᡝᠩᡤᡝ ᡳ ᠰᡠᡴᡡ} sengge i sukū

【别名】猬皮、豪猪皮。

【来源】为人工饲养刺猬科动物刺猬 *Erinaceus europaeus* Linnaeus 的皮。

【主要产地】东北、河北、河南、陕西等地。

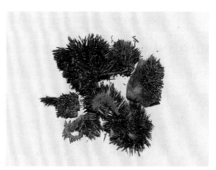

【功能主治】固精缩尿，收敛止血，化瘀止痛。主要治疗便血、痔漏、痔疮出血、脱肛、遗精、遗尿、胃脘疼痛。

【满族民间应用】

1. 治疗脱肛、外痔出血，用刺猬皮焙干研末，涂抹患处。

2. 治疗便血、痔疮出血，用刺猬皮配伍木贼、槐角等水煎服。

【现代研究】研究人员用原子吸收分光光度法测定了钠、钾、钙、铁、镁、锌等矿物元素。结果表明：刺猬皮中含有丰富的人体必需的微量元素，具有较高的药用价值。

【按语】刺猬皮是满族萨满早期使用的药物，满族萨满的"百草歌诀"中说："刺猬皮专把痔疮除。"东北民间用黄酒冲服刺猬胆治疗虚寒引起的妇女痛经和产后腹痛。现今，刺猬皮由人工饲养的动物中获取。

七、蛇蜕

【满文】 _{ᠮᡝᡳᡥᡝ ᡤᡡᠨ} meihe gūn

【别名】长虫皮、蛇退。

【来源】为游蛇科动物黑眉锦蛇 *Elaphe taeniura* Cope、锦蛇 *Elaphe carinata*（Guenther）、乌梢蛇 *Zaocys dhumnades*（Cantor）蜕下的皮膜。

【主要产地】西南、华中、甘肃等地。

【功能主治】祛风定惊，退翳止痒，解毒消肿。主要治疗喉痹肿痛、恶疮、风疹瘙痒、乳房肿胀。

【满族民间应用】

1.治疗皮肤瘙痒、皮肤癣症，用蛇蜕、白鲜皮、苦参、防风等份煮水，擦洗患处；或用单味蛇蜕焙干，研细末，用醋调和，擦洗患处。

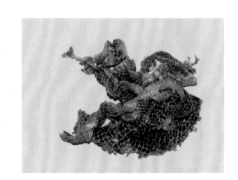

2.治疗疰腮，将新鲜蛇蜕洗净切碎，加鸡蛋搅拌后炒熟食用；治疗淋巴结结核，将蛇蜕装入鸡蛋内，放入火中烤熟，食用鸡蛋。

3.治疗喉痹肿痛，用蛇蜕烧研为末冲服。

4.治疗恶疮，取蛇蜕炭灰，用猪油调和，外搽患处。

5.治疗乳房肿胀、疼痛，将蛇蜕、鹿角、露蜂房共烧炭灰后研细末，用黄酒冲服。

6.治疗中耳炎，将蛇蜕炭灰研细末，涂耳内部。

7.治疗白癜风，取蛇蜕炭灰，用醋调和，涂搽患处。

8.近代有报道，用蛇蜕粉口服，可治疗脑囊虫病。

【现代研究】蛇蜕急性毒性试验无明显的毒性。其对足跖浮肿有抑制作用；对血管通透性亢进有抑制作用；对红细胞热溶血有抑制作用。

【按语】满族民间使用蛇蜕治疗多种疾病，有的验方至今还在应用。

八、蛇胆

【满文】 ᠮᠸᡝᡳᡥᡝ ᡳ ᠰᡳᠯᡥᡳ mvweihe i silhi

【来源】为蛇胆汁 *Zaocys dhumnades* Contor 或胆汁干燥品（主要取自人工饲养）。

【主要产地】全国各地均产。

【功能主治】清热解毒，化痰镇惊。主要治疗小儿肺热咳嗽痰喘、痰热惊厥、口眼生疮、胃热疼痛、口苦、目赤、风湿痹证。

【满族民间应用】治疗皮肤热毒、口眼生疮、肺热咳嗽痰喘、胃热疼痛、肝热目赤、急性风湿性关节炎、痔疮、支气管炎、小儿肺炎、百日咳、痰热惊厥，取蛇胆少量温水冲服。

【现代研究】蛇胆具有祛风除湿、清凉明目、解毒去痱的功效，可调补人体神经系统、内分泌系统和免疫系统，延缓机体衰老。满族民间用蛇胆治疗咳嗽多痰、目赤肿痛、高热神昏和小儿惊风。现今，蛇胆主要由人工饲养的动物中获取。

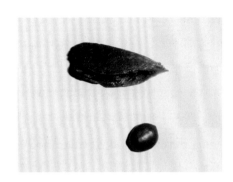

九、龟板

【满文】ᠶᠠᡵᠰᠠ ᡨᠣᠮᠣᠯ eihume i huru

【民间满语音名】牙萨土莫勒。

【别名】龟甲。

【来源】为人工饲养龟科动物乌龟 *Chinemys reevesii*（Gray）的腹甲及背甲。

【主要产地】浙江等地。

【功能主治】滋阴潜阳，益肾健骨，养血补心。主要治疗阴虚内热、盗汗遗精、头目眩晕、筋骨不健、腰膝酸软及阴虚血热引起的崩漏、月经过多等妇科疾病。

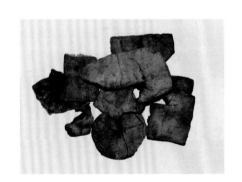

【满族民间应用】

1.治疗妇女产后身体虚弱，用龟板、鹿角熬膏，口服。

2.治疗腰膝酸软乏力、遗精早泄等，用龟板配伍五味子、枸杞子、覆盆子，水煎服。

3.治疗阴虚阳亢之头目眩晕，用龟板配伍天冬、白芍、牡蛎等，水煎服。

4.治疗阴虚内热、盗汗遗精等症，用龟板配伍生地黄、知母、黄柏、阿胶、鳖甲等滋阴药，水煎服。

5.治疗筋骨不健、腰膝酸软、小儿囟门不合等症，用龟板配伍熟地黄、知母、黄柏、锁阳等补肾壮骨药，水煎服；治疗先后天不足引起的筋骨软弱不坚，用龟板配伍紫河车、鹿茸、山药、当归等补脾益肾、益精养血药，水煎服。

6.治疗阴虚血热引起的崩漏、月经过多等妇科疾病，用龟板配伍生地黄、黄芩、地榆等滋阴清热、凉血止血药，水煎服。

【现代研究】龟板有致人体兴奋作用；有解热、补血、镇静作用；抗凝血，增加冠脉流量；提高耐缺氧能力。龟甲胶有一定的提升白细胞数的作用。

【按语】龟板除了直接入药或经过醋炒等炮制后使用外，还可制成龟板胶。龟板胶是龟板经过煎熬制成的胶块，药物功效与龟板相同。龟板胶服用方便，溶化后用温水冲服或黄酒冲服均可。由于龟板和鳖甲都具有滋阴潜阳的作用，均可治疗阴虚潮热、盗汗，因此，龟板与鳖甲在临床上经常同时使用。

十、鳖甲

【满文】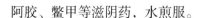 aihūma i huru

【别名】上甲、鳖壳、团鱼壳、鳖盖子。

【来源】为人工饲养鳖科动物鳖 *Trionyx sinensis* Wiegmann 的背甲。

【主要产地】东北、湖北、安徽、四川、云南、陕西、甘肃、广东、海南等地。

【功能主治】养阴清热，平肝息风，软坚散结。主要治疗骨蒸痨热、盗汗、阴虚血亏。

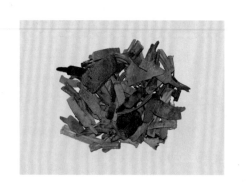

【满族民间应用】

1.治疗妇女癥瘕积聚、经闭经漏、血虚潮热、心悸气短，将鳖甲作为配伍药物使用。

2.治疗肺结核发热、盗汗、气喘咳嗽、咳血，用鳖甲水煎服或研末冲服。

3.治疗慢性肝炎，用鳖甲水煎服或研末冲服。

【现代研究】鳖甲有强壮机体、免疫促进、抗肿瘤作用。鳖甲含动物胶、角蛋白、碘质、维生素 D 等。

【按语】鳖甲为鳖科动物鳖的背甲，具有通经活血、化瘀散结的作用，可用于治疗癥瘕积聚。鳖甲胶与鳖甲的作用相同。现今，鳖甲与龟板全部由人工饲养的动物中获取。

十一、獾油

【满文】 dorgon nimenggi

【别名】獾子油。

【来源】为人工饲养鼬科动物狗獾 *Meles meles* L. 的脂肪经加工而成。

【主要产地】东北地区。

【功能主治】清热解毒，消肿止痛，润肠。主要治疗烧烫伤、冻疮、痔疮、大便干燥、肺痨咳血、疥癣。

【满族民间应用】

1.治疗肢体烧烫伤、冻伤，用獾油外涂烧烫伤和冻伤部位。

2.治疗胃溃疡、子宫脱垂，用獾油调和鸡蛋，或用獾油煎鸡蛋，每日食用。

3.治疗大便干燥，用獾油口服。

4.治疗疥癣，用獾油涂患处。

5.治疗手脚、皮肤皲裂，用獾油涂患处。

【现代研究】獾油治疗烫伤、烧伤的效果明显，有杀菌、消毒作用，可促进细胞再生。

【按语】满族民间用獾油治疗烫伤疗效确切。獾油是满族萨满早期使用的药物，满族萨满的"百草歌诀"中有"獾油专治火烫伤"的记载。獾子现已由人工饲养，獾油的药用资源丰富。

十二、水獭（附：水獭肝）

【满文】 ᡥᠠᡳᠯᡠᠨ hailun

【来源】为人工饲养鼬科动物水獭 *Lutra lutra* L.。

附：水獭肝

【满文】 ᡥᠠᡳᠯᡠᠨ ᡳ ᡶᠠᡥᡡᠨ hailun i fahūn

【来源】为人工饲养鼬科动物水獭的肝脏。

【主要产地】东北地区及福建、广东、广西、云南等地。

【功能主治】养阴除热，止咳喘，止血。主要治疗各类血虚证。

【满族民间应用】

1. 治疗肺虚气喘、体虚乏力、潮热盗汗、咳嗽气喘、咳血等阴虚血亏引起的虚劳证，用水獭肝煮熟食用。

2. 治疗气血虚弱引起的夜盲等眼部疾患，用水獭肝煮熟食用。

3. 治疗痔疮出血，用水獭肝煮熟食用。

【现代研究】水獭肝含大量蛋白质，其次为葡萄糖、糖原、三酰甘油、磷脂、胆甾醇、维生素 A、维生素 D 等。

【按语】满族先人用水獭肝作为药物治疗多种疾病。水獭现已由人工饲养，水獭肝现在很少有人使用。

十三、蚯蚓

【满文】 ᠪᡝᡨᡝᠨ beten

【民间满语音名】波屯。

【别名】地龙、蛐蟮。

【来源】为钜蚓科动物参环毛蚓 *Pheretima aspergillum*（E.Perier）的全体。

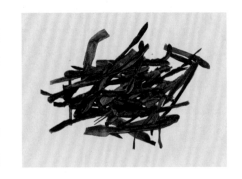

【主要产地】全国大部分地区。

【功能主治】清热定惊，通络平喘，利尿。主要治疗高热神昏、惊痫抽搐、肢体麻木、半身不遂、肺热喘咳。

【满族民间应用】

1. 治疗慢性咳喘病症，将蚯蚓干燥品研成细末，用温开水冲服。

2. 治疗小便不通、尿急、尿频、尿不尽等症状，将活蚯蚓数条洗净，捣烂后加水过滤，再将蚯蚓水液煮开，口服。

3. 治疗癫痫，用蚯蚓加盐煮水饮用。

4. 治疗腿抽筋，用活蚯蚓加胡黄连水煎服。

5. 治疗半身不遂、口眼㖞斜等中风后遗症，用蚯蚓配伍黄芪、当归、川芎等水煎服。

【现代研究】蚯蚓水煎液及蚯蚓解热碱有解热作用；有缓慢降压作用；蚯蚓提取物具有纤溶和抗凝作用；有增强免疫、抗肿瘤、抗菌、利尿、兴奋子宫及肠道平滑肌作用。

【按语】蚯蚓见于《金史》卷二十六："开封府……有药市四，榷场。产蜜蜡、香茶、心红、朱红、地龙（蚯蚓）、黄柏。"满族民间用蚯蚓治疗多种疾病。蚯蚓性寒，可通络，故风寒咳喘者和孕妇慎用。

十四、癞蛤蟆

【满文】ᠹᡠᡥᡠᠩᡤᡝ ᠸᠠᡴᡧᠠᠨ fuhungge wakšan

【民间满语音名】蛙克山。

【别名】蟾蜍、蛤蟆。

【来源】为蟾蜍科动物中华大蟾蜍 *Bufo bufo gargarizans* Cantor、黑眶蟾蜍 *Bufo melanostictus* Schneider 的身体。

【主要产地】全国大部分地区。

【功能主治】解毒散结，消积利水，杀虫消疳。主要治疗疔疮、瘰疬、癥瘕积聚、破伤风、慢性咳喘、水肿、各种肿瘤。

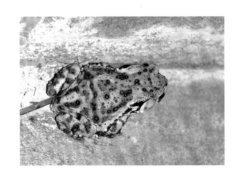

【满族民间应用】

1. 治疗咳嗽气喘等慢性气管疾

病，将鸡蛋装入癞蛤蟆腹内，用泥包裹或放入瓦罐中，烧至鸡蛋熟后服用鸡蛋，每次1个；或将活癞蛤蟆去头、皮和内脏，焙干研末，以猪胆汁浓缩液与面粉等量混合，用文火炒松后研末，再将癞蛤蟆粉与猪胆汁、面粉混合均匀，制成药丸，饭后分次食用；将白矾少量，大枣1枚，塞入冬眠期的癞蛤蟆口内，阴干后焙黄，研细末，分次温开水送服。

2.治疗疔毒疮和臁疮腿，将黑胡椒7粒，鲜姜1片，装入去掉内脏的癞蛤蟆腹中，用瓦罐焙干后，研细末，外敷患处。

3.治疗未溃烂的痈肿疮毒、疖肿，用癞蛤蟆皮肤的分泌物外涂患处。

4.治疗腹水、肿瘤，将癞蛤蟆焙干，研细末，制成过筛水丸，豆粒大小，口服。

5.治疗白喉，取活癞蛤蟆加明矾捣烂，纱布包裹，外敷颈部。

【现代研究】癞蛤蟆有解毒、消肿、止痛的功效，对食道癌、肝癌、肾炎、白喉、流行性腮腺炎均有疗效。

【按语】癞蛤蟆是满族民间治疗疾病的常用药。癞蛤蟆的干燥体、皮、蟾头、蟾舌、蟾肝、蟾胆等均可入药。蟾皮可治疗痈疡肿毒、恶疮。蟾酥为癞蛤蟆皮肤腺囊的分泌物，有毒，要严格掌握用法、用量和适应证。孕妇禁用。

十五、蜈蚣

【满文】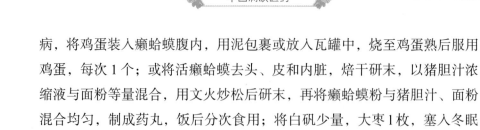 šešeri umiyaha

【民间满语音名】涉涉瑞。

【别名】吴公、天龙、百脚。

【来源】为蜈蚣科动物少棘巨蜈蚣 *Scolopendra subspinipes mutilans* L.Koch 的干燥体。

【主要产地】江苏、浙江、湖北、湖南、河南、陕西等地。

【功能主治】祛风定惊，攻毒散结。主要治疗中风、惊痫、瘰疬、结核、癥积瘤块、疮疡肿毒、多种癣症、烧烫伤、风湿痹痛。

【满族民间应用】

1.治疗面部受风、口眼㖞斜，将蜈蚣捣烂，加鸡蛋清调和，外敷患处。

2.治疗瘰疬溃烂，用蜈蚣配伍全蝎、土鳖虫，研细末外敷。

3.治疗癫痫，用蜈蚣研细末，温水冲服。

4.治疗顽固性头痛，用蜈蚣配伍全蝎、天麻、川芎、白僵蚕等，共研细末，温水冲服。

5.治疗风湿痹痛，用蜈蚣配伍全蝎、防风、独活、威灵仙等，水煎服。

【现代研究】蜈蚣含有两种类似蜂毒成分，即组织胺样物质及溶血性蛋白质。其有明显的镇痛、抗炎作用；有止痉作用；抗真菌，抗肿瘤。

【按语】蜈蚣有毒，要严格掌握用法、用量和适应证，孕妇禁用。《珍珠囊补遗药性赋》中的"妊娠服药禁歌"有孕妇禁用"牛膝薏苡与蜈蚣"的记载。

十六、蝎子

【满文】 iseleku umiyaha

【民间满语音名】黑夜涉。

【别名】全蝎、全虫、茯背虫。

【来源】为钳蝎科动物东亚钳蝎 *Buthus martensii* Karsch 的干燥体。

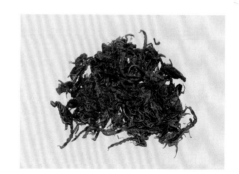

【主要产地】河南、山东、湖北、安徽等地。

【功能主治】祛风止痉，通络解毒。主要治疗惊风抽搐、癫痫、中风后遗症、偏头痛、风湿痹痛。

【满族民间应用】

1.治疗面神经麻痹、口眼㖞斜等症状，将蝎子焙干，研磨细末，用温开水或黄酒冲服，或油炸口服。

2.治疗顽固性偏头痛，将蝎子焙干口服，或用蝎子配伍天麻、蜈蚣、川芎、僵蚕等，水煎服。

3.治疗疮疡肿毒、瘰疬结核，用麻油煎炸蝎子、栀子，过滤去渣，加入蜂蜡制膏，外敷患处。

4.治疗淋巴结核、骨与关节结核，用蝎子配伍蜈蚣、地龙等，水煎服。

5.治疗风湿顽痹，用蝎子配伍川乌、白花蛇、没药等，水煎服。

【现代研究】蝎子含蝎毒，蝎尾的镇痛作用比蝎身强；有明显的抗癫痫作用；蝎子提取液有抑制动物血栓形成和抗凝作用；蝎身及蝎尾制剂对动物躯体痛或内脏痛均有明显的镇痛作用；蝎子水、醇提取物分别对人体肝癌和结肠癌细胞有抑制作用。

【按语】蝎子见于《金史》卷二十五："东平府……产天麻、全蝎、阿胶、薄荷、防风。"蝎子有毒，要严格掌握用法、用量和适应证，孕妇慎用。蝎子与蜈蚣共同使用，可增强疗效。

十七、马蛇子

【满文】ᠶᡝᡴᠰᡝᡵᡥᡝᠨ yekserhen

【民间满语音名】猫瑞梅赫。

【别名】马舌子、守宫、蜥蜴、四角蛇。

【来源】为蜥蝎科动物丽斑麻蜥的全体。

【主要产地】东北地区及甘肃、河北、山东、山西、陕西、青海等地。

【功能主治】祛风活络，散结定惊，解毒。主要治疗癥瘕积聚、中风、风痰惊痫、瘰疬、痈疮。

【满族民间应用】

1.治疗慢性咳喘、瘿瘤瘰疬、

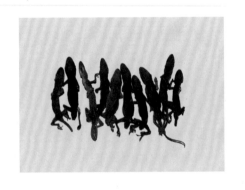

痈肿疮疡，用瓦罐将马蛇子焙干，研细末，温水冲服。

2. 治疗中风瘫痪、关节疼痛，用马蛇子焙干，研细末，温水冲服。

3. 治疗惊痫，用马蛇子焙干，研细末，温水冲服。

4. 治疗痈疮，用马蛇子焙干，研细末，温水冲服。

【现代研究】马蛇子对食道癌、肠癌、原发性肝癌、肺癌等有治疗作用。其水溶液对人体肝癌细胞的呼吸有明显的抑制作用。

十八、蚂蟥

【满文】 midaha

【民间满语音名】蜜达赫。

【别名】水蛭。

【来源】为水蛭科动物蝗 *Whitmania pigra* Whitman、水蛭 *Hirudo nipponica* Whitman、柳叶蚂蟥 *Whitmania acranulata* Whitman 的干燥体。

【主要产地】全国大部分地区。

【功能主治】破血，逐瘀，通经。蚂蟥常与虻虫共同使用，以提高药物疗效。主要治疗癥瘕积聚、妇女血瘀证、跌仆损伤。

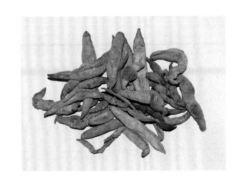

【满族民间应用】

1. 治疗跌打损伤、红肿胀痛等症状，将蚂蟥焙干，研细末，用黄酒冲服；或用蚂蟥配伍续断、鸡血藤、川芎、血竭等药，水煎服。

2. 治疗动静脉炎，将蚂蟥研细末，用黄酒冲服。身体虚弱者，多配伍人参、当归等补益气血药共同使用。

【现代研究】蚂蟥水煎剂有强抗凝血作用；蚂蟥含水蛭素，对肿瘤细胞也有抑制作用；有堕胎作用。

【按语】蚂蟥为破血药，要严格掌握用法、用量和适应证。孕妇禁用。

十九、斑蝥

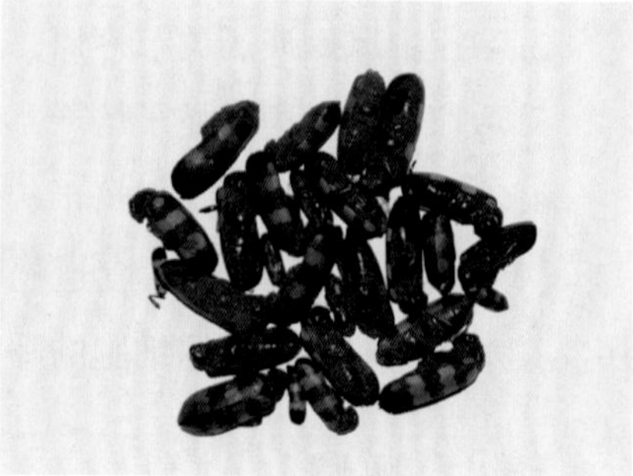

【满文】 ᡥᠠᡵᡥᡡ harhū

【民间满语音名】都给达。

【别名】斑蚝、花斑毛、花壳虫。

【来源】为芫青科昆虫南方大斑蝥 *Mylabris phalerata* Pallas 或黄黑小斑蝥 *Mylabris cichorii* Linnaeus 的全体。

【主要产地】辽宁、河南、广西、江苏等地。

【功能主治】破血逐瘀，散结消癥，攻毒蚀疮。主要治疗痈疽、癥瘕积聚、瘰疬、顽癣等。

【满族民间应用】

1.治疗跌打损伤、癥瘕积聚，用斑蝥配伍桃仁、红花、当归、川芎，水煎服。

2.治疗痈疽恶疮、顽癣、瘰疬，将斑蝥焙干，研细末，用蜂蜜调和，外敷患处。

【现代研究】南方大斑蝥含斑蝥素 0.427%～1.452%，此外，尚含脂肪油 12%、树脂、蚁酸、色素等。黄黑小斑蝥含斑蝥素 0.564%～2.163%。斑蝥素是抗癌的有效成分，也是芫青科昆虫特有的防御攻击物质。

【按语】斑蝥有毒，要严格掌握用法、用量和适应证，孕妇禁用。《珍珠囊补遗药性赋》中"妊娠服药禁歌"有孕妇禁用"斑蝥水蛭及虻虫"的记载。

二十、鲫鱼

【满文】 ᠣᠩᡤᠣ�šᠣᠨ onggošon

【民间满语音名】翁郭顺。

【别名】鲫瓜子、鲫拐子、鲋。

【**来源**】为鲤科动物鲫鱼的全体。

【**主要产地**】除西部高原外，全国各地均有分布。

【**功能主治**】利水消肿，益气健脾，温胃解毒。主要治疗脾胃虚弱、少食乏力、脾虚水肿、小便不利、气血虚弱、乳汁减少、便血、痔疮出血。

【**满族民间应用**】

1.民间常将鲫鱼作为营养品食用，可补益身体，或用于一些疾病的辅助治疗。

2.治疗孕妇产后乳汁不通或不足，将鲫鱼清除内脏后，熬煮浓鱼汤食用。

3.治疗病后或产后身体虚弱，将 1～2 两重的活鲫鱼加清水慢火煮半小时，食用鲫鱼汤，每次服一小碗。

【**现代研究**】鲫鱼所含的蛋白质易于人体消化和吸收，常食可增强抗病能力。

二十一、鲌鱼

【**满文**】 ᡩᡠᠸᠠᡵᠠ duwara

【**民间满语音名**】嘎牙。

【**别名**】额白鱼、嘎牙子。

【**来源**】为鲌科动物鲌鱼的全体。

【**主要产地**】黑龙江、松花江、长江及珠江流域。

【**功能主治**】补脾益血，开胃催乳，利尿。主要治疗气血不足、机体虚弱、脾虚水肿、小便不利、产后气血虚亏、乳汁不足。

【**满族民间应用**】

1.治疗产后气血虚亏、乳汁不足、机体虚弱，用鲌鱼熬煮鱼汤食用。

2.可作为脾虚水肿、小便不利等病症的辅助治疗食品。

【**现代研究**】鲌鱼含优质的蛋白质、脂肪、糖类、钙、磷、铁等成分。

二十二、泥鳅

【满文】 uyašan

【别名】鳅、鳅鱼和鳉。

【来源】为鳅科动物泥鳅 *Misgurnus anguillicaudatus*（Cantor）的肉或全体。

【主要产地】除西部高原地区外，全国各地均有分布。

【功能主治】补中气，祛湿邪。主要用于滋补肝脾。

【满族民间应用】

1. 治疗慢性肝病、糖尿病、阳痿早泄等病症，主要作为辅助食品。

2. 治疗臁疮病，将泥鳅研细末，用香油调和，外敷患处。

【现代研究】泥鳅中含有多种酶，还含有胞嘧啶、黄嘌呤、腺嘌呤、鸟嘌呤核糖苷、鸟嘌呤嘧啶、嘌呤碱、核苷酸、腺苷酸、鸟苷酸、尿嘧啶核苷酸、脱氧鸟苷酸等。

【按语】泥鳅是满族食用的鱼类之一，也是满族萨满早期的用药，满族萨满的"百草歌诀"中说："泥鳅七条能祛黄，澡汤又能治臁疮。"民间偏方有食用生泥鳅治疗肝硬化腹水的做法。

二十三、牛奶

【满文】 ihan sun

【民间满语音名】孙音。

【别名】牛乳。

【来源】为牛科动物黄牛 *Bos taurus domesticus* Gmelin、水牛 *Bubalus bubalis* L. 的乳汁。

【功能主治】补虚损，益肺胃，生津润肠。

【满族民间应用】

1. 主要作为营养食品食用。

2. 满族民间内服牛奶解食物中毒，外涂牛奶保养皮肤。

3. 对于体虚乏力、营养不良、消渴、大便秘结等虚弱者，长期饮用牛奶有益。

【现代研究】牛奶有降血糖、降血胆固醇、抗感染作用。牛奶中含有 Ca^{2+}、Mg^{2+}、K^+、Fe^{3+} 等阳离子和 PO_4^{3-}、SO_4^{2-}、Cl^- 等阴离子。此外，还含有微量元素 I、Cu、Zn、Mn 等。

二十四、蜂蜜

【满文】 ᡥᡳᠪᠰᡠ hibsu

【民间满语音名】西普苏。

【别名】蜂糖、百花精。

【来源】为蜜蜂科昆虫蜜蜂 *Apis cerana* Fabricius 所酿成的蜜。

【主要产地】全国大部分地区。

【功能主治】补中润燥，止痛解毒。主要治疗肺虚久咳及燥咳、脘腹挛急疼痛、便秘、药物中毒。

【满族民间应用】

1. 治疗大便干燥，用蜂蜜 3～4 汤匙直接口服。

2. 治疗蚊虫叮咬，用蜂蜜涂抹叮咬处。

3. 解药毒、解醉酒，用蜂蜜兑水口服。

4. 治疗烧烫伤、臁疮腿，将蜂蜡、豆油熬煮成膏，清创后涂药膏。

5. 作为营养保健食品食用。

【现代研究】蜂蜜含糖类、挥发油、蜡质、微量元素等多种成分，能增强机体免疫功能；对多种细菌有抑杀作用；有解毒作用；有加速肉芽组织生长、促进创伤组织愈合作用；有保肝、抗肿瘤等作用。

【按语】蜂蜜是满族早期的食品和药品，也作为贡品使用。《辽史》卷六十记载："雄州、高昌、渤海亦立互市，以通南宋、西北诸部、高丽之货，故女真以金、帛、布、蜜、蜡诸药材及铁离。"《金史》卷二十六记载："开封府……有药市四，榷场。产蜜蜡、香茶、心红、朱红、地龙、黄柏。"满族萨满的"百草歌诀"中有"蜂蜜养胃能解燥，王浆长饮老寿星"的记载。蜂蜜与蜂王浆的作用相似，蜂王浆的滋补功效大于蜂蜜。满族民间把蜂蜜和蜂王浆作为老年人的保健食品。用蜂蜜炮制药物可以缓解有毒或猛烈药物的药性或增强药物的某些功能和疗效，如用蜂蜜炮制止咳药，能增强润肺止咳的功效。蜂蜜还是制作丸药的赋型剂。蜂蜡又名蜜蜡、黄蜡、白蜡，为蜜蜂科动物蜜蜂分泌的蜡质。蜂蜡有黄蜡、白蜡之分，但作用基本相同。蜂蜡有解毒、生肌、止痛的作用，可治疗痈疽溃疡、臁疮糜烂、烧烫伤、久泻不止、遗精早泄、带下。蜂蜡主要是制作油膏外用或成药的赋形剂。

二十五、鸡蛋

【满文】 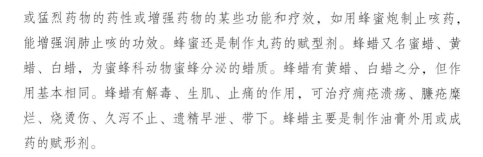 umhan

【别名】 鸡子、鸡卵。

【来源】 为雉科动物家鸡 *Gallus gallus domesticus* Brisson 的卵。

【功能主治】 滋阴润燥，养血安胎。鸡蛋主要作为营养食品食用。对患热病烦闷、燥咳声哑、目赤咽痛、胎动不安、产后口渴、下痢等症者，有辅助治疗作用。

【满族民间应用】

1. 治疗烧烫伤，用鸡蛋清涂抹患处。

2. 治疗中耳炎，将鸡蛋黄烧制成卵黄油，用棉签蘸卵黄油涂抹患处。

3. 治疗骨质疏松、慢性胃炎、吐酸水，将鸡蛋壳炒黄，研磨细粉，用温水冲服。

4. 治疗久咳气急、失音等症，用鸡蛋膜（凤凰衣）水煎服。

【现代研究】 鸡蛋含有丰富的蛋白质、脂肪、维生素和铁、钙、钾等人体所需要的矿物质，蛋白质为优质蛋白，对肝脏组织损伤有修复作用；富含 DHA 和卵磷脂、卵黄素，对神经系统和身体发育有利，能健脑益智，改善记忆力，并促进肝细胞再生；鸡蛋中含有较多的 B 族维生素和其他微量元素，可以分解和氧化人体内的致癌物质，具有防癌作用。

【按语】 鸡蛋营养丰富，并有许多药用功能，用法简单方便。鸡的其他部位也有药用功能，如将鸡内金研末，用温水冲服，可治疗消化不良、食积腹满；将鸡苦胆汁用温开水冲服，治疗哮喘性支气管炎；将鸡骨研粉冲服或煮汤服用，可强筋壮骨，治疗骨折。

二十六、鲨鱼皮

【满文】dulan nimaha i sukū

【别名】鲛鱼皮、沙鱼皮。

【来源】为皱唇鲨科白斑星鲨 *Mustelus manazo* Bleeder、灰星鲨 *Mustelus griseus* Pietschmann、白斑角鲨 *Squlus acanthias* Linnaeus 或其他鲨鱼的皮。

【主要产地】我国黄海、东海、南海海域。

【功能主治】解鱼毒，消食积，杀痨虫。主要治疗阴虚咳喘、脘腹胀满。

【满族民间应用】

1. 治疗肺虚潮热、咳喘、盗汗或出虚汗、体虚乏力、腰膝酸软等症，将鲨鱼皮焙干后研细末口服或水煎服。

2. 治疗毒鱼中毒或食用鱼类食品过多引起的消化不良、腹胀腹痛，用鲨鱼皮水煎服。

【现代研究】鲨鱼皮含有大量的胶体蛋白和黏液质及脂肪，鲨科鱼皮均可制取鱼皮胶，是制明胶和止血海绵的原料。

【按语】鲨鱼皮是金代使用的药物。《金史》卷二十六有"益都府……产石器、玉石、鲨鱼皮、天南星、半夏、泽泻、紫草"的记载。

二十七、犀角（现用代用品）

【满文】ihasi uihe

【别名】犀象、乌犀角、香犀角。

【来源】为犀科动物印度犀 *Rhinoceros unicornis* L.、爪哇犀 *Rhinoceros sondaicus* Desmarest、苏门犀 *Rhinoceros sumatrensis* Fischer 等的角（现用代用品）。

【主要产地】印度、尼泊尔、缅甸、泰国、马来西亚、印度尼西亚等地。

【功能主治】清热凉血，定惊解毒。

【满族民间应用】

1.治疗各种发热病症，用犀角研细末，温水冲服。

2.治疗伤寒温疫，用犀角研细末，温水冲服。

3.治疗惊狂、烦躁、谵妄，用犀角研细末，温水冲服。

4.治疗热病斑疹、吐血便血、衄血和各种疔疮肿毒，用犀角研细末，水煎服或作配伍。

【现代研究】犀角有强心、降血压、解热、镇惊作用；对血管有作用，实验表明其对下肢血管是先收缩后扩张。犀角的主要成分为角蛋白、胆固醇、磷酸钙、碳酸钙等，还含有其他蛋白质、肽类、游离氨基酸、胍衍生物、甾醇类等。

【按语】犀牛是野生保护动物，犀角已经被严格禁用，现在药用已经改为水牛角代替。犀角是金代使用的药物和贸易商品。犀牛见于《金史》卷五十："泗州场岁供进……生姜六百斤、栀子九十称，犀象丹砂之类不与焉。"满族民间用犀角来清热解毒、凉血定惊，治疗各种热证出血、癫狂谵语。犀角不与川乌、草乌配伍使用，《珍珠囊补遗药性赋》中诸药相反例的"十九畏歌"中有"川乌草乌不顺犀"的记载。

二十八、兔

【满文】 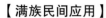 gūlmahūn

【来源】为兔科动物兔 *Lepus tolai* Pallas 或家兔 *Oryctolagus cuniculus domesticus* Gmelin。

【主要产地】除南极洲外，各大洲均有分布，另外也有人工饲养。

【功能主治】补中益气，凉血解毒，健脾止渴，通大便。主要治疗机体虚弱。

【满族民间应用】

1.兔肉主要作为食品食用。

2.治疗心悸气短、乏力虚弱病症，将兔肉做汤食用，可滋补身体。

【现代研究】瑞士生物学家 G.Sehoenenoerg 从兔血中分离出促进睡眠的化学物质，用于失眠病人，治疗成功。

【按语】兔见于《金史》卷二十四："辽阳府……产白兔、师姑布、鼠毫、白鼠皮、人参、白附子。"《辽史》卷五十三记载："九月重九日，天子率群臣部族射虎，少者为负，罚重九宴。射毕，择高地卓帐，赐蕃、汉臣僚饮菊花酒。兔肝为臡，鹿舌为酱，又研荣萸酒，洒门户以禳禳。"满族民间用兔治疗很多疾病，兔肝可治贫血、眼干、视物不清、夜盲；兔血可制成兔血糕食用，治疗咳嗽哮喘；兔的胎盘可治疗肺痨；兔子皮可治疗烧烫伤，将兔子皮焙成焦黄色，研细末，用香油调和，外敷患处。现今，兔多为人工饲养。

二十九、公蛾

【别名】原蚕蛾、晚蚕蛾。

【来源】为蚕蛾科昆虫家蚕蛾 *Bombox mori* L.。

【主要产地】我国南方地区。

【功能主治】补肾壮阳。主要治疗阳痿、遗精、早泄、体虚乏力、消渴。

【满族民间应用】治疗肾阳虚引起的腰膝酸软、阳痿早泄等症状，用公蛾水煎服。

【现代研究】公蛾体内含有大量的蛋白质和脂肪，还含有丰富的生理活性物质，如雄性激素、前列腺素、雌二醇、胰岛素、保幼激素、脑激素、蜕皮激素、环甘酸、细胞色素 C、维生素 B_{12} 及磷脂等。

【按语】公蛾是满族萨满早期使用的药物，满族萨满的"百草歌诀"中说："母蛾消渴能长寿，公蛾壮阳把房行。"满族民间用母蛾补肾健脾、养心安神、行气活血；公蛾作为珍贵的补益肾气、养心健脑的保健佳品。

三十、东珠

【满文】 tana

【民间满语音名】塔娜。

【别名】北珠、大珠、美珠。

【来源】为蚌科动物褶纹冠蚌 *Cristaria plicata*（Leach）受刺激形成的

珍珠。

【主要产地】黑龙江、乌苏里江、鸭绿江、松花江及其流域。

【功能主治】清咽利喉，镇静息风。主要治疗小儿惊风、急慢性咽喉肿痛。

【满族民间应用】

1. 用于皮肤保健和美容，将东珠研细末，用牛乳调和，涂抹皮肤。

2. 治疗惊风，用东珠研细末冲服。

3. 治疗咽喉肿痛，用东珠研细末冲服。

4. 治疗牙龈疼痛，用东珠研细末，涂牙龈。

【现代研究】东珠含有钙、钠、镁、锶、铁、锰等20种无机元素及碳酸根、草酸根等酸根阴离子，富含15种以上的氨基酸，其中以甘氨酸、丙氨酸的含量最高，次为天冬氨酸、丝氨酸和亮氨酸，脯氨酸、胱氨酸则未能测出。

【按语】东珠又称北珠，是淡水珍珠，为东北名贵特产，主要产于东北地区，以吉林省和黑龙江省境内的松花江所产的东珠为佳，数量最多。东北地区满族民间流传东北有三种宝贝："土产人参，水出东珠，冬有貂皮。"东珠是满族名贵的珠宝，是满族女真时期和满族清朝时期朝廷的贡品，东珠又有贡珠之称。辽金时期称东珠为蛤珠，《辽史》卷六十记载："雄州、高昌、渤海亦立互市，以通南宋、西北诸部、高丽之货，故女真以金、帛、布、蜜、蜡诸药材及铁离……于厥等部以蛤珠、青鼠、貂鼠、胶鱼之皮、牛羊驼马、毳等物，来易于辽者，道路羁属。"据史料记载，后金首领努尔哈赤在统一建州等女真各部落以后，用东珠、人参等东北地区特产进行贸易，筹集经费来增加军费和扩充军队。在《满文老档》中有用东珠为末敷牙龈治疗牙痛的记载。

三十一、阿胶

【来源】为马科动物驴 *Equus asinus* Linnaeus 的皮去毛后熬煮浓缩凝固而成的胶。

【主要产地】山东。

【功能主治】补血养阴，润燥止血。主要治疗血虚乏力、面黄肌瘦、心悸气短、虚热盗汗、肺热干咳少痰等阴虚病证。

【满族民间应用】

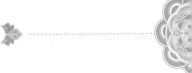

1. 治疗病后或产后血虚体弱、乏力气短、潮热盗汗等症，用温水溶化阿胶后口服。

2. 治疗各类出血病症，将阿胶溶化单用，或配伍人参、北五味子、白及、白芍、黄连等药使用。

3. 治疗妇女月经不调、月经过多、孕妇胎动不安等妇科病症，将阿胶溶化单用。

【现代研究】阿胶有加速红细胞、血红蛋白生成和止血的作用，可促进血液循环，抗心律不齐，抗疲劳，增强机体免疫力。

【按语】阿胶是金代使用的药物，《金史》卷二十五有"东平府……产天麻、全蝎、阿胶、薄荷、防风"的记载。满族民间用阿胶治病，方法是直接溶化服用，或与其他药物配伍使用。阿胶珠是用海蛤粉炮制而成，有润肺化痰、止咳止血的作用。用蒲黄炒阿胶，可补血止血。

第八节　矿物药

一、朱砂

【满文】 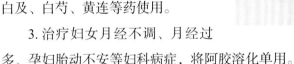 cinuhūn

【民间满语音名】鹅瑞烟滚。

【别名】丹砂、辰砂、赤丹。

【来源】为硫化物类矿物辰砂族辰砂，主要含硫化汞（HgS）。

【主要产地】湖南、贵州、四川、广西、云南等地。

【功能主治】清心镇惊，安神解毒。主要治疗心神不宁、心悸、失眠、高热烦躁、神昏谵语、惊风、癫痫、惊厥抽搐，外用治疗疮疡肿毒。

【满族民间应用】

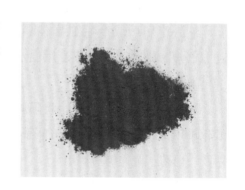

1.治疗心跳心慌、胸闷气短等症状，将朱砂放入洗净的猪心或其他动物心脏，焙干研细末，分次口服或煮熟后分次食用猪心。

2.治疗疮疡肿毒、咽喉肿痛、口舌生疮，用朱砂配伍雄黄、慈菇、大戟、冰片、硼砂，研细末，温水冲服。或作为外用药使用。

3.治疗惊风、癫痫、惊厥抽搐，用朱砂与牛黄、麝香、磁石、全蝎、钩藤、珍珠组方使用。

【现代研究】朱砂能降低大脑中枢神经的兴奋性，有镇静催眠、抗惊厥、抗心律失常的作用，外用有抑杀细菌和寄生虫的作用。

【按语】朱砂在金代称为朱红，《金史》卷二十六记载："开封府……有药市四，榷场。产蜜蜡、香茶、心红、朱红、地龙、黄柏。"朱砂为有毒药物，多外用或制成丸剂挂衣或散剂使用。如宋代《太平惠民和剂局方》中记载，治疗一切头痛、风壅痰盛、咽膈不利的太阳丹，就是以朱砂为衣。使用朱砂时要严格掌握剂量、用法和适应证，孕妇禁用。朱砂不宜久服，严禁用火煅制。《珍珠囊补遗药性赋》中"妊娠服药禁歌"有孕妇禁用"朱砂干漆蟹爪甲"的记载。朱砂在清代宫廷医案中有用于儿科疾病的记载，如乾隆三十六年五月初一，将朱砂、雄黄各等份，让锦志阿哥、锦勤阿哥服用，防治小儿惊厥。

二、银朱

【满文】ᠴᡳᠨᡠᡥᡡᠨ cinuhūn

【别名】心红、灵砂、水华朱、紫粉霜。

【来源】为人工合成的赤色硫化汞。

【功能主治】攻毒杀虫，燥湿劫痰。主要治疗疥癣恶疮、痧气心腹痛。

【满族民间应用】多替代朱砂配伍其他药物外用，治疗疔疮疖肿。

【现代研究】银朱的毒性较大，半数致死量为 10g/kg，主要成分为硫化汞，含有少量的硒、砷、游离汞、单质碳等。药理作用为小量内服，吸收后刺激骨髓，使其充血并增强心脏功能。

【按语】银朱是金代使用的药物，《金史》卷二十六记载："开封府……有药市四，榷场。产蜜蜡、香茶、心红（银朱）、朱红、地龙、黄柏。"银珠为有毒药物，多制成丸剂或散剂使用或外用。使用时要严格掌握剂量、用法和适应证，孕妇禁用。

三、琥珀

【满文】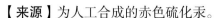 boisile

【民间满语音名】贝什里。

【别名】虎珀、血琥珀。

【来源】为古代松科植物的树脂地下的化石样物质。

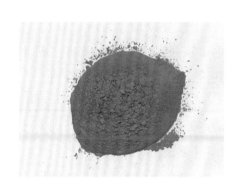

【主要产地】广西、云南、河南、辽宁等地。

【功能主治】镇惊安神，散瘀止血，利水通淋，去翳明目。主要治疗惊悸失眠、心神不宁、健忘、惊风癫痫、血淋尿血、妇女痛经、产后血瘀腹痛、痈疮肿毒、跌打损伤等。

【满族民间应用】

1. 治疗心神不宁、心悸失眠、健忘等症，将单味琥珀研细末，用黄酒冲服。

2. 治疗血虚，用琥珀配伍石菖蒲、远志、茯神等水煎服。

3. 治疗惊悸怔忡、夜卧不安，用琥珀配伍酸枣仁、人参、当归等水煎服；治疗小儿惊风，用琥珀配伍天竺黄、茯苓、胆南星等水煎服。

4. 治疗痛经、心腹刺痛，用琥珀配伍当归、莪术、乌药等水煎服。

5. 治疗癥瘕积聚，用琥珀配伍三七、三棱、鳖甲等水煎服。

6. 治疗淋证、癃闭，用琥珀配伍金钱草、海金沙、灯心草、泽泻等水煎服。

【现代研究】琥珀含琥珀酸、挥发油。琥珀酸具有中枢抑制作用，还有镇静安神作用。

四、龙骨

【满文】 uyan i aligan

【别名】白龙骨。

【来源】为古代哺乳动物（如象类、犀牛类、三趾马等）骨骼的化石。

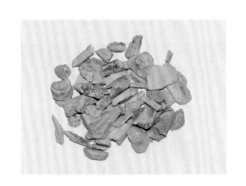

【主要产地】河南、河北、山西、陕西、山东、内蒙古、湖北、四川、云南、广西、青海等地。

【功能主治】重镇安神，敛汗固精，止血涩肠，生肌敛疮。主要治疗心悸失眠、疮疡溃烂。

【满族民间应用】

1. 治疗惊痫癫狂、怔忡健忘、失眠多梦，用龙骨水煎服。

2. 治疗自汗盗汗、遗精淋浊、吐衄便血、崩漏带下、泻痢脱肛，用龙骨水煎服。

3. 治疗疮疡溃烂久不收口，用龙骨水煎服。

【现代研究】龙骨有镇静、催眠、抗惊厥、缩短凝血时间的作用。主要成分为碳酸钙、磷酸钙，亦含铁、钾、钠、氯、硫酸根等。

【按语】龙骨是金代使用的药物，《金史》卷二十四记载："大兴府……药产滑石、半夏、苍术、代赭石、白龙骨、薄荷、五味子、白牵牛。"龙骨质地重，入药时要打碎先煎。龙骨具有重镇安神、平肝益阴、潜敛浮阳的功效。龙齿为古代多种大型哺乳动物的牙齿骨骼化石，与龙骨有同样的镇惊安神作用，用量与用法也与龙骨相同，其固涩收敛作用不如龙骨。

五、代赭石

【满文】 dalgiyan wehe

【别名】赤土、代赭、赭石、赤赭石。

【来源】为氧化物类矿物赤铁矿的矿石。

【主要产地】河北、山西、山东、河南、湖南、广东、四川等地。

【功能主治】平肝镇逆，凉血止血。

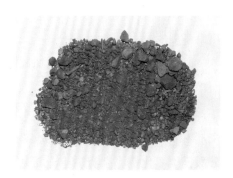

【满族民间应用】

1.治疗吐血、痔疮出血，用代赭石水煎服。

2.治疗妇女月经过多、白带污浊，用代赭石水煎服。

3.治疗惊痫，用代赭石水煎服。

【现代研究】代赭石对心脏和血压有作用。主要含有三氧化二铁，亦含少量的钛、镁、铝、锰、钙、硅和水分。

【按语】代赭石是金代女真使用的药物，《金史》卷二十四记载："大兴府……药产滑石、半夏、苍术、代赭石、白龙骨、薄荷、五味子、白牵牛。"代赭石质地重，入药时要打碎先煎，孕妇禁用。《珍珠囊补遗药性赋》中的"妊娠服药禁歌"有孕妇禁用"三棱芫花代赭麝"的记载。

六、滑石

【满文】 ukci wehe

【别名】液石、留石、脱石、画石。

【来源】为硅酸盐类矿物滑石、滑石粉的块状或粉状体。

【主要产地】江西、山东、辽宁、山西、陕西、河北、福建、广西等地。

【功能主治】清热渗湿利窍。主要治疗热淋。

【满族民间应用】

1. 治疗暑热烦渴、小便不利、水泻、淋病、热痢，用滑石水煎服。

2. 治疗黄疸、水肿、衄血，用滑石水煎服。

3. 治疗皮肤湿烂、脚气，用滑石涂抹患处。

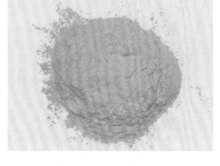

【现代研究】滑石有抗菌、保护皮肤和黏膜的作用。滑石主要含有硅酸镁、氧化铝，杂有黏土、石灰、铁等。

【按语】滑石是金代使用的药物，《金史》卷二十四记载："大兴府……药产滑石、半夏、苍术、代赭石、白龙骨、薄荷、五味子、白牵牛。"满族民间用滑石清热除湿，外用治疗湿疹、热痱。内服应包煎。孕妇慎用。

七、白矾

【满文】 šanyan fekšun

【别名】矾石、明矾、雪矾、生矾。

【来源】为矿物明矾石经加工提炼而成的结晶。

【主要产地】甘肃、安徽、山西、湖北、浙江等地。

【功能主治】祛痰除湿，止泻止血，解毒。主要治疗慢性腹泻、疮疡疥癣、烧烫伤。

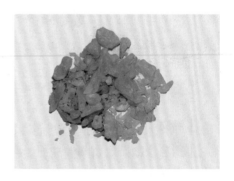

【满族民间应用】

1. 治疗久泻不止、便血、胃及十二指肠溃疡、妇女子宫脱垂、白带、崩漏，用白矾配伍其他药物水煎服。

2. 治疗痔疮疥癣、喉痹、口舌生疮、湿疹瘙痒、烧烫伤、蚊虫咬伤，将白矾研细末，外涂患处。

【现代研究】白矾有抗菌、收敛固脱、抗阴道滴虫的作用。明矾石为碱性硫酸铝钾。

【按语】白矾主要用于收敛涩肠，治疗泻痢，研细粉吞服。枯矾或称煅白矾，为白矾加热熔化并煅至枯干的不规则的结晶体。白矾生用可解毒，枯矾外用能生肌。满族民间用鸡蛋清冲服白矾粉，解药物中毒，用煮熟的鸡蛋去皮蘸白矾适量，口服可治疗腹泻。无湿热者及孕妇慎用白矾。

八、石绿

【别名】绿青、大绿。

【来源】为碳酸盐类矿物孔雀石的矿石。

【功能主治】主要治疗痰迷惊痫、疳疮。

【满族民间应用】治疗疥疮，用石绿涂患处。现在已经不常使用。

【现代研究】石绿的主要成分为 $CuCO_3 \cdot Cu(OH)_2$，常含有氧化铁、氧化镁、黏土、砂等杂质。

【按语】石绿是金代使用的药物，《金史》卷二十四有"大同府……产白驼、安息香、松明、松脂、黄连、百药煎、芥子煎、盐、捞盐、石绿、绿矾、铁、甘草、枸杞、碾玉砂、地蕈"的记载。石绿质地重，入药时要打碎先煎。孕妇慎用。

九、绿矾

【满文】 niowanggiyan fekšun

【别名】青矾、皂荚矾、皂矾。

【来源】为硫酸盐类矿物水绿矾的矿石或化学合成品。

【主要产地】甘肃、安徽、陕西、新疆、山东、浙江、河南、湖南等地。

【功能主治】燥湿化痰，消积杀虫，止血补血，解毒敛疮。主要治疗湿疮、疥癣瘙痒。

【满族民间应用】

1. 治疗胀满、疳积、久痢便血、血虚肌萎，用绿矾研末口服。

2. 治疗湿疮、疥癣瘙痒、喉痹口疮等，将绿矾研细末，用温水调和，外擦患处。

【现代研究】天然绿矾主要含有硫酸亚铁（$FeSO_4 \cdot 7H_2O$），或含有铜、铝、镁、锌等夹杂物。

【按语】绿矾是金代使用的药物，《金史》卷二十四有"大同府……产白驼、安息香、松明、松脂、黄连、百药煎、芥子煎、盐、捞盐、石绿、绿矾、铁、甘草、枸杞、碾玉砂、地蕈"的记载。古代药方记载，绿矾研细末外搽，可治疗头疮。将绿矾配制成丸药，可治疗钩虫病。孕妇慎用。

十、不灰木

【满文】 ᠰᡳᠶᠠᠨ ᠮᠣᠣ yahana moo

【别名】无灰木。

【来源】为硅酸盐类矿物角闪石石棉。

【功能主治】清热除烦，利尿。主要治疗皮肤湿疹、瘙痒症。

【满族民间应用】

1. 治疗肺热咳嗽、咽喉肿痛，用不灰木水煎服。

2. 治疗热痱痈疮，将不灰木研细末，涂抹患处。

【现代研究】不灰木的主要成分为水化硅酸镁，但常夹杂石灰及氧化亚铁等物质。

【按语】不灰木是金代使用的药物，《金史》卷二十四有"丰州……产不灰木、地蕈"的记载。孕妇慎用。

十一、白龙粉

【民间满语音名】山木瑞奋。

【别名】玄明粉、元明粉、芒硝。

【来源】为硫酸盐类芒硝矿物无水芒硝或芒硝经风化的干燥品。

【**主要产地**】河北、河南、山东等地。

【**功能主治**】泻热通便，软坚散结，清热解毒，清肺解暑，消积和胃。主要治疗胃腹积滞、胀满、大便不通、目赤肿痛、咽肿口疮、痈疽肿毒。

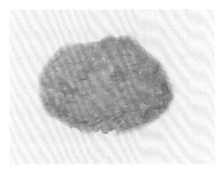

【**满族民间应用**】

1. 治疗腹胀、胃脘痛、大便不通，用白龙粉少量研磨冲服。

2. 治疗咽喉肿痛、音哑，用白龙粉、冰片、硼砂各等分，研细末，喷涂患处。

3. 治疗目赤疼痛，将白龙粉研细末，水溶过滤，用药液滴眼。

4. 治疗鼻衄，用白龙粉温水冲服。

【**按语**】金代称白龙粉为硝，硝是金代使用的药物。《金史》卷二十六记载："大名府……产皱、谷、绢、梨肉、樱桃、煎木耳、硝。"硝类药物有芒硝、朴硝、皮硝等，芒硝的炼制纯度最高，朴硝次之，皮硝为粗制品。芒硝还是制作西瓜霜所用的药物。满族民间有治疗乳痈初起的偏方，是用皮硝粉外敷患处，可消肿止痛。产后用皮硝粉外敷乳房可回乳。《珍珠囊补遗药性赋》中的"妊娠服药禁歌"有孕妇禁用"牙硝芒硝牡丹桂"的记载。

十二、雄黄

【**满文**】amihūn

【**民间满语音名**】阿梅混。

【**别名**】明雄黄、石黄。

【**来源**】为硫化物类矿物雄黄的矿石。

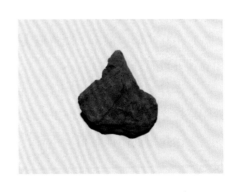

【**主要产地**】广东、湖南、湖北、贵州、四川等地。

【功能主治】解毒杀虫。主要治疗痈疮肿毒、疥癣、蛇虫咬伤。

【满族民间应用】

1. 治疗皮肤瘙痒，用雄黄研末，水稀释后，涂擦皮肤瘙痒处。

2. 治疗痈肿疔毒、疥疮、蛇虫咬伤，用雄黄研细末，外涂患处。

【现代研究】雄黄对多种致病性皮肤真菌有不同程度的抑制作用，还有抗肿瘤、抗血吸虫及疟原虫作用。

【按语】雄黄为含硫化砷的矿物，有毒，应严格掌握用量、用法和适应证。临床上基本是外用，古代口服方剂中的雄黄也是用于制作丸、散、丹剂，一般不作汤剂使用。不能长期使用含有雄黄成分的药物，雄黄不能用火炮制，故作内服药时应慎重。《珍珠囊补遗药性赋》中的"妊娠服药禁歌"有孕妇禁忌"大戟蝉蜕黄雌雄"的记载。古方中有用雄黄治疗痈疮肿毒、蛇虫咬伤或人体肠道寄生虫的成药，也有用雄黄治疗疟疾的记载。满族民间有用艾叶加雄黄燃烧烟雾的方式进行室内外消毒的做法。

十三、硫黄

【来源】为自然元素类矿物硫族自然硫。药用硫黄在采挖后加热熔化，或用含硫矿物经加工除去杂质硫黄。

【主要产地】山西、山东、陕西、河南等地。

【功能主治】解毒杀虫，燥湿止痒，助阳通便。外用治疗疥疮、癫癣。

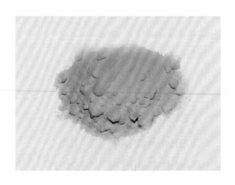

【满族民间应用】

1. 治疗疥癣、湿疹、阴疽疮疡，用硫黄外敷患处。

2. 治疗男性阴囊湿疹瘙痒、女性阴部瘙痒，将硫黄研磨细粉，装入布袋后，戴在内裤靠近阴部处。

3. 治疗男性阳虚、精冷不育，将硫黄研磨细粉，装入布袋后，戴在腰腹部。

【现代研究】①化学成分：硫黄主要含有硫（S），另杂有砷、硒、铁、碲等成分。②药理作用：硫与皮肤接触，产生硫化氢及五硫黄酸，从而有溶解角质及杀疥虫、细菌、真菌的作用；动物实验证明其能使支气管慢性炎症细胞浸润减轻，促进支气管分泌物增加而达到祛痰目的；一部分硫黄在肠内形成硫化氢，刺激肠壁增加蠕动而起缓泻作用。③不良反应：硫黄在肠道中可形成神经毒物硫化氢，抑制某些酶的活性。应用未纯化或未经炮制的石硫黄，可引起砷中毒。

【按语】硫黄是满族民间治疗寒证的药物。有用口服的方法治疗寒性咳嗽、痰多。但一般用于治疗阳痿早泄，有用阴部戴用硫黄治疗阳痿的做法。生硫黄只作外用，内服经过加豆腐炮制后的硫黄，可治疗阳痿、气虚便秘和虚寒性咳喘。硫黄不宜与朴硝等硝类药物共同使用，《珍珠囊补遗药性赋》中诸药相反例的"十九畏歌"说："硫黄原是火中精，朴硝一见便相争。"

十四、食盐

【满文】 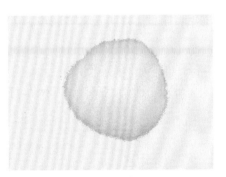 dabsun

【别名】盐。

【来源】为海水晒制的结晶体盐或提炼的矿物盐。

【主要产地】沿海地区及青海、新疆、云南、四川等地。

【功能主治】涌吐，清火凉血，解毒软坚，杀虫止痒。主要治疗大汗或吐泻后体倦乏力、头晕、肢体疼痛。

【满族民间应用】

1. 治疗跌打损伤、风寒湿痹、寒湿腹痛等症，将大粒食盐炒热后装入布袋中，贴敷在疼痛部位。

2. 治疗脚癣，将大粒食盐加入热水中溶化，用盐水泡脚。

3. 用于消毒和解食物毒。

【现代研究】食盐的主要成分为氯化钠（NaCl）。治疗大汗或剧烈吐泻后体倦乏力、头晕，用淡盐水饮用。食盐可作为炮制补肾药物的附加品，可引药入经。

【按语】食盐是金代女真时期的食物和药物，《金史》卷二十四记载："大同府……产白驼、安息香、松明、松脂、黄连、百药煎、芥子煎、盐、捞盐、石绿、绿矾、铁、甘草、枸杞、碾玉砂、地蕈。""浑源州，产盐。"金代女真时期，食盐是朝廷严格管制的食品，作为征税的重要内容。《金史》卷四十九记载："金制，榷货之目有十，曰酒、曲、茶、醋、香、矾、丹、锡、铁，而盐为称首……初，辽、金故地滨海多产盐，上京、东北二路食肇州盐，速频路食海盐，临潢之北有大盐泺，乌古里石垒部有盐池，皆足以食境内之民，尝征其税。及得中土，盐场倍之，故设官立法加详焉。"还对失职的盐官和违法贩私盐者刻以重刑，以加强对食盐的管制。满族民间用食盐治病的方法很多，主要用于外治法。治疗痈肿疼痛，将食盐溶于水，清洗患处。治疗风寒腰痛、寒湿腹痛，将大粒食盐炒热后装入布袋中，热敷疼痛部位，可祛寒止痛。治疗跌打损伤肿痛，将大粒食盐炒热后喷上酒，趁热装入布袋中，热敷疼痛部位，可温经止痛。

第九节　菌　类

一、灵芝

【满文】sabingga sence

【民间满语音名】沙炳阿参。

【别名】灵芝草、仙草、紫芝。

【来源】为多孔菌科真菌赤芝 Ganoderma lucidum（Leyss. ex Fr.）Karst. 的干燥子实体。

【主要产地】吉林、河北、华东、江西等地。现在多地已有人工栽培。

【功能主治】补气养血，养心安神，止咳平咳。主要治疗体虚乏力、各种虚劳损伤、心悸怔忡、失眠健忘、喘咳气短。

【满族民间应用】

1. 治疗久病体虚，用灵芝、人参、鹿茸等泡酒饮用。

2. 辅助治疗慢性病毒性肝炎、癌症、白细胞减少等症，用灵芝水煎服。

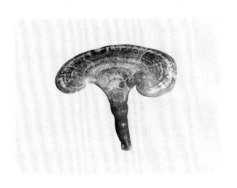

【现代研究】灵芝有抗衰老作用，能增强机体的免疫功能；能增加心肌血流量，增加冠脉血流量，降低心脏耗氧量，增强耐缺氧能力；有降低血脂、调节血压、保护肝脏的作用；有镇静、祛痰、止咳、平喘作用；有增强机体免疫力，起到辅助治疗肿瘤的作用。

【按语】灵芝是满族民间的保健药品，灵芝泡酒饮用可强身健体，治疗体虚乏力、各种虚劳损伤、心悸、咳喘等症。

二、云芝（附：树舌）

【别名】杂色云芝、黄云芝、灰芝、多色牛肝菌、千层蘑。

【来源】为多孔菌科真菌彩绒革盖菌 *Coriolus versicolor*（L. ex Fr.）Quel 的干燥子实体。

【主要产地】主产于东北地区。全国各地均有分布。

【功能主治】健脾利湿，止咳平喘，清热解毒。

【满族民间应用】治疗慢性气管炎、急慢性肝炎、风湿性关节炎，用云芝煮水口服。

【现代研究】云芝中的主要活性成分为云芝多糖。云芝多糖具有免疫调节功能，是良好的免疫增强剂，具有增强免疫细胞功能和识别能力、提高 IgM 含量等作用；具有保肝护肝的作用，可显著降低血清转氨酶，对肝组织病变和肝细胞坏死有明显的修复作用；具有抗动脉硬化和抗肝炎作用，可降低血糖，抗肿瘤。云芝无明显的毒性作用。

附：树舌

【别名】扁木灵芝、老赤色老母菌、牛肝、皂角菌。

【来源】为多孔菌科真菌平盖灵芝 *Ganoderma applanatum*（Pers.）Pat. 的子实体。

【主要产地】主产于东北地区。全国各地均有分布。

【功能主治】清热解毒，化积导滞，止血化痰。主要治疗食积腹胀、胸胁胀满、咽喉肿痛。

【满族民间应用】

1. 治疗慢性气管炎、咽喉肿痛，用树舌水煎服。

2. 治疗慢性肾炎、慢性肝炎等慢性病引起的久病不愈、机体虚弱，用树舌水煎服，或配伍其他药物制成蜜丸服用。

【现代研究】树舌可用于治疗慢性乙型肝炎、食道癌、结核病等。

【按语】树舌与云芝是满族民间常用的药物，其大量生长在长白山地区。树舌是众多多孔菌科真菌的一种，树舌与云芝的药物功效相似，民间有时将它们作为同一药物使用。目前云芝的药物作用得到深入的研究和开发利用，以云芝为主的药物制剂品种很多，如云芝肝泰冲剂、云芝菌胶囊、复方木鸡颗粒等。这些药物制剂的主要功能都是益气养肝，可以增强机体的免疫功能，降低丙氨酸转氨酶。临床上主要用于治疗急慢性肝炎、肝硬化早期，还用于肝肿瘤的综合治疗。

三、猪苓

【别名】野猪粪、野猪食、猪屎苓。

【来源】为多孔菌科真菌猪苓 *Polyporus umbellatus*（Pers.）Fries 的干燥菌核。

【主要产地】东北、内蒙古、陕西、河南、河北、湖北、四川、云南、甘肃、青海等地。

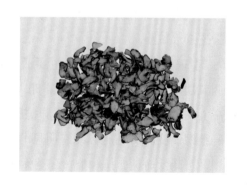

【功能主治】利尿除湿，散结止痛。主要治疗小便不利、腹胀水肿。

【满族民间应用】主要作为治疗腹胀浮肿病症的配伍药物使用。

【现代研究】猪苓有利尿、抗菌作用。

四、茯苓

【满文】 sumpa

【别名】玉灵、茯灵、万灵桂、茯菟。

【来源】为多孔菌科真菌茯苓 *Poria cocos*（Schw.）Wolf 的干燥菌核。

【主要产地】吉林、河南、四川、贵州、云南等地。

【功能主治】渗湿利水，益脾和胃，宁心安神。主要治疗脾胃不和、腹胀、浮肿。

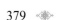

【满族民间应用】

1. 治疗腹胀、浮肿，将茯苓与健脾利尿药组方使用。

2. 治疗失眠多梦，将茯苓与安神益智药配伍使用。

【现代研究】茯苓对消化系统、免疫系统、血液系统、中枢神经系统均可产生影响；有利尿、抗菌、抗肿瘤的作用。

【按语】茯苓是满族民间的保健食品，用茯苓与面粉混合制成糕点服食，可健脾和胃祛湿，助消化，增加食欲。服用茯苓可治疗腹胀、浮肿、失眠多梦。

五、马勃

【民间满语音名】克库尼担嘎逆。

【别名】马粪包、马屁包。

【来源】为灰包科真菌马勃 *Lasiosphaera fenzlii* Reich. 的干燥子实体。

【主要产地】全国大部分地区。

【**功能主治**】清热解毒，利咽止血。主要治疗咽喉肿痛、咳嗽失音、吐血衄血、外伤出血、痈疮、臁疮。

【**满族民间应用**】

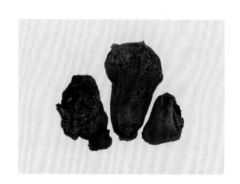

1. 治疗外伤出血，用马勃的干燥粉外涂伤口出血处。

2. 治疗咽喉肿痛、咳嗽、音哑，用马勃粉配伍牛蒡子、玄参、板蓝根等，水煎服。

3. 治疗臁疮不敛，用马勃粉外敷患处。

【**现代研究**】马勃有止血作用，对口腔出血及鼻出血有明显的止血效果。其煎剂对金黄色葡萄球菌、绿脓杆菌、变形杆菌及肺炎双球菌均有抑制作用，对少数致病真菌也有抑制作用。

【**按语**】马勃是满族民间外用治疗外伤出血、痈疮疖肿的常用药，药物资源丰富。

六、黑木耳

【**满文**】 ᠮᠠᠨᡴᠠ sanca

【**别名**】木耳、黑菜。

【**来源**】为木耳科真菌木耳、毛木耳及皱木耳 *Auricularia auricula*（L. ex Hook.）Underw 的子实体。

【**主要产地**】黑龙江、吉林地区。

【**功能主治**】润肺补脑，活血止血。主要治疗肺虚咳喘、咳血、血痢、痔疮出血、妇女崩漏。

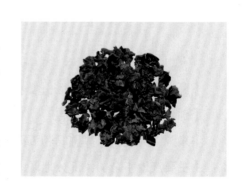

【**满族民间应用**】

1. 治疗慢性气喘咳嗽，用新鲜黑木耳（或将干黑木耳泡制后）直接口服，或将黑木耳加冰糖煮水服食。

2.治疗妇女经血过多、体虚无力，用黑木耳加红糖煮水食用。

3.治疗痔疮，用黑木耳煮水，经常食用。

4.作为治疗矽肺病的辅助保健食品。

【现代研究】黑木耳含有抗肿瘤活性物质，可防癌抗癌；有抗凝血作用，可抗血小板聚集，抗血栓形成，升高白细胞。

【按语】黑木耳是金代使用的食物和药物，《金史》卷二十六记载："大名府……产皱、谷、绢、梨肉、樱桃、煎木耳、硝。"黑木耳也是满族萨满早期使用的药物，满族萨满的"百草歌诀"中说："木耳专门用补肺。"满族民间食用黑木耳治疗疾病很普遍。黑木耳是满族民间喜爱的食用菌，目前已经可以人工种植。

七、榛蘑

【满文】 sisi sence

【别名】蜜蘑、蜜环蕈。

【来源】为真菌类担子菌纲白蘑科蜜环蕈属植物蜜环蕈 *Armillaria mellea*(Vahl. ex Fr.)Karst. 的子实体。

【主要产地】东北地区。

【功能主治】息风平肝，祛风活络，强筋壮骨。主要治疗四肢麻木、腰腿疼痛、佝偻病、心悸气短、头晕头痛、失眠健忘等。

【满族民间应用】

1.满族民间作为保健食品食用。

2.可辅助治疗四肢麻木、腰腿疼痛、心悸气短、失眠健忘等症。

【现代研究】榛蘑富含油脂，有很好的补养作用。榛蘑的维生素 E 含量较高，榛蘑里含有抗癌成分紫杉酚，它对预防视力减退、夜盲也很有效果。

【按语】榛蘑是长白山区的特产，满族民间喜爱食用榛蘑等山野蘑菇，不仅可做味道鲜美的菜肴，还可作为保健食品食用，可强筋壮骨，治疗身体虚弱、手脚麻木、腰酸腿疼等症。榛蘑是满族萨满早期使用的药物，满族萨满的"百草歌诀"中说："治水消肿用榛蘑，腰腿疼痛羊角风。""黄蘑老鸭能消水。"可见，满族很早就了解了榛蘑的药用功能。

八、猴头蘑

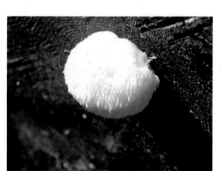

【别名】羊毛菌、猴头菇。

【来源】为齿菌科真菌猴头菌 *Hericium erinaceus*（Bull. ex Fr.）Pers. 的干燥子实体。

【主要产地】东北地区。

【功能主治】行气消食，健脾开胃，安神益智，抗癌。主要治疗体虚乏力、食积不消、脘腹胀痛、脾虚食少、失眠多梦、慢性胃炎、消化道肿瘤。

【满族民间应用】

1. 满族民间作为保健食品食用。

2. 治疗消化不良、脘腹胀痛、脾虚食少等脾胃病症，将猴头蘑煮熟食用。

【现代研究】猴头蘑可增强免疫功能，抗溃疡，降血糖，延缓衰老。

【按语】猴头蘑是长白山区的特产，是满族萨满早期使用的药物，满族萨满的"百草歌诀"中有"猴头能把胃来养"的记载。满族民间喜爱食用猴头蘑，用猴头蘑可做味道鲜美的菜肴，作为保健食品可调理脾胃，增进食欲，延缓衰老。

第十节 其 他

一、百药煎

【来源】为五倍子同茶叶等经发酵制成的块状物 *Mass galla* Chinesis et *camelliae* Fermentata。

【功能主治】润肺化痰，生津止渴。主要治疗肺热咳嗽、口干舌燥、脾胃不适等病症。

【满族民间应用】

1. 治疗肺热久咳、痰多黏稠，用百药煎煮水口服。

2. 治疗咽喉肿痛、口舌疮、牙龈肿痛，用百药煎煮水口服。

3. 治疗体虚泄泻、脱肛、便血、血痢，用百药煎煮水口服。

4. 治疗痈肿疮疡，用百药煎煮水口服。

【现代研究】用小白鼠氨水引咳、酚红祛痰、二甲苯耳郭肿胀以及大白鼠皮下塑料环肉芽肿增生等方法，比较了改良百药煎发酵前后的镇咳、祛痰、抗炎作用，结合体外抗菌试验表明，发酵品优于不发酵品。

【按语】百药煎是金代使用的药物，《金史》卷二十四有"大同府……产白驼、安息香、松明、松脂、黄连、百药煎、芥子煎、盐、捞盐、石绿、绿矾、铁、甘草、枸杞、碾玉砂、地蕈"的记载。

二、五灵脂

【别名】药本、寒号虫粪、寒雀粪。

【来源】为鼯鼠科动物橙足鼯鼠和飞鼠等的干燥粪便 *Trogopterus xanthipes* Milne-Edwards。

【主要产地】东北、内蒙古、河北、山西、新疆等地。

【功能主治】活血止痛，化瘀止血，消积解毒。主要治疗妇女痛经、食积腹胀等。

【满族民间应用】

1. 治疗胸胁胀痛、血滞瘀痛、妇女痛经、产后腹痛、崩漏下血，用五灵脂水煎服。

2. 治疗消化不良、食积腹胀，用五灵脂水煎服。

3. 治疗蛇虫咬伤，将五灵脂研为末，外敷患处。

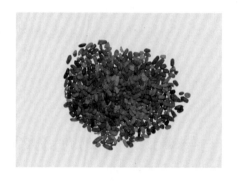

【现代研究】五灵脂可抑制多种真菌，还可抗结核。五灵脂含维生素 A 类物质和多量的树脂、尿素、尿酸等。

【按语】五灵脂是金代使用的药物，《金史》卷二十六有"太原府……药产松脂、白胶香、五灵脂、大黄、白玉石"的记载。五灵脂不宜与人参同时使用，《珍珠囊补遗药性赋》中诸药相反例的"十九畏歌"说："人参最怕五灵脂。"

三、松香（附：松明）

【满文】 ～～～ ～～～ jakdan šugi

【别名】松胶香、松脂香、松脂。

【来源】为松科植物马尾松 Pinus massoniana Lamb. 或其同属植物树干中取得的油树脂，经蒸馏除去挥发油后的遗留物。

【主要产地】东北、广西、福建、湖南、江西等地。

【功能主治】祛风燥湿，拔毒排脓，生肌止痛。主要治疗疥疮痈肿。一般制成膏药或配伍其他药物外用。

【满族民间应用】

1. 治疗痈疮肿毒、疥癣、白秃、瘙痒症、风湿痹痛，松香为末外用。

2. 用于制作药物的赋形剂。

【现代研究】油松和马尾松的松香含松香酸酐、松香酸、树脂烃、挥发油及微量苦味物质。

附：松明

【满文】 tolon

【来源】为松科植物马尾松或其同属植物含油脂的树干。

【按语】松香是金代使用的药物,《金史》卷二十四记载:"大同府……产白驼、安息香、松明、松脂、黄连、百药煎、芥子煎、盐、捞盐、石绿、绿矾、铁、甘草、枸杞、碾玉砂、地葶。"《金史》卷二十六记载:"太原府……药产松脂、白胶香、五灵脂、大黄、白玉石。"满族民间将松香外用治疗皮肤病、疥癣、瘙痒等症。治疗痈疮肿毒,用松香研细末外敷。松花粉为松树的花粉,有润肺、燥湿、止血的作用,可治疗肺热咳嗽,温水调和外敷可治疗皮肤湿疹。松节为松树的瘤状节或分枝节,可用于治疗风湿痹痛。松明为松树带松油的木质部分,可提取松油,治疗疥疮顽癣,用松油涂擦患处。

四、白胶香

【满文】sengkeri

【别名】枫香脂、枫脂、白胶、芸香、胶香。

【来源】为金缕梅科植物枫香 *Liquidambar taiwaniana* Hance 的树脂。

【主要产地】浙江、江西、福建、云南等地。

【功能主治】活血凉血,解毒止痛。主要治疗出血病症、痈疮肿毒。

【满族民间应用】

1.治疗痈疽、疮疖、瘰疬,将白胶香研细粉,用香油调和,外敷患处。

2.治疗外伤出血,用白胶香配伍其他止血药外用。

3.治疗吐血、衄血,用白胶香配伍其他止血药为末口服。

【现代研究】白胶香树脂的挥发油成分中,含桂皮酸类、萜类及其他成分。

【按语】白胶香是金代使用的药物,《金史》卷二十六有"太原府……药产松脂、白胶香、五灵脂、大黄、白玉石"的记载。白胶香是满族民间

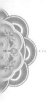

用于止血和治疗痈疮肿毒的外用药。

五、安息香

【**别名**】拙贝罗香、苯偶姻、二苯乙醇酮。

【**来源**】为安息香科植物白花树 *Styrax tonkinensis*（Pierre）Craib ex Hart. 的树脂。

【**主要产地**】福建、广东、广西、云南；越南和泰国北部。

【**功能主治**】开窍醒神，行气活血，止痛。主要治疗中风痰厥、心腹疼痛、小儿惊风。

【**满族民间应用**】

1. 治疗中风后遗症，作为配伍药物使用。

2. 治疗小儿惊风，作为配伍药物使用。

【**现代研究**】安息香含树脂约 90%，其成分有 3- 桂皮酰苏门树脂酸酯、松柏醇桂皮酸酯、苏合香素（2%～3%）、香草醛（1%）、桂皮酸苯丙醇酯（1%）及游离苯甲酸和硅皮酸等。安息香可刺激呼吸道黏膜，使其分泌增加，稀释痰液，促进痰液排出，从而达到祛痰的目的。

【**按语**】安息香是金代使用的药物，《金史》卷二十四有"大同府……产白驼、安息香、松明、松脂、黄连、百药煎、芥子煎、盐、捞盐、石绿、绿矾、铁、甘草、枸杞、碾玉砂、地蕈"的记载。

六、砂糖

【**满文**】ﺳﺘﺎﻥ šatan

【**别名**】白霜糖、石蜜、糖霜。

【**来源**】为禾本科植物甘蔗的茎枝经精制而成的乳白色结晶体。

【**功能主治**】润肺生津。主要治疗伤津口渴、头晕恶心、心慌自汗。

【**满族民间应用**】

1. 治疗肺燥咳嗽、口干燥渴、发热，用淡砂糖水饮用。

2. 治疗肝脾虚弱、腹胀、食欲不振、口苦，用砂糖加山楂煮水食用。

3. 解醉酒，用砂糖冲水口服。

【现代研究】砂糖应用于药品的矫味剂。

【按语】砂糖是满族喜爱的食品。早在金代女真时期，砂糖就是重要的贸易商品。《金史》卷五十有"泗州场岁供进……砂糖三百斤、生姜六百斤、栀子九十称，犀象丹砂之类不与焉"的记载。满族民间食用砂糖以润肺生津、解醉酒。

七、白酒

【满文】 arki

【别名】烧酒、老白干、烧刀子等。

【来源】为米、麦、黍、高粱等和曲酿成的一种饮品。

【功能主治】舒筋活络，畅通血脉，祛寒止痛，增强药效。

【满族民间应用】

1. 治疗风湿痹痛、筋脉挛急、胸痹、心腹冷痛，泡制药酒饮用。

2. 治疗跌打损伤、红肿疼痛，先将白酒喷至患处，再行按、揉、搓、擦等手法。

3. 治疗高热不退，用白酒擦洗降温。

【现代研究】白酒的主要成分是乙醇和水，而溶于其中的酸、酯、醇、醛等种类众多的微量有机化合物作为白酒的呈香呈味物质，决定着白酒的风格和质量。乙醇化学能的 70% 可被人体利用，1g 乙醇供热能 5kcal。

【按语】白酒为粮食酿制的饮品。满族对酒的喜爱历史悠久，女真在建立金统治政权时，国家对酒酿制和税收实行了严格的管理，《金史》卷四十九记载："金制，榷货之目有十，曰酒、曲、茶、醋、香、矾、丹、锡、铁，而盐为称首。"金世宗大定三年，由于酒馆管理不严，致使酿酒作坊和税收减少，对渎职之官进行处罚，由于改革税制而使酿酒和酒税有了改变。《金史》卷四十九记载："世宗大定三年，诏宗室私酿者，从转运司鞫治。三年，省奏中都酒户多逃，以故课额愈亏。上曰：'此官不严禁私酿所致也。'命设军百人，隶兵马司，同酒使副合千人巡察，虽权要家亦许搜索。奴婢犯禁，杖其主百。且令大兴少尹招复酒户。八年，更定酒使司课及五万贯以上，盐场不及五万贯者，依旧例通注文武官，余并右职有才能，累差不亏者为之……二十六年，省奏盐铁酒曲自定课后，增各有差。"金代女真人已经能够酿制菊花酒、茱萸酒、葡萄酒和香药酒等不同功能和用途的酒。在宗庙祭祀时所设祭品中也有酒，《金史》卷三十记载："设烛于神位前及户外……实以玄酒外，皆实以酒（用香药酒）。"由此可见，酒是满族生活中的重要饮品，也是满族历史文化的重要内容。满族民间几乎家家都会泡制药酒内服或外用。满族饮用药酒、白酒作为保健或治疗的方法很多，常用的方法是将药材泡酒饮用。例如，用人参、鹿茸、五味子等药材泡酒饮用，可强身健体，延年益寿；用防风、当归、透骨草等药泡酒，治疗风寒肢体疼痛、筋脉挛急；外用药酒或白酒配合按、揉、搓、擦等手法，治疗跌打损伤、红肿疼痛。满族民间还用白酒制作喷酒剂，用于杀虫、消毒等。

结束语

满族医药是满族世世代代在生产生活中积累的防治疾病的宝贵经验。长白山区有丰富的满族传统药物资源，需要深入挖掘、整理研究和开发。现今，用现代科学技术对满族传统药物的研究和开发已经取得了很多成果，如人参有效药物成分的研究和提取、人参栽培技术及人参制品的研究开发、东北梅花鹿的人工驯养技术、鹿茸药用作用、有效药物成分研究和鹿产品的研制、东北林蛙的人工养殖技术和药用作用的研究、长白云芝已成为防治慢性肝病新型药物的主要成分、核桃秋青皮抗癌作用的研究等研究成果显著；保护野生满族传统药物资源，大力发展人工种植、养殖并实现了产业化，为满族传统药物的药材持久来源提供了坚实的基础；以满族传统药材和食材制成的人参酒、鹿茸酒、五味子酒、哈蟆油制品、秋梨膏、八珍糕等多种保健品陆续得到开发和利用，受到广大群众的欢迎。目前，有许多满族传统医药还散落在民间，进一步挖掘、整理并深入研究满族医药是一项十分必要的工作。需要统筹规划，合理利用东北地区满族药

民间"开春喝碗木鸡汤，一年四季保健康"的歌谣及关于木鸡汤的传说，研发、生产了复方木鸡颗粒（主要由木鸡、核桃秋皮、山豆根、菟丝子四味地产药材组成）以及具有满族特色药物的加味八珍益母膏、五味子颗粒、仙灵脾颗粒等多个满药品种。运用现代科学技术研究和开发千百年来民间习惯用药的"土方"、验方。辽宁省丹东市还成立了满族医药生产基地和辽宁省满族医药工程研究中心，丹东市政府在 2010 年、2012 年两次举办"满族医药国际论坛"。满族医药研究开发已得到更多人士的关注和参与，并取得了一定的成果。

满族药材的产地、品种和现代药理、药化的深入研究方面已经取得了诸多成果。例如：长春中医药大学张辉教授应用聚类分析对东北地区人参药材最佳产地与生态环境的研究，阐明了北纬 40°～42°，东经 125°～127°区域内，海拔 500 ～ 1000m，年平均气温 4℃以上的森林地带，为东北地区人参药材的最佳生态环境，即南起辽宁宽甸，北至吉林靖宇，包括辽宁宽甸、恒仁、新宾，吉林集安、通化、抚松、靖宇等满族发祥地，人参总皂苷含量明显高于中北部地区，应该作为东北地区人参药材的最佳产地。同时，通过血清药物化学验证了《丹溪心法》之"参连汤"中人参吸收入血理论中人参皂苷 Rf、Rb2、b3、Rd、Rh1 和 Notoginsenoside-R2，为满族药学研究提供了现代科学方法，并证明了满族传统药物的地域性。

研究人员通过多媒体技术的满族非物质文化遗产数字化保护应用研究，使用多媒体技术对满族非物质文化遗产进行收集、整理、制作等过程数字化，其中包括仪器、软件的选择利用，数据类型的整理，以及分类、归纳等步骤，为满族非物质文化遗产的传承和发展提供了便捷实用的技术手段和动态保真的保护途径。

在满族发祥地和集聚地，有许多满族医生继承了满族前辈传承下来的满族传统疗法和药物治疗知识以及养生保健经验。例如，吉林省敦化市有满族医生继承家族世袭的满族正骨疗法，并发展为"正骨八法"，将"牵、接、卡、挤、分、旋、端、靠"的正骨手法应用于临床，可治疗多种骨折脱位病症，还继承了家族的祖传接骨药物秘方及祖传治疗疥、疮、疔、毒

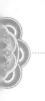

和痨性胸水等秘方，应用家族祖传医药经验，温泉中加药泡浴治疗关节疼痛等满族传统保健疗法，在临床医疗保健中取得了很好的效果。

满族针灸独具特色，早在金代就已经得到比较普遍的应用，现今满族针灸仍在民间传承和发展。北京有满族医生在继承先辈针灸疗法的基础上，总结出血轮进针法、舌针法、五龙针法、透拉针法、一针多穴、一穴多针、斜透针法、肩三针法、心区进针法，治疗中风失语、眼底病、骨质增生、肩周炎、肢体麻木、肌肉萎缩、脑出血、脑血栓、脑梗死等。

满族清代宫廷养生保健技术和产品被广泛研究和开发，各种代茶饮，保健品如茯苓饼、八珍糕、秋梨膏等，已成为百姓日常生活中的食品。

现今，满药研究正在进行，如药材资源普查与资源保护现代技术模式研究；满药现代生物技术应用与开发工程技术研究；基于生态多样性理论，利用"3S技术"对长白山区域满药资源野生与种养殖居群的研究，通过资源调查，明确长白山满药药材的分布及蕴藏量；基于DNA条码序列技术，对满药正品来源及其混伪品进行鉴定；基于谱效学技术，对人参、鹿茸、蛤蟆油、灵芝（木鸡）、核桃秋皮、山豆根、菟丝子等有效药材和经典复方进行研究，提高满药药材物质基础的研究效率；基于肽键热震荡理论，对珍珠母、鹿茸加工炮制前后蛋白、肽类成分及活性作用进行了对比研究，揭示其炮制机理，为制定科学合理的加工炮制现代技术规范奠定基础；基于酶工程理论方法，对蝮蛇蛋白、鹿茸寡肽进行水解研究，其技术达到了量微效甚的目标，有利于研发成高附加值产品；基于化学修饰理论方法，对长白山满药，如鹿茸寡肽、核桃秋皮中的胡桃醌的合成研究；基于血清药物化学理论方法，对长白山满药药材和经典复方进行研究，从而科学地阐明作用机理等。

满族医药需要整理研究的内容很多，如满族医药理论体系构建、满族特色药材的质量标准制定、民间有效方药的研发、满族特色保健技术规范化整理、满族宫廷医药研究开发等。满族传统医药蕴藏在满族民间，包括大量的防治疾病、养生保健等众多家族秘方、偏方、验方和多种诊疗技术，有待整理研究和开发应用。

满族医药整理研究开发的人才队伍严重匮乏，满族医学专业、研究机构及满药的生产企业较少，满族集聚地没有满族专科医疗机构，目前是民间医生及满族家族内的传承人在应用满族医技、医法。

满族医药的传承方式是口传心授，缺少文字记载，给满族医药研究工作带来了很大困难。满族医药挖掘整理、保护还有许多工作要做，期待更多的从事和关注满族医药研究的各界人士参与满族医药的研究和开发，促进满族医药更好地为人类健康服务。

编者

2014 年 1 月